Dumnezeu vindecă defectele din naștere

Primele roade

Andy Hayner

Margaret Weishuhn

Conține

mărturii de vindecare

de la **părinți din întreaga lume**

care văd minuni

în copiii lor

ISBN-13: 978-1514882092
ISBN-10: 1514882094

Dedicație

Această carte Îți este dedicată Ție, Doamne Isuse.
Tu ești eroul principal.
Tu ai rănile biciuirii
și Tu ai plătit prețul
pentru vindecarea completă
de sindromul down și de toate defectele din naștere.
Tu Te-ai lăsat să fii biciuit
știind dinainte că timp de sute și mii de ani,
milioane de vieți nu își vor îndeplini menirea
deși prețul pentru vindecarea lor a fost plătit pe deplin
cu trupul și sângele Tău.

Isus, acum este timpul potrivit
.....timpul ca biserica să se ridice in picioare în puterea Ta
și să fie poporul lui Dumnezeu așa cum a fost menit să fie.

Îți mulțumim, Doamne Isuse.
Tu ai înfăptuit aceasta.
Tu ne-ai dăruit tot ce avem nevoie pentru viață din belșug și
pentru evlavie.
Tu nu ne-ai lăsat neputincioși.
Te onorăm, Doamne Isuse,
având credință în lucrarea îndeplinită la locul de biciuire.
E îndeajuns.
Tu ești vindecarea.
Cu mulțumire profundă și credincioșie
Îți dedicăm Ție această carte.

CUPRINS

PARTEA a III-a

Scrisori de pe câmpul de luptă - Margaret Weishuhn

Lista cu întrebări frecvente

Mulţumiri

Cartea aceasta pe care o ţineţi în mâini nu ar fi existat dacă nu ar fi fost măreţul har al lui Dumnezeu care a adus împreună multe familii din lumea întreagă, motivate de o singură dorinţă - ca Mielul lui Dumnezeu să primească prin noi, şi mai ales prin copiii noştri, răsplata pentru ceea ce a suferit la locul de biciuire. Vrem să aducem un cuvânt special de mulţumire părinţilor care şi-au făcut timp să scrie mărturiile incluse în cartea aceasta.

Vrem să le mulţumim celor din organizaţia John J. Lake Ministries pentru încurajarea, suportul şi viziunea lor, şi în special lui Curry Blake pentru că studiază cu perseverenţă Cuvântul lui Dumnezeu - care s-a dovedit a fi esenţial pentru viaţa noastră.

Introducere

Această carte *nu* este scrisă pentru cei care nu cred, care nu acceptă sau care se împotrivesc. Această carte este scrisă pentru părinții care au un copil diagnosticat cu defect din naștere și care sunt convinși fără umbră de îndoială că este nedrept. Voi știți cine sunteți cu adevărat; în adâncul inimii voi știți că diagnosticul care i s-a dat copilului vostru nu este voia lui Dumnezeu. Voi știți că Dumnezeu vrea ca voia Lui să se facă pe pământ precum este în cer. Acesta este adevărul, dar voi probabil nu cunoașteți pe nimeni care gândește la fel și care poate să îl elibereze pe copilul vostru. Poate că deja ați abandonat orice speranță că el va fi vindecat. Poate că așteptați doar să ajungeți în cer ca să vedeți adevărata lui frumusețe și personalitate.

Defectele genetice, cum este sindromul down[1], sunt definite în termeni medicali ca boli sau afecțiuni genetice cromozomiale și **Domnul Isus vindecă suferințe, boli, neputințe și dureri!** Cartea aceasta este un semnal care amintește tuturor celor care spun că Îl urmează pe Isus Christos: Isus este cu adevărat ceea ce a spus că este! El a înfăptuit ceea ce a spus că a înfăptuit și El nu a schimbat nimic altceva decât locul unde trăiește. Acum locuiește în cei ce cred în El din toată inima. Un simplu fiu al lui Dumnezeu care știe cine este în Christos și știe ce a primit de sus - este suficient ca să aducă eliberare copilului vostru. V-ați gândit la aceasta? Dumnezeu așteaptă ca noi să ne trezim la realitate și să înțelegem că soluția la problema defectului genetic este în mâinile noastre! El Și-a făcut partea Lui. Isus a plătit prețul ca noi să fim împăcați cu Tatăl și să umblăm ca adevărați fii și fiice ale lui Dumnezeu. Noi suntem aceia pe care întreaga creație îi așteaptă cu nerăbdare să apară: *„De asemenea, și firea (creația) așteaptă cu o dorință înfocată descoperirea fiilor lui Dumnezeu."* (Romani 8:19)

Domnul Isus a spus: *„Adevărat, adevărat, vă spun, că* **cine (oricine)** *crede în Mine, va face și el lucrările pe cari le fac Eu; ba încă va face altele și mai mari decât acestea; pentru că Eu mă duc la Tatăl: și* **orice** *veți cere în Numele Meu, voi face, pentru ca Tatăl să fie proslăvit în Fiul. Dacă veți cere* **ceva (orice)** *în*

---

[1] În această carte în mod intenționat scriem cu litere mici numele bolilor, sau numele lui satan

Numele Meu, voi face." (Ioan 14:12-14) Când Biserica va înțelege că nu este lipsită de putere în fața bolilor genetice, atunci se va ridica de sub povara nepăsării. Primul pas este să avem o mai mare credință în evanghelie decât în experiențele și circumstanțele personale.

Faptul că orice credincios poate să aducă vindecare divină pentru că Domnul Isus este în inima lui, este un mesaj revoluționar pentru mulți. Dar faptul că defectele genetice sunt vindecate prin lucrarea completă a Domnului Isus, este un mesaj care aduce schimbări demografice, transformă familii și restaurează vieți.

Este mai ușor să acceptați diagnosticul și să lăsați lucrurile așa cum sunt. Probabil că atunci veți găsi suport medical, educațional și emoțional. Nimeni nu ar considera că aceasta e greșit. Toți cei care vă cunosc: doctorii, vecinii, familia, prietenii, învățătorii și credincioșii din biserică se așteaptă ca voi să acceptați diagnosticul și să faceți ce puteți cu abilitățile limitate ce le are copilul. Dar acesta este modul de gândire al oamenilor care fac tot ce pot mai bine – dar fără Dumnezeu. Însă Domnul Isus a spus: *„Lucrul acesta este cu neputință la oameni, dar nu la Dumnezeu; pentru că toate lucrurile sunt cu putință la Dumnezeu."* (Marcu 10:27) Credeți acest lucru?

Acesta este un mesaj nu numai pentru vindecarea defectelor genetice; este un mesaj care le reamintește creștinilor cine sunt ei cu adevărat, după ce au primit nașterea din nou. Scriptura spune: *„Cine se lipește de Domnul este* **un singur duh cu El."** (1 Corinteni 6:17) **„Cum este El, așa suntem și noi în lumea aceasta:** *astfel se face că dragostea este desăvârșită în noi, pentru ca să avem deplină încredere în ziua judecății."* (1 Ioan 4:17)

Citiți versetele acestea încă o dată! Cuvântul Domnului spune că noi, suntem în lumea aceasta așa cum este Domnul Isus Christos, suntem un singur duh cu El. Aceasta înseamnă că nu sunteți singuri și nici nu sunteți lipsiți de putere în fața acestui diagnostic. Însuși Duhul Sfânt care L-a înviat pe Isus din morți locuiește acum în fiecare credincios, în fiecare dintre voi. Isus Christos v-a echipat cu tot ce aveți nevoie ca să eliberați pe cei care sunt în captivitate. Voi sunteți moștenitori împreună cu Christos (vezi Romani 8:16). Ca și credincioși, tot ce are Domnul Isus avem și noi. Chemarea și destinul nostru este să învățăm să trăim plini de Christos. Viețile celor din jurul nostru depind de ascultarea noastră!

Cartea aceasta conţine mai multe mărturii ale unor părinţi din lumea întreagă cu care noi suntem personal în contact şi care au descoperit adevărul şi au început să îl pună în aplicare. Dar aici sunt doar câteva dintre mărturii; există mult mai mulţi părinţi pe care noi îi cunoaştem, care se roagă pentru copiii lor şi ai altora cu defecte genetice. Cartea acesta prezintă numai „primele roade" - dovada unei recolte bogate care e gata şi urmează să se arate. Dumnezeu Îşi ridică o armată internaţională care se uneşte având un singur scop: ca Mielul lui Dumnezeu să primească prin mărturia fiecăruia, şi mai ales prin mărturia copiilor cu defect genetic, răsplata pentru ceea ce a suferit la locul de biciuire. O avalanşă de minuni începe să se audă de peste tot pământul fiindcă aceşti copii diagnosticaţi cu sindromul down, autism, paralizie cerebrală şi alte defecte din naştere se vindecă sub ochii noştri.

Vrem să oferim părinţilor şi bunicilor o carte pe care şi noi ne-am fi dorit să o avem când copiii noştri au fost diagnosticaţi cu boli genetice la naştere. Vrem ca biserica să se trezească şi să înţeleagă că suferinţele Domnului Isus la locul de biciuire au fost şi pentru copiii cu defecte din naştere.

Am scris această carte ca să vă inspire, să vă determine şi să vă echipeze să îl vedeţi pe copilul vostru vindecat prin puterea, dragostea şi autoritatea lui Isus Christos. Această carte reprezintă primele roade ale unor experienţe de vindecare divină a defecelor din naştere, experienţe reale, din zilele noastre. Oferim această carte ca o încurajare pentru voi toţi care sunteţi destul de curajoşi să credeţi că Domnul Isus vrea să lucreze prin voi ca să elibereze pe cei aflaţi în captivitate şi să aducă libertate celor oprimaţi cu defecte genetice.

Partea I

Fundamente biblice

CAPITOLUL 1

Dumnezeu mai vindecă şi astăzi în mod miraculos?

Andy Hayner

Cu toate că Biblia este plină de istorisiri şi promisiuni care arată că voia lui Dumnezeu este să vindece bolnavii prin harul şi puterea Sa, mulţi creştini evanghelici nu cred că Dumnezeu mai vindecă şi astăzi. Ei mai uşor primesc o rugăciune care să „conducă mâna doctorului" sau o încurajare că „Dumnezeu este în control" (ca şi cum Dumnezeu vrea ca ei să fie bolnavi fiindcă El are un plan mai înalt prin boală). Unele biserici organizează repede ajutor cum ar fi mâncare, transport sau curăţenie pentru cei ce suferă de o boală (astfel de ajutor e minunat când e nevoie). Dar mulţi creştini devin suspicioşi dacă, de exemplu, cineva din biserică, de pe lista de „bolnavi," sună şi spune: „Mulţumesc, dar nu mai e nevoie să trimiteţi mâncare. A venit la mine acasă o credincioasă, a pus mâinile peste mine, şi acum toată boala şi toată durerea au dispărut! M-am vindecat! A fost o minune!" Credeţi sau nu - dar unii pastori, în loc să se bucure şi să dea slavă, se simt în nesiguranţă dacă cineva se ridică în picioare când se dau anunţurile şi aduce înaintea bisericii o mărturie de vindecare ca aceasta de mai sus. Iar dacă cineva începe să îi înveţe şi pe alţii cum să se roage pentru vindecare, mulţi pastori se nelinişesc. De ce?

Cea mai mare parte a vieţii mele de credinţă şi eu am fost foarte sceptic când auzeam creştini care spuneau că Dumnezeu a lucrat o minune prin ei. Am văzut mulţi „făcători de minuni" care au fost acuzaţi de lăcomie, imoralitate şi înşelătorie la programul de ştiri. Am văzut dezgustul moral şi intelectual al unor oameni respectabili care au expus greşeli teologice şi slăbiciuni personale ale acestor presupuşi „oameni ai lui Dumnezeu". Chiar mai mult, am văzut pe cei din familia mea şi pe unii prieteni ai mei care nu s-au vindecat de bolile lor chiar dacă mulţi credincioşi s-au rugat cu sinceritate pentru ei.

Deşi am fost o persoană foarte sceptică, acum am îndrăzneala să scriu o carte prin care să provoc şi să încurajez Biserica să creadă în Dumnezeu pentru vindecarea bolilor genetice. Ce a produs schimbarea aceasta? Răspunsul este simplu: **Cuvântul lui Dumnezeu mi-a schimbat gândirea...** Când am început să cred ceea ce spune Cuvântul despre vindecare, am început să văd puterea lui Dumnezeu lucrând prin mine şi vindcând oameni. De fapt, în numai câţiva ani, am văzut mii de vindecări miraculoase de aproape orice boală cunoscută omenirii - leucemie, boală pulmonară obstructivă cronică, autism, paralizie cerebrală, diabet, orbire, surzenie, cancer, fracturi de oase şi multe altele – toate vindecate numai prin puterea lui Isus Christos.

Dar ca să nu fiţi prea impresionaţi (sau sceptici) cu privire la mine, am să vă spun ca am călătorit prin Statele Unite şi prin alte ţări şi am pregătit sute de credincioşi care văd cum Dumnezeu vindecă bolnavii prin ei. Sunt convins că Dumnezeu va face lucrări măreţe prin *oricine* crede. Dacă aveţi întrebări sau îndoieli va trebui să le aduceţi la Isus, fiindcă Însuşi Domnul Isus Christos crede că El poate să vindece bolnavii prin *oricine* crede! Isus a spus: *„Adevărat, adevărat, vă spun, că cine crede în Mine, va face şi el lucrările pe cari le fac Eu; ba încă va face altele şi mai mari decât acestea; pentru că Eu mă duc la Tatăl."* (Ioan 14:12) Chiar dacă nu aţi cunoscut vindecarea divină până acum, trebuie să înţelegeţi că Domnul Isus e convins că El poate să vindece bolnavii prin „oricine crede" în El. Dar luaţi aminte: credinţa este înaintea vindecării. Poate încă nu vă daţi seama, dar dacă credeţi în Isus Christos, oricât de disperată ar fi situaţia în care sunteţi, voi aveţi înăuntrul vostru tot ajutorul şi puterea de care aveţi nevoie: *„Christos în voi, nădejdea slavei."* (Coloseni 1:27) Ce încurajare! Cel mai mare lucrător de minuni din lume şi din istorie trăieşte in voi, şi El vindecă şi astăzi cum a vindecat întotdeauna.

PUTEREA DE SUS ŞI ÎNTRERUPĂTORUL DE CURENT ELECTRIC

Recent am primit o chitară electrică şi un amplificator în dar de la familia mea. Într-o după-masă am încercat să cânt la chitară, dar nu auzeam nici un sunet. Vreo 20 de minute am tot încercat să trag de corzi şi să răsucesc butoanele, dar nimic. Ştiam sigur că este curent la priză pentru că computerul şi imprimanta erau pornite. Dar faptul că eu eram convins că avem curent nu era de nici un ajutor pentru chitară. Mă pregăteam să caut chitanţa ca să returnez chitara, convins că ceva nu funcţionează la ea, când deodată mi-am dat seama că din greşeală am apăsat pe butonul de pornire/oprire de pe cablul de extensie şi am întrerupt curentul. Cu o simplă apăsare pe buton, am schimbat poziţia „oprit" cu „pornit", şi curentul a început să curgă, să fie transmis.

Creștinule drag, așa lucrează puterea și harul lui Dumnezeu peste tot în jurul tău - în creație, în mântuirea ta, în căsătoria ta, în Cuvântul Său - dar numai când tu te aliniezi la Cuvântul lui Dumnezeu care se referă specific la vindecare, atunci vei vedea cum puterea lui Dumnezeu începe să curgă și în această parte. Pe măsură ce îți înnoiești gândirea și o aliniezi la Cuvânt, puterea Lui va curge fără oprire prin tine. Și să fii convins că puterea lui Dumnezeu și harul Lui e gata să vindece boli, neputințe și defecte.

PRIVEȘTE ȚINTĂ LA ISUS

Isus - nu tradițiile noastre teologice și nu experiențele noastre personale - ci Isus este revelația finală și autoritară a lui Dumnezeu cu privire la vindecarea bolnavilor. Din păcate, majoritatea clerului s-a învățat să creeze o teologie în care aleg câteva versete din Biblie, ca niște piese de puzzle, și le aranjează unul lângă altul ca să aibă înțeles. Dar uneori piesele de puzzle formează o imagine care *nu arată deloc ca Isus Christos, nu arată ca revelația lui Dumnezeu în Isus Christos.* După cum am spus în cartea **Absorbit în Dumnezeu**, „versetele biblice sunt ca niște piese de puzzle. Isus Christos este imaginea de pe cutie. Dacă punem unul lângă altul niște versete, dar imaginea obținută nu seamănă deloc cu caracterul, viața și învățăturile lui Isus Christos, atunci trebuie să ne reorganizăm gândirea."

Isus Christos este teologia perfectă. El este revelația perfectă a voii lui Dumnezeu și a căilor Lui cu privire la dragoste, mântuire, si... vindecare! În cazul în care nu am înțeles cuvintele Lui, Dumnezeu ne-a trimis o imagine! Isus Christos este imaginea, El este Cuvântul devenit trup. El este revelația, imaginea absolută a Tatălui; de aceea Isus a putut spune că „*Cine M-a văzut pe Mine a văzut pe Tatăl." (Ioan 14:9)*

Tot ce credem noi despre voia lui Dumnezeu cu privire la boli și vindecare, trebuie să comparăm cu Isus Christos ca să vedem dacă arată la fel cu ceea ce Tatăl ne-a arătat despre Sine în Christos.

Haide să analizăm în felul acesta câteva dintre părerile cele mai răspândite în biserica din zilele noastre. De exemplu, de multe ori am auzit predici despre suveranitatea lui Dumnezeu care m-au făcut să cred că dacă cineva e bolnav este prin voia lui Dumnezeu pentru ca El să poată lucra ceva mai înalt, să îl învețe ceva sau să îl aducă mai aproape de El prin boală. Chiar și acum îmi amintesc câteva versete pe care le-aș putea pune unul lângă altul să prezint un argument convingător.

Dar haideți să punem această părere lângă imaginea lui Isus Christos – care este imaginea lui Dumnezeu Însuși. Ce vedem în El? Îl vedem pe Isus punând o boală pe cineva ca să îl învețe o lecție? Nu! Îl vedem pe Isus refuzând să vindece pe unii oameni ca ei să poată să devină mai buni sau să se apropie de Dumnezeu? Bineînțeles că nu! Vă puteți imagina mulțimi de oameni pe dealurile și pe țărmurile Palestinei aducând la Isus bolnavii și neputincioșii, iar El să le spună: „Preaiubiților, încurajați-vă. Sunteți bolnavi pentru că Tatăl vostru din cer vrea să folosească această boală ca să creeze ceva bun în voi și pentru slava Lui. Acum mergeți acasă în pace". Dimpotrivă, vedem că Isus tot timpul „a tămăduit pe toți bolnavii." (Matei 8:16) Noi putem spune ce vrem despre suveranitatea lui Dumnezeu, dar dacă doctrina noastră prezintă un Dumnezeu care e „în favoarea bolii" nu „în favoarea vindecării," atunci doctrina noastră e în conflict direct cu Cuvântul lui Dumnezeu.

TIMPUL POTRIVIT AL LUI DUMNEZEU SAU ÎNCETINEALA NOASTRĂ?
O altă învățătură răspândită printre creștini este aceasta: „Dumnezeu vrea să te vindece dar El știe când e timpul potrivit." Aceasta pare adevărat și pare potrivit cu experiențele noastre, dar să nu fim ca cei ce urmează o cale care „*pare* bună" dar la urmă duce la moarte (Proverbe 14:12). Noi să ne uităm țintă la Isus, „Căpetenia (Autorul) și Desăvârșirea (Împlinitorul) credinței noastre." (Evrei 12:2)

Ce vedem în Isus când ne uităm țintă la El? Vedem cum oamenii veneau la El tot timpul ca să fie vindecați în trupurile lor. Îl vedem vreodată pe Isus Christos spunând: „Îmi pare rău, dar nu e timpul potrivit, Dumnezeu nu e gata să te vindece. Sper să ne întâlnim iar anul viitor, la Sărbătoarea Paștelor." Ce bine că nu vedem așa ceva în Domnul Isus.

Există numai două situații în viața lui Isus Christos care par să fie excepțiile care dovedesc că Dumnezeu ar avea un „timp potrivit" pentru vindecare. Prima situație este când Isus a refuzat inițial să vindece pe fiica unei femei dintre neamuri. Totuși situația aceasta nu dovedește că nu era timpul potrivit pentru vindecarea ei. Isus a fost trimis întâi la Israel ca Mesia, iar timpul pentru a oferi binecuvântarea Împărăției și la neamuri nu venise încă. Dar acum, după ce Noul Legământ este stabilit, „pâinea copiilor" (vindecarea) este oferită tuturor: atât iudei cât și neamuri.

Dar chiar și în acest caz, Isus îi vindecă fetița, deși ea nu avea nici un legământ care să arate că are o relație cu Dumnezeu.

Cealaltă situație care e menționată de mulți în favoarea ideii că Dumnezeu are un „timp potrivit" pentru vindecare, este când Isus nu a plecat imediat să îl vindece pe Lazăr după ce i s-a spus că Lazăr e bolnav. La prima vedere se pare că, într-adevăr, aici e o dovadă în sprijinul ideii că Dumnezeu uneori alege să amâne vindecarea. Oricum, la o citire mai atentă, vedem că nu e deloc așa. Ce spune de fapt pasajul biblic? Haideți să citim.

Maria era aceea care a uns pe Domnul cu mir și I-a șters picioarele cu părul ei, și Lazăr cel bolnav era fratele ei. Surorile au trimis la Isus să-I spună: „Doamne, iată că acela pe care-l iubești este bolnav." Dar **Isus, când a auzit vestea aceasta, a zis: „Boala aceasta nu este spre moarte, ci spre slava lui Dumnezeu, pentru ca Fiul lui Dumnezeu să fie proslăvit prin ea."** *Și Isus iubea pe Marta și pe sora ei și pe Lazăr. Deci* **când a auzit că Lazăr este bolnav, a mai zăbovit două zile** *în locul în care era; și în urmă a zis ucenicilor: „Haidem să ne întoarcem în Iudeea". „Învățătorule", I-au zis ucenicii, „acum de curând căutau iudeii să Te ucidă cu pietre, și Te întorci în Iudeea?" Isus a răspuns: „Nu sunt douăsprezece ceasuri în zi? Dacă umblă cineva ziua nu se poticnește, pentru că vede lumina lumii acesteia; dar dacă umblă noaptea, se poticnește, pentru că n-are lumina în el." După aceste vorbe, le-a zis: „Lazăr, prietenul nostru, doarme; dar Mă duc să-l trezesc din somn." Ucenicii I-au zis: „Doamne, dacă doarme, are să se facă bine." Isus vorbise despre moartea lui, dar ei credeau că vorbește despre odihna căpătată prin somn. Atunci Isus le-a spus pe față:* **„Lazăr a murit. Și mă bucur că n-am fost acolo, pentru voi, ca să credeți.** *Dar acum, haidem să mergem la el." Atunci Toma, zis Geamăn, a zis celorlalți ucenici: „Haidem să mergem și noi să murim cu El!"* **Când a venit Isus, a aflat că Lazăr era de patru zile în mormânt.** (Ioan 11:2-17)

Pentru clarificare, iată cum s-au desfășurat evenimentele. Maria și Marta au trimis să Îl cheme pe Isus pentru că fratele lor Lazăr era bolnav. Isus tocmai plecase din Ierusalim. Când Isus a auzit că Lazăr e bolnav, El a știut prin Duhul Sfânt că Lazăr deja murise. De unde știu că e așa? Isus a întârziat numai **două zile** după ce a primit vestea că Lazăr e bolnav, dar, când a ajuns la mormântul lui Lazăr, el fusese mort de **patru zile**. Probabil că Lazăr murise aproape imediat după ce a fost trimis mesagerul la Isus, ceea ce înseamnă că el era deja mort când Isus a auzit vestea că e bolnav.

Este evident că Isus nu și-a amânat plecarea pentru ca Dumnezeu să aibă cumva „o mai mare slavă" dacă Lazăr rămâne bolnav o vreme. Isus a mai rămas în locul acela pentru că Lazăr era deja mort când a ajuns la El vestea că e bolnav. În loc să plece imediat, Isus a mai așteptat ca Lazăr să fie „foarte mort" - așa de mort că nimeni nu ar mai fi putut să conteste slava lui Dumnezeu arătată în Isus Christos când l-a înviat pe Lazăr. Data viitoare când cineva încearcă să scoată acest verset din context ca să vă spună că bolile sunt pentru „slava lui Dumnezeu", puteți răspunde că Dumnezeu Își arată slava într-un singur mod când este vorba de boli: ori vindecă bolile, ori înviază morții. Dumnezeu **nu** Își arată slava lăsând oamenii bolnavi.

ORICINE, ORICÂND, ORICE

Isus a vindecat **întotdeauna**, pe **oricine** avea nevoie de vindecare, **oricând** au venit la El. Când Isus mergea într-o localitate sau într-un ținut, veneau la El „multe noroade, având cu ele șchiopi, orbi, muți, ciungi, și mulți alți bolnavi" pe care îi puneau la picioarele Lui, și El îi vindeca (Matei 15:30). Când Isus pleca, mergeau după El „multe noroade" iar El vindeca „pe toți bolnavii" (Matei 12:15).

Prin Isus Christos, Dumnezeu a demonstrat că El nu trimite boală la nimeni și nu lasă pe nimeni în urmă bolnav. Oriunde se afla, Domnul Isus Christos îi vindeca pe oameni. Apostolul Petru de asemenea a afirmat acest lucru în Faptele Apostolilor 10:38: *„Dumnezeu a uns cu Duhul Sfant și cu putere pe Isus din Nazaret, care umbla din loc în loc, făcea bine și vindeca pe toți cei ce erau apăsați de diavolul; căci Dumnezeu era cu El."* Isus nu a considerat bolile și neputințele ca fiind lucrarea sau voia Tatălui. El întotdeauna a abordat bolile și neputințele ca pe lucrarea celui rău pe care Dumnezeu dorește să o îndepărteze prin puterea și autoritatea Împărăției lui Dumnezeu.

Imediat după ce am început să descopăr acest adevăr, am fost confruntat cu următoarea situație într-o biserică carismatică. S-a anunțat că urmează un timp de rugăciune pentru cei din sală. Un bărbat a venit și a spus că avea durere în picioare de câțiva ani și voia să fie vindecat. Cel ce stătea lângă mine era o persoană mai în vârstă, și spus: „Sigur, o să ne rugăm pentru tine, și apoi ce va vrea Dumnezeu." Eu am răspuns: „Nu, nu o să ne rugăm așa." Amândoi s-au uitat la mine de parcă nu eram normal. Atunci am continuat: „Noi nu ne rugăm ca să aflăm ce vrea Domnul cu privire la vindecare. Studiem Cuvântul ca să vedem ce vrea El. Isus ne-a arătat că El vindecă pe toți cei ce vin la El și au nevoie de vindecare. Cuvântul spune că oricine crede - credincioșii - își vor pune mâinile peste bolnavi și bolnavii se vor însănătoși (Marcu 16:18). Domnul Isus le-a poruncit ucenicilor să meargă să vindece bolnavii (Matei 10:7-8). Noi știm deja care este voia Domnului. Acum haideți să ne rugăm pentru acest om pentru ca Dumnezeu să poată face ceea ce este voia Lui să facă: să-l vindece." Ne-am rugat cu toții, de data aceasta ferm convinși de voia Domnului, și vindecarea a venit, iar noi toți am văzut „ce vrea Dumnezeu."

Lucrarea lui Isus a fost tot timpul o confirmare a *voii Tatălui cu privire la vindecare.*

„Eu nu caut să fac voia Mea, ci voia Tatălui, care M-a trimis." (Ioan 5:30)

„M-am coborât din cer ca să fac nu voia Mea, ci voia Celui ce M-a trimis. (Ioan 6:38)

Noi vedem în Christos că Tatăl întotdeauna vrea să vindece pe **oricine** are nevoie de vindecare de **orice** boală și neputință, **oricând** ei vin la El.

„Iată că acum este vremea potrivită; iată că acum este ziua mântuirii." (2 Corinteni 6:2) Într-adevăr, aceasta este vestea cea bună! Dumnezeu nu este cel care prelungește boala sau întârzie vindecarea.

DUMNEZEU SE JOACĂ „O RĂȚUȘCĂ PE GUNOI"?

Există o mentalitate larg răspândită în biserică, și anume că, deși Dumnezeu are puterea să vindece bolnavii, El hotărăște de la un caz la altul dacă vrea să vindece, sau nu. Oamenii spun: „Știu că Dumnezeu poate să mă vindece, dar numai El decide dacă vrea sau nu să mă vindece." Ca și credincioși devotați ai lui Christos, noi Îl iubim și ne încredem în El chiar dacă s-ar putea să suferim atacuri din partea lui satan. Dar cu toate acestea este descurajator să trăiești cu credința că, deși Dumnezeu poate să vindece, a hotărât să spună nu, lăsându-te pe tine sau pe cineva drag deoparte, în suferință și oprimare.

Atunci când Tatăl S-a revelat pe Sine în Isus Christos, a tratat persoanele după preferință, de la caz la caz? Când localități întregi au adus la Isus oameni bolnavi și răniți, Îl vedem pe Isus alegând pe cine să vindece, și pe cine să lase mai departe în suferință?

*Seara, au adus la Isus pe **mulți** îndrăciți. El, prin cuvântul Lui, a scos din ei duhurile necurate și **a tămăduit pe toți bolnavii**.* (Matei 8:16)

*Isus, ca Unul care știa lucrul acesta, a plecat de acolo. După El au mers **multe noroade. El a tămăduit pe toți bolnavii**.* (Matei 12:15)

*Noroadele, când au auzit lucrul acesta, au ieșit din cetăți și s-au luat după El pe jos. Când a ieșit din corabie, Isus a văzut **o gloată mare, I s-a făcut milă de ea, și a vindecat pe cei bolnavi**.* (Matei 14:13-14)

Ce bine că Isus, când a fost nevoie de vindecare, nu s-a jucat „O rățușcă pe gunoi, numără din doi în doi" ca să aleagă la întâmplare pe cine să excludă și să lase mai departe în captivitate. De aceea putem spune cu încredere că Dumnezeu nu scoate pe nimenea afară când e nevoie de vindecare. De fapt, Domnul Isus a fost întristat când oamenii nu au vrut să vină la El să fie vindecați, ca de exemplu cei din cetatea Sa natală care au găsit pricină de poticnire în El (Marcu 6:1-5). Ar fi putut Isus să le poruncească ucenicilor să „vindece bolnavii" (Matei 10:8) - fără nici o excepție, dacă Dumnezeu nu ar fi vrut să vindece bolnavii - fără nici o excepție? Fiecare ucenic al lui Isus (inclusiv noi) care întâlnește pe cineva bolnav sau suferind (inclusiv cu defect din naștere) este trimis să vindece prin puterea Împărăției, care este vestea cea bună pentru noi și pentru ei.

Există o singură situație în viața Domnului Isus la care se face referință pentru a susține idea că Dumnezeu trece cu vederea mulți bolnavi și alege câte „o persoană pe zi" ca să facă o minune.

După aceea era un praznic al iudeilor; și Isus S-a suit la Ierusalim. În Ierusalim, lânga poarta oilor, este o scăldătoare, numită în evreiește Betesda, care are cinci pridvoare. În pridvoarele acestea zăceau o mulțime de bolnavi, orbi, șchiopi, uscați, care așteptau mișcarea apei. Căci un înger al Domnului se cobora, din când în când, în scăldătoare și tulbura apa. Și cel dintâi care se cobora în ea, după tulburarea apei, se făcea sănătos, orice boală ar fi avut.

*Acolo se afla un om bolnav de treizeci și opt de ani. Isus, **când l-a văzut** zăcând, și fiindcă știa că este bolnav de multă vreme, i-a zis: „Vrei să te faci sănătos"? „Doamne", I-a răspuns bolnavul, „n-am pe nimeni să mă bage în scăldătoare când se tulbură apa; și, până să mă duc eu, se coboară altul înaintea mea". „Scoală-te", i-a zis Isus, „ridică-ți patul și umblă". Îndată omul acela s-a făcut sănătos, și-a luat patul și umbla. Ziua aceea era o zi de Sabat. Iudeii ziceau deci celui ce fusese vindecat: „Este ziua Sabatului; nu-ți este îngăduit să-ți ridici patul". El le-a răspuns: „Cel ce m-a făcut sănătos mi-a zis: Ridică-ți patul și umblă". Ei l-au întrebat: „Cine este Omul acela care ți-a zis: Ridică-ți patul și umblă"? Dar cel vindecat nu știa cine este: **căci Isus Se făcuse nevăzut din norodul care era în locul acela.** După aceea Isus l-a găsit în Templu și i-a zis: „Iată că te-ai făcut sănătos; de acum să nu mai păcătuiești, ca să nu ți se întâmple ceva mai rău". **Omul acela s-a dus si a spus iudeilor că Isus este Acela care-l făcuse sănătos. Din pricina aceasta, iudeii au început să urmărească pe Isus și căutau să-L omoare, fiindcă făcea aceste lucruri în ziua Sabatului.** (Ioan 5:1-16)*

Cum să înțelegem de ce Isus a vindecat numai un invalid la scăldătoarea „poarta oilor" dintr-o mulțime de bolnavi care zăceau acolo? Ierusalimul a devenit un loc periculos pentru Isus. Ultima dată când a fost acolo a izgonit afară schimbătorii de bani și a creat o mare agitație astfel încât chiar și oameni influenți ca Nicodim, un conducător al iudeilor, a trebuit să aștepte lăsarea nopții ca să meargă să Îl viziteze pe Isus. Din cauza împotrivitorilor, Isus nu putea să lucreze în libertate și era dificil pentru cei ce-L „căutau" să întrebe de El sau să mărturisească în mod deschis credința în El.

Aceasta fiind situația, Isus a vindecat numai un om care era probabil într-o mulțime de oameni invalizi în acea zi de Sabat. Isus l-a vindecat „la îndemnul Duhului Sfânt" și apoi S-a strecurat prin mulțime făcându-Se nevăzut înainte ca omul să realizeze cine l-a vindecat. De ce? Se pare că după această minune, considerând locul unde a avut loc, atitudinea mulțimii, ziua sabatului și ura liderilor religioși - a devenit imposibil pentru Isus să stea o zi întreagă să vindece pe toți bolnavii de la „poarta oilor." Isus nu a ales un om pentru vindecare, și pe ceilalți pentru a fi lăsați în suferință. El a incercat să evite o situație care ar fi putut deveni critică; liderii religioși împotrivitori puteau instiga mulțimea la violență împotriva Lui.

De fapt Isus era cunoscut pentru faptul că îi vindeca pe toţi bolnavii din localităţile în care se oprea. Înainte ca Isus să se oprească într-o localitate din Israel, locul era plin de oameni bolnavi, demonizaţi, orbi, surzi, şchiopi sau neputincioşi din naştere. Când pleca, toţi erau vindecaţi şi în pace. Niciodată nu a refuzat să vindece pe cineva! De ce? Isus Însuşi dă răspunsul la această întrebare: *„Fiul [...] nu face decât ce vede pe Tatăl făcând."* (Ioan 5:19) Tatăl nu exclude pe nimeni de la vindecare, de aceea Isus a fost întotdeauna gata să vindece pe oricine avea nevoie de orice fel de vindecare. El este imaginea Tatălui - **întotdeauna** gata să vindece pe **oricine** are nevoie de **orice** fel de vindecare... inclusiv pe copilul vostru sau pe cineva drag, născut cu defect genetic!

De câte ori aţi auzit oameni rugându-se pentru vindecare şi spunând „dacă este voia Ta," ca şi cum încă nu se ştie dacă e voia lui Dumnezeu să vindece pe cineva? Ei se aseamănă cu Filip, care a spus: *„Doamne, arată-ne pe Tatăl, şi ne este de ajuns."* (Ioan 14:8) El era încă confuz în lucrurile spirituale deşi umblase cu Isus tot timpul lucrării Lui. Isus i-a zis: *„De atâta vreme sunt cu voi, şi nu M-ai cunoscut, Filipe? Cine M-a văzut pe Mine, a văzut pe Tatăl. Cum zici tu dar: Arată-ne pe Tatăl?"* (Ioan 14:9)

Insist asupra acestui aspect pentru că sunt mulţi creştini care au o imagine despre Dumnezeu care nu seamănă deloc cu imaginea în care ni s-a revelat Dumnezeu Însuşi prin Isus Christos. Dacă cineva moare înainte de vreme din cauza unei boli, creştinii se întreabă cu voce tare: „De ce a îngăduit Dumnezeu acest lucru?" Ei Îl văd pe Dumnezeu ca şi cauză a bolii, nu ca şi Vindecător!

Când unui creştin i se dă un diagnostic grav de către doctor, el priveşte la Dumnezeu dezamăgit şi disperat, în loc să privească cu încredere, ştiind că ajutorul şi rezolvarea sunt deja pregătite dinainte în Însăşi persoana Lui. Când un copil se naşte cu defect, în loc să recunoască acest defect ca un atac al celui rău şi să pună în acţiune resursele Împărăţiei lui Dumnezeu să îl elibereze din captivitate, majoritatea creştinilor atribuie în mod greşit aceste defecte planului şi voii lui Dumnezeu.

„Am fost cu voi de atâta timp şi încă nu Mă cunoaşteţi?" Aceasta este o întrebare nu numai pentru Filip, ci şi pentru fiecare dintre ucenicii Lui de astăzi. Isus i-a revelat lui Filip un adevăr care trebuie să fie în adâncul inimii noastre: *„Dacă M-aţi fi cunoscut pe Mine, L-aţi fi cunoscut şi pe Tatăl. Dar acum*

Îl cunoașteți și L-ați văzut... Oricine M-a văzut pe Mine L-a văzut pe Tatăl".
Trebuie să recunoaștem că Dumnezeu S-a descoperit pe Sine în mod complet
și clar în Isus Christos ca Unul a cărui voie este întotdeauna să vindece.

> *„Adevărat, adevărat vă spun, că, Fiul nu poate face nimic de la Sine; **El***
> ***nu face decât ce vede pe Tatăl făcând;** și tot ce face Tatăl, face și Fiul*
> *întocmai."* (Ioan 5:19)
>
> *„**Am făcut cunoscut Numele Tău** oamenilor, pe cari Mi i-ai dat din*
> *lume."* (Ioan 17:6)

Privind la felul în care a trăit Isus Christos, putem spune cu certitudine că El
nu L-a văzut **niciodată** pe Tatăl că trimite vreo boală, sau ca nu vindecă vreo
boală. Isus L-a văzut pe Tatăl vindecând și ni L-a descoperit nouă prin
lucrările făcute când a trăit pe pământ. Isus ne-a arătat natura Tatălui. Isus
este ca un ecran de computer pe pământ transmițând în direct pe Tatăl din
cer. Ne uităm la El și vedem lucrările Tatălui. Când Îl auzim pe Isus, auzim
cuvintele Tatălui. Ce anume vedem și auzim? Tatăl nostru din cer este un
vindecător. El **întotdeauna** vindecă, de **orice** boală, pe **oricine** este adus la el.
Ce veste bună pentru noi care avem copii ce au nevoie de vindecare!

Îmi aduc aminte de o doamnă care a dorit să mă rog pentru vindecarea ei. Ea
avea de ani de zile o durere cronică din cauza unui accident de mașină. Mulți
s-au rugat pentru ea dar nu s-a vindecat. Mi-am pus mâinile peste ea și am
declarat vindecare. După aceea am rugat-o să se miște puțin ca să vadă dacă
este vreo schimbare. Mi-a spus că încă simte durere când se mișcă, apoi a
adăugat că ea știe sigur că Dumnezeu o va vindeca „la timpul potrivit". Am
răspuns cu convingere: „Timpul potrivit al lui Dumnezeu pentru vindecarea ta
a fost acum 2000 de ani când Isus a suferit la locul de biciuire. Astăzi este ziua
mântuirii. Acum este timpul potrivit!" Mi-am pus mâinile peste ea din nou, m-
am rugat încă o dată, și ea a fost complet vindecată. Dacă m-aș fi lăsat
influențat de învățătura greșită cu „timpul potrivit al lui Dumnezeu," nu aș
mai fi avut convingerea să perseverez pentru vindecarea ei.

Unii nu știu sigur ce să creadă, fiindcă în Biblie, în special în Vechiul
Testament, se pare că Dumnezeu fie pedepsește El Însuși oamenii cu boli, fie
permite boli să vină asupra lor. Majoritatea creștinilor nu înțeleg schimbarea

majoră ce a avut loc prin venirea lui Isus Christos şi instituirea Noului Legământ.

De exemplu, mulţi creştini când citesc cartea lui Iov observă că, deşi Dumnezeu nu a fost direct responsabil de necazul lui Iov, totuşi El a ştiut foarte bine că satan i-a cauzat boală şi durere. De aceea, atunci când ei se luptă cu o boală prelungită, cu durere, sau cu orice aversiune, ei spun: „Poate că şi eu sunt ca Iov."

Această gândire este corectă în lumina Bibliei, dar nu în lumina lui Isus Christos. Iată explicaţia - cartea Iov exista şi în Biblia pe care a citit-o Domnul Isus, nu-i aşa? Totuşi, Îl vedem noi vreodată pe Domnul Isus răspunzând cuiva care a venit să ceară vindecare: „Aş vrea să te vindec, dar tu eşti ca Iov. Dumnezeu vrea să mai rămâi bolnav ca să se arate slava Lui când satan te asupreşte"?

A făcut Domnul Isus vreodată aşa ceva? Nu, niciodată. Prezenţa lui Isus pe pământ a adus o schimbare mai mare decât Iov sau oricine altcineva în Vechiul Testament şi-ar fi putut imagina. Într-adevăr, de la Isus Christos încoace, „Împărăţia lui Dumnezeu este aproape!"

> *Şi noi toţi am primit din plinătatea Lui, şi har după har; căci Legea a fost dată prin Moise, dar harul şi adevărul au venit prin Isus Christos.*
> (Ioan 1:16-17)

Înainte de venirea Domnului Isus, Dumnezeu nu a putut să Se arate pe Sine cum Şi-ar fi dorit, pentru ca noi să ne bucurăm de relaţia ce o avem cu El. Imaginaţi-vă un om care este tată şi judecător în acelaşi timp. Dacă fiul acestui om este arestat şi adus înaintea lui la judecată, tatăl trebuie să se poarte ca un judecător cu fiul lui. Tatăl nu are libertatea să se coboare de pe scaunul de judecător la începutul fiecărei zile, să îl îmbrăţişeze pe băiat şi să îl încurajeze ca de la tată la fiu. Dacă justiţia o cere, tatăl ar putea fi obligat să îl condamne la închisoare. Dar, după ce judecata s-a încheiat şi dreptatea s-a arătat, tatăl poate să îşi dea jos haina de judecător şi să se apropie de fiul lui ca un tată.

Exact aceasta s-a întâmplat în Isus Christos. Înainte de Christos, deşi Dumnezeu dorea să ne aducă din nou aproape de El, ca fii şi fiice, dreptatea nu a fost servită încă. Dumnezeu nu ne putea trata ca fii și fiice. Dar prin Isus Christos, prin crucea Lui, Dumnezeu poate încheia cazul împotriva omenirii. Dreptatea a fost servită la cruce. Tatăl Și-a descoperit natura Sa adevărată în Isus Christos ca să poată restaura modul în care El a predestinat relația noastră cu El - și anume ca fii de Dumnezeu.

DACĂ VINDECAREA ESTE VOIA LUI DUMNEZEU, CARE E PIEDICA?

Într-o zi, când Isus se cobora de pe Muntele Schimbării la Față, a fost întâmpinat de un om care l-a adus pe fiul lui să fie eliberat de demoni. Ucenicii nu au putut să scoată demonii, dar Isus i-a scos imediat, demonstrând astfel că este voia lui Dumnezeu ca băiatul acela să fie eliberat și vindecat. Rețineți acest lucru - cu toate că a fost voia lui Dumnezeu să îl vindece pe băiat, ucenicii nu au putut să-l vindece. Vindecarea și eliberarea băiatului au fost voia lui Dumnezeu, dar ucenicii nu au putut-o pune în aplicare! De ce?

Ce s-ar fi întâmplat dacă Isus ar fi stat pe munte mai mult timp, și tatăl s-ar fi hotărât să își ia băiatul și să se întoarcă acasă? Vă puteți imagina conversația dintre ucenici, în așteptare, la picioarele muntelui? În mod sigur ar fi adus cu convingere tot felul de argumente biblice care să explice de ce băiatul nu s-a vindecat.

Dacă ucenicii s-ar fi asemănat cu „creștinii" de astăzi, i-am fi auzit spunând lucruri ca acestea:

- Probabil că voia lui Dumnezeu este să-l pregătească pe tatăl băiatului să lucreze cu părinți care au copii bolnavi.

- Probabil că n-a fost timpul potrivit pentru Dumnezeu să-l vindece.

- În mod sigur aici sunt niște blesteme de neam. Cred că bunicul lui a fost francmason la nivel înalt.

- Cred că tatăl nu a avut credință destulă și cred că a spus cuvinte negative peste copil.

- Dumnezeu pedepsește pe cine iubește – cineva din familie a păcătuit și boala aceasta este pedeapsa... altfel băiatul s-ar fi vindecat imediat.

Ucenicii lui Christos aduc nenumărate motive ca să explice de ce nu sunt vindecări. Dacă ucenicii au o funcţie în biserică sau studii teologice, ei pot chiar să aducă versete biblice ca să susţină justificările lor. Explicaţiile şi principiile lor pot să *„pară* drepte omului", dar toate argumentele se prăbuşesc când Isus Christos vine şi îl eliberează pe băiat! Iată că Isus nu este de acord cu teologia care explică „motivele pentru care Dumnezeu nu vindecă întotdeauna" sau care prezintă „piedicile din calea vindecării". Isus ne arată că **voia lui Dumnezeu este întotdeauna vindecarea, dar lucrarea Sa de vindecare se produce prin credinţa noastră.**

Incidentul acesta din Scriptură aduce o chemare personală tuturor ucenicilor să ne ridicăm la nivelul aşteptat, fiindcă este evident că vindecarea a fost întârziată nu din cauza băiatului, a tatălui sau a lui Dumnezeu! Voia lui Dumnezeu pentru băiat a fost vindecare şi eliberare. Isus S-a aşteptat ca ucenicii să fie capabili să îl vindece, şi Isus are dreptate! Totuşi băiatul nu a fost vindecat, cu toate că ucenicii au încercat tot ce au putut, iar tatăl a crezut cât a putut mai bine. Atunci care a fost piedica?

> *„L-am adus la ucenicii Tăi, şi n-au putut să-l vindece". „O, neam* **necredincios şi pornit la rău!"** *a răspuns Isus. „Până când voi fi cu voi? Până când vă voi suferi? Aduceţi-l aici la Mine". Isus a certat dracul, care a ieşit afară din el. Şi băiatul s-a tămăduit chiar în ceasul acela. Atunci ucenicii au venit la Isus şi I-au zis deoparte:* **„Noi de ce n-am putut să-l scoatem?"** *„***Din pricina puţinei voastre credinţe***", le-a zis Isus. „Adevărat vă spun că, dacă aţi avea credinţă cât un grăunte de muştar, aţi zice muntelui acestuia: Mută-te de aici acolo, şi s-ar muta; nimic nu v-ar fi cu neputinţă." (Matei 17:16-20)*

Observaţi că, spre deosebire de multe biserici moderne, Isus nu a dat niciodată vina pe cel bolnav sau pe familia lui pentru întârzierea vindecării. Nici nu a dat vina pe Dumnezeu. După cum a spus Isus, motivul pentru care vindecarea încă nu a avut loc, a fost „ucenicii". Ei aveau o gândire pornită la rău, care le făcea credinţa ineficientă. Isus nu dă vina pe ucenici, dar le cere insistent să aibă încrede în Dumnezeu că El poate să vindece prin ei. El se aşteaptă ca ucenicii Lui să fie în stare să elibereze captivii. Împărăţia este oferită prin noi, dar dacă noi nu avem rezultatele pe care Isus le aşteaptă, atunci trebuie să cerem mai mult de la noi înşine şi să nu mai fim porniţi la rău având gânduri înşelătoare - care fac credinţa noastră ineficientă.

„Deci, dacă copilul meu nu e vindecat, eu sunt de vină? Asta vrei să spui?" Categoric nu! Neputinţele copilului tău nu sunt din vina ta şi nici din vina lui Dumnezeu! Nu arăt cu degetul spre nimeni, dar vă îndrept privirea spre Isus Christos: calea de urmat pentru voi şi copilul vostru. Vreau să vă încurajez să vedeţi că voia lui Dumnezeu este să vă vindece copilul. În loc să vă vedeţi fără speranţă şi fără putere în faţa afecţiunilor fizice ale copilului vostru, vrea să vă încurajez cu vestea bună că Dumnezeu vrea să vă echipeze şi să vă folosească să îi vindecaţi pe cei cu neputinţe... chiar şi pe cei cu neputinţe din naştere. Dumnezeu vrea ca această revelaţie să ne umple inimile de speranţă, ca noi să ne ridicăm şi să aruncăm deoparte minciunile diavolului care aduc puterea sa distrugătoare în viaţa noastră. Astfel putem merge înainte fiind convinşi că planul lui Isus este să vindece prin noi. Asta nu înseamnă să ne simţim vinovaţi de faptul ca sunt încă mulţi oameni bolnavi în jurul nostru (de fapt diavolul îi oprimă, nu noi!). Dar trebuie să acceptăm responsabilitatea de a creşte în asemănarea cu Christos, ca Isus să se poată exprima pe Sine prin noi în toată plinătatea. Lăsăm Cuvântul lui Dumnezeu să înlăture gândirea noastră încurcată şi pornită spre rău şi să o înlocuiască cu gândirea lui Christos. Dacă gândim ca şi Christos, o să începem să Îl vedem pe Christos făcând lucrări măreţe prin noi spre ajutorarea celor ce au nevoie disperată de atingerea Sa.

PĂŞIND DINCOLO DE EXPERIENŢELE PERSONALE
Este o mare greşeală să ne formăm părerea despre Dumnezeu pe baza experienţelor personale din această viaţă. Isus a spus că aceasta se aseamănă cu umblarea „în întuneric" (Ioan 12:46). Din cauza aceasta avem gândirea încurcată şi pornită spre rău, iar puterea lui Dumnezeu nu poate curge liber prin noi. De exemplu, poate că aţi avut o copilărie oribilă, dar greşiţi dacă gândiţi că Dumnezeu vă iubeşte mai puţin decât pe copii crescuţi cu iubire în familii de credincioşi. Dacă de abia vă plătiţi cheltuielile, greşiţi să gândiţi că Dumnezeu favorizează numai pe alţii care tocmai au fost promovaţi şi le-a crescut salariul.

Isus a spus: *„Am venit ca să fiu o lumină în lume."* (Ioan 12:46) Numai privind la Isus putem vedea adevărul despre Dumnezeu, despre noi înşine, şi despre lumea aceasta. Poate că am trăit multe experienţe care ne-au făcut să ne simţim nedoriţi, respinşi, fără valoare şi vinovaţi. Dar dacă vrem să vedem ce simte cu adevărat Dumnezeu faţă de noi, trebuie să încetăm să ne „bizuim pe înţelepciunea noastră" şi să privim la cruce, unde o dată pentru totdeauna *„Dumnezeu Îşi arată dragostea faţă de noi prin faptul că, pe când eram noi încă păcătoşi, Christos a murit pentru noi."* (Romani 5:8) Pentru a vedea dragostea lui Dumnezeu pentru noi, privim la Crucea lui Isus Christos, nu la situaţiile din jur. Dacă vreţi să vedeţi cât sunteţi de binecuvântaţi, nu vă uitaţi la portmoneu sau la contul din bancă! Uitaţi-vă la Cuvântul lui Dumnezeu care afirmă că în Christos aţi fost deja binecuvântaţi *„cu tot felul de binecuvântări duhovniceşti, în locurile cereşti."* (Efeseni 1:3) Orice binecuvântare pe care cerul o poate dărui, deja vă aparţine vouă şi e valabilă oricând. Dar dacă credeţi în continuare mai mult în ce spun situaţiile din jur, decât în ce spune Cuvântul lui Dumnezeu, s-ar putea să nu cunoaşteţi aceste binecuvântări cereşti.

Ca să devenim agenţi ai puterii vindecătoare a lui Dumnezeu, trebuie să ne decidem că vom crede Cuvântul lui Dumnezeu indiferent de ce simţim, de „realităţile" medicale, de faptul că atâţia s-au rugat şi nu s-a schimbat nimic, şi indiferent de orice tradiţii religioase.

*Luaţi seama ca nimeni să nu vă fure cu filosofia şi cu o amăgire deşartă, după datina oamenilor, după învăţăturile începătoare ale lumii, şi nu **după Christos**.* (Coloseni 2:8)

Numai când privim ţintă la Isus Christos, gândirea noastră încurcată şi pornită spre rău e îndepărtată, ca să Îl vedem tot mai clar pe Dumnezeu. La fel cum cunoaştem dragostea şi iertarea lui Dumnezeu numai prin Christos răstignit, tot aşa cunoaştem vindecarea lui Dumnezeu prin Christos la locul de biciuire, unde a primit, pe spatele şi trupul Lui, rănile de biciuire prin care suntem tămăduiţi (Isaia 53:5 şi 1 Peter 2:24). Înainte ca să ne rugăm pentru vindecare şi să vedem oameni vindecaţi de boli în trupurile lor, trebuie mai întâi să înţelegem că vindecarea a fost deja realizată complet în trupul lui Isus Christos când a fost biciuit şi rănit.

CRUCEA ŞI LOCUL DE BICIUIRE
La cruce, Domnul Isus a purtat păcatele noastre şi le-a îndepărtat de la noi, ca noi să fim liberi. Crucea arată valoarea pe care o pune Dumnezeu pentru fiecare dintre noi. Ce preţ mare a plătit pentru iertarea noastră, ca să poată restabili destinul pentru care am fost creaţi!

La fel cum a plătit pentru păcatele noastre la cruce, El a plătit pentru bolile, durerile și infirmitățile noastre la locul de biciuire. Când a fost dus în pretoriu și bătut cu cruzime, El a obținut vindecare pentru trupurile noastre, întrucât noi *„prin rănile Lui suntem tămăduiți."* (Isaia 53:5) Cuvintele folosite în manuscrisele originale, precum și faptul că pasajul acesta este citat în Evanghelia după Matei, arată clar că se referă **în principal** la vindecarea **fizică a trupului**.

> *Seara, au adus la Isus pe mulți îndrăciți. El, prin cuvântul Lui, a scos din ei duhurile necurate, și a tămăduit pe toți bolnavii, ca să se împlinească ce fusese vestit prin proorocul Isaia, care zice: „El a luat asupra Lui neputințele noastre și a purtat bolile noastre.* (Matei 8:15-17)

Așa cum crucea arată cât de valoroasă a fost pentru Dumnezeu mântuirea noastră, suferința lui Isus la locul de biciuire arată ce important a fost pentru Dumnezeu să ne vindece de boli și de durere. Vindecarea noastră este extrem de costisitoare și de valoroasă. Dacă Isus S-a lăsat biciuit cu cruzime ca să plătească pentru vindecarea trupului nostru, cum ar fi posibil ca Dumnezeu să refuze vindecarea pentru care Fiul Său a plătit un preț așa de mare? *„El, care n-a cruțat nici chiar pe Fiul Său, ci L-a dat pentru noi toți, cum nu ne va da fără plată, împreună cu El, toate lucrurile?"* (Romani 8:32)

Când Isus a înviat din morți, El a învins toate puterile răului, pentru că Dumnezeu a vrut să ne răscumpere de sub puterea lui satan. Isus Christos este imaginea perfectă a lui Dumnezeu și a voii lui Dumnezeu pentru fiecare... inclusiv pentru voi și pentru copilul vostru, și pentru toți cei născuți cu defecte genetice.

Chiar dacă mintea „omului vechi" încă mai are întrebări, cei ce aleg să creadă au o bază suficient de solidă ca să lase deoparte orice întrebări și să înceapă să folosească credința în Dumnezeu pentru vindecarea oricăror boli ce afectează omenirea, inclusiv defectele din naștere. În capitolele următoare din Partea I, voi discuta întrebările pe care le aud frecvent. În capitolul 2 în mod specific voi detalia ce spune Cuvântul cu privire la voia lui Dumnezeu pentru a vindeca nu doar bolile în general, ci afecțiunile genetice în mod specific.

CAPITOLUL 2
Dumnezeu cauzează defectele din naştere, sau le vindecă?

Andy Hayner

Înainte de venirea lui Isus, omenirea umbla în întuneric, având doar câteva licăriri de lumină. Deşi puterea şi bunătatea lui Dumnezeu pâlpâiau în creaţie, şi deşi Dumnezeu a vorbit „în vechime părinţilor noştri prin prooroci, în multe rânduri şi în multe chipuri", totuşi acestea nu erau decât umbre pe pământ. „Esenţa" lui Dumnezeu, plinătatea inimii Lui, nu puteau fi descoperite pe pământ decât prin cineva care să Îi reflecte imaginea, un om care să conţină Însăşi prezenţa Lui – Isus Christos.

Întunericul omenirii era atât de mare, încât atunci când Isus a venit să aducă adevărata lumină, chiar şi conducătorii poporului lui Dumnezeu şi învăţătorii Cuvântului lui Dumnezeu L-au respins şi L-au omorât pe Însuşi Fiul lui Dumnezeu. Când L-au răstignit pe Isus, ei au fost convinşi că au dreptate şi că au suport biblic pentru decizia lor. Erau siguri că au găsit versete biblice care dovedeau că Isus era vinovat.

Iată o listă cu „infracţiunile" lui Isus:

- A vindecat de mai multe ori în ziua de Sabat.

- A pretins că Dumnezeu e Tatăl Lui, făcându-Se pe Sine Fiul lui Dumnezeu.

- Le-a permis ucenicilor Lui să culeagă spice şi să mănânce în ziua de Sabat fără a respecta ceremonia de spălare a mâinilor.

- A fost milostiv cu păcătoşii, chiar a mâncat şi a băut la masă cu ei.

- În loc să fie în favoarea „aleșilor lui Dumnezeu", El a expus ipocrizia liderilor, fiindcă ei iubeau banii, puterea și prestigiul mai mult decât iubeau pe Dumnezeu și pe oameni.

Înainte de venirea Fiului lui Dumnezeu pe planeta pământ, dacă cineva s-a născut orb, surd sau infirm, se considera că aceasta este voia lui Dumnezeu pentru ei. Toată lumea se gândea: „Dacă așa i-a făcut Dumnezeu, atunci așa a vrut să îi facă". Era de așteptat ca ei să trăiască tot restul vieții în condițiile acelea. Orbii nu vor vedea niciodată. Surzii nu vor auzi niciodată. Invalizii nu vor umbla niciodată. Iar liderii religioși considerau că toate acestea sunt prin „voia lui Dumnezeu".

Din păcate, chiar și după două mii de ani de la venirea lui Christos, oamenii religioși îi „încurajează" pe cei născuți cu infirmități și pe părinții lor, spunându-le: „Așa a vrut Dumnezeu; așa a fost planul Lui pentru tine" , sau „Înțeleg că e greu uneori, dar aceasta este spre slava lui Dumnezeu", sau „Dumnezeu a văzut că ești o persoană deosebită de aceea ți-a dat o povară așa de mare".

Aceste cuvinte par frumoase, biblice și chiar încurajatoare... până în momentul în care vine Isus și **ne arată care e voia lui Dumnezeu.**

> **„Orbii își capătă vederea, șchiopii umblă,** *leproșii sunt curățați,* **surzii aud,** *morții învie și săracilor li se propovăduiește Evanghelia.* **Ferice de acela pentru care Eu nu voi fi un prilej de poticnire."** (Matei 11:5-6)

Cei ce umblă în întuneric, adesea au idei preconcepute despre Dumnezeu, dar ei nu Îl cunosc ca pe un Tată, prin Isus Christos. În consecință, ei presupun că dacă cineva s-a născut cu o problemă, Dumnezeu a vrut ca ei să aibă acea problemă. Lor nu le place ca întunericul din gândirea lor să fie arătat de către cineva care vine în puterea și dragostea lui Dumnezeu să vindece și să aducă eliberare. Ca și liderii religioși din vremea lui Isus, unii mai degrabă spun că minunile sunt făcute prin puterea diavolului, decât să recunoască faptul că puterea lui Dumnezeu lucrează prin cineva care nu e din grupul lor (Matei 9:34). Așa au ajuns învățătorii Bibliei să Îl răstignească pe Isus.

Pot să spun din experienţă că până şi credincioşii care acceptă în general că Dumnezeu vindecă şi în zilele noastre, se uită la noi de parcă am fi de pe altă planetă când vorbim despre vindecarea defectelor din naştere în particular. În lupta dintre lumea întunericului şi Împărăţia lui Dumnezeu, vindecarea de acest fel este o situaţie critică şi strategică. De ce?

Cei ce cred în acest fel de vindecare, au ajuns să-L cunoască pe Dumnezeu nu numai ca şi creator (majoritatea oamenilor cred că El e creator), dar şi ca un Tată care S-a descoperit pe Sine în Isus Christos. Nu doar că Îl vom întâlni pe Dumnezeu după moarte, dar înţelegem că noi deja am murit şi am fost înviaţi împreună cu Christos. Acum trăim ca să-L arătăm pe Dumnezeu - aici şi acum. Restul lumii acceptă oprimarea adusă de lucrările întunericului, dar voi vă ridicaţi, eliberaţi captivii şi distrugeţi lucrările diavolului. Voi începeţi să discerneţi măreţia biruinţei lui Christos, şi să vă împotriviţi diavolului, fiindcă el a fost învins. Voi arătaţi ce înseamnă să fim o creaţie (făptură) nouă în Christos (nu numai să vorbim despre ea!), şi să fim o mustrare pentru puterile întunericului! Cu alte cuvinte, când voi vă ridicaţi împotriva defectelor din naştere în Numele lui Isus, deveniţi o adevărată ameninţare pentru lumea întunericului.

Când credincioşii încep să lupte pentru a cuceri acest domeniu din Împărăţie, diavolii încearcă cu disperare să menţină minciunile înălţate în favoarea defectelor din naştere. De prea mult timp diavolii au lucrat netulburaţi în acest domeniu; nimeni nu a rostit măcar o şoaptă împotriva lor, în timp ce ei veneau „să fure, să înjunghie şi să prăpădească" copii lipsiţi de apărare, tot timpul vieţii lor pe pământ. În loc să începem lupta împotriva acestor demoni, noi am fost orbiţi să acceptăm un „tratat de pace" şi să pretindem că aceste torturi biologice vin de la Dumnezeu ca un fel de „binecuvântări deghizate".

ORB DIN NAŞTERE

Înşelătoria aceasta demonică e veche de când lumea. Însuşi Isus a avut de-a face cu ea când ucenicii Lui au întâlnit un om care era orb din naştere. În loc să facă ceva să-l ajute să-şi recapete vederea prin puterea Împărăţiei, ei au făcut exact ceea ce fac majoritatea oamenilor care nu înţeleg Împărăţia lui Dumnezeu – au lansat o discuţie teologică.

Ucenicii Lui L-au întrebat: „Învăţătorule, cine a păcătuit: omul acesta sau părinţii lui, de s-a născut orb?" (Ioan 9:2)

Observați minciunile ascunse în această întrebare? O să enumăr câteva dintre ele: „Cine L-a mâniat pe Dumnezeu? Omul acesta, sau părinții lui?" Cu alte cuvinte, ei de la început au presupus că, de vreme ce s-a născut orb, Dumnezeu l-a făcut orb. Știind că Dumnezeu este un Dumnezeu drept, ei au presupus că El nu asuprește pe cineva cu orbire pe nedrept. Acum mai rămâne de aflat: „Cine a păcătuit? Cine L-a enervat pe Dumnezeu? Poate părinții? Sau poate omul acesta?"[2] Pur și simplu ei au crezut că orbirea a venit de la Dumnezeu, deci lor le rămânea opțiunea să „teologizeze" motivele pentru care Dumnezeu l-a făcut orb, fără măcar să se gândească dacă într-adevăr Dumnezeu era cauza bolii acesteia din naștere.

Care a fost rezultatul discuției lor teologice? Omul a rămas orb în continuare. La fel este și astăzi...

Dar pentru Isus, necazurile celor născuți cu defecte nu sunt o ocazie pentru discuții teologice. Iată ce face Isus!

Isus a răspuns: „N-a păcătuit nici omul acesta nici părinții lui; ci s-a născut așa, ca să se arate în el lucrările lui Dumnezeu. Cât este ziuă, trebuie să lucrez lucrările Celui ce M-a trimis; vine noaptea, când nimeni nu mai poate să lucreze. Cât sunt în lume, sunt Lumina lumii." După ce a zis aceste vorbe, a scuipat pe pământ și a făcut tină din scuipat. Apoi a uns ochii orbului cu tina aceasta și i-a zis: „Du-te de te spală în scăldătoarea Siloamului" (care tălmăcit înseamnă: Trimis). El s-a dus, s-a spălat și s-a întors văzând bine. (Ioan 9:2-7)

Isus nu s-a implicat în nici o discuție teologică când cineva a avut nevoie de ajutorul Lui. A calmat imediat discuția și **le-a demonstrat ceea ce trebuiau să știe despre Dumnezeu – El nu îi face pe oameni orbi. El este vindecătorul nostru.**

---

[2] Aceasta NU indică faptul că Isus sau evreii credeau în reîncarnare, adică păcatele dintr-o „viață anterioară" afectează viața prezentă. Cuvintele lor indică faptul că ei, știind că Dumnezeu nu este limitat de timp, credeau că este posibil ca El să fi văzut un păcat din viitorul acestui om și să-l pedepsească dinainte cu orbire din naștere, bazat pe cunoașterea Lui dinainte. (Acesta este un argument conceput de o gândire influențată de cel rău, care acceptă că defectele din naștere sunt o pedeapsă de la Dumnezeu.)

Aceasta se vede şi mai clar dacă folosim punctuaţia corectă în pasajul biblic. Majoritatea traducerilor au punctuaţia următoare: *Isus a răspuns: „N-a păcătuit nici omul acesta nici părinţii lui; ci s-a născut aşa, ca să se arate în el lucrările lui Dumnezeu. Cât este ziuă, trebuie să lucrez lucrările Celui ce M-a trimis; vine noaptea, când nimeni nu mai poate să lucreze."* Conform acestei punctuaţii, rămânem cu impresia că motivul pentru care omul s-a născut orb a fost *„ca să se arate în el lucrările lui Dumnezeu".* Aceasta poate face pe cineva să creadă că Dumnezeu permite ca oamenii să se nască cu defecte din naştere pentru simplul motiv că vrea să Îşi arate lucrările în viaţa lor. Chiar dacă credeţi că Dumnezeu a permis acest defect din naştere (ceea ce eu nu cred, şi o să explic mai jos), acest pasaj *nu poate fi folosit* pentru a susţine teoria că Dumnezeu permite defectele din naştere ca o sentinţă pe viaţă, o sentinţă pe care harul şi puterea Lui nu o vor schimba niciodată. Dacă vreţi să folosiţi acest pasaj pentru a justifica teoria că Dumnezeu permite defecte din naştere pentru slava Lui (ceea ce eu NU cred), trebuie de asemenea să acceptaţi, bazaţi pe răspunsul lui Isus, că Dumnezeu nu se poate slăvi pe Sine prin defecte din naştere decât într-un singur fel: arătându-Şi lucrările, vindecând prin puterea lui Isus Christos!

Dar cred că există o modalitate mai bună de a înţelege acest pasaj: prin adaptarea punctuaţiei. Nu uitaţi, în manuscrisele originale din greacă nu există punctuaţie, deci semnele de punctuaţie nu au fost „traduse", ci au fost alese pur şi simplu de traducători, care au fost şi ei influenţaţi de doctrina în care credeau.

Priviţi ce se întâmplă când lăsăm toate cuvintele la locul lor, dar adaptăm punctuaţia. *Isus a răspuns: „N-a păcătuit nici omul acesta, nici părinţii lui.* **(punct! Isus începe o propoziţie nouă, o chemare la acţiune)** *Ci s-a născut aşa ca să se arate în el lucrările lui Dumnezeu cât este ziuă!* **Trebuie** *să lucrez lucrările Celui ce M-a trimis! Vine noaptea, când nimeni nu mai poate să lucreze."*

Când citim pasajul cu punctuaţia aceasta, vedem că Isus nu explică din ce cauză omul s-a născut orb. El doar identifică greşelile din întrebarea ucenicilor, concluzionând: „Nimeni n-a păcătuit. Nu din cauza păcatului cuiva s-a produs orbirea." În loc să aducă o explicaţie, Isus cheamă la acţiune! „Dacă vreţi să vedeţi lucrările lui Dumnezeu în acest om, **trebuie** să lucrăm lucrările lui Dumnezeu cât avem o oportunitate!"

Cu alte cuvinte, „Voi staţi aici şi nu faceţi nimic să-l ajutaţi pe acest om, pentru că presupuneţi că orbirea este lucrarea lui Dumnezeu. Dar dacă vreţi să vedeţi lucrarea lui Dumnezeu, trebuie să faceţi ceva! Dumnezeu v-a ales să fiţi purtătorii chipului Său, a imaginii Sale, agenţi ai Împărăţiei Lui pe pământ. Folosiţi-vă de această oportunitate ca să faceţi lucrările lui Dumnezeu câtă vreme aveţi oportunitatea. Eu sunt Lumina Lumii – o unealtă care aduce în lumină lucrările Tatălui. Uitaţi-vă care sunt lucrările Tatălui". După care Isus l-a vindecat pe orb. Pur şi simplu!

Isus nu le-a dat ucenicilor un răspuns la întrebarea lor; El le-a arătat soluţia pentru situaţia acelui om! Cât de multe dintre discuţiile noastre „religioase" sunt nesemnificative pentru misiunea adevărată a Împărăţiei lui Dumnezeu? Dacă numai stăm şi analizăm, nu facem nimic ca să rezolvăm problema. În loc să-L „analizăm" pe Dumnezeu, este mai bine să-L credem şi să-L ascultăm.

Isus Îi cheamă pe ucenicii Lui, inclusiv pe tine şi pe mine, să nu mai dăm vina pe Dumnezeu pentru copiii cu defecte din naştere. Biserica trebuie să nu-şi mai piardă timpul cu nesfârşite discuţii teologice şi pasivitate analitică - acestea nu îi ajută pe oameni să experimenteze puterea Împărăţiei lui Dumnezeu. Dacă nu facem nimic altceva decât să analizăm situaţia, aceasta nu o să activeze resursele Împărăţiei Cerului. Trebuie să privim ţintă la Isus Christos până când suntem plini de lumina care este în El. Acum **noi** suntem „lumina lumii" (Matei 5:12). El ne cheamă să fim luptători pentru libertate, să fim unelte prin care Dumnezeu Îşi arată imaginea Sa şi Îşi îndeplineşte lucrările Sale de vindecare pentru cei născuţi cu afecţiuni.

Când Isus a spus că El este „Lumina lumii", El a dat vedere unui om născut orb. El a vindecat un defect din naştere, şi în felul acesta lumina - care este Însăşi natura lui Dumnezeu - a pătruns în întuneric. Când Isus Îşi numeşte ucenicii „lumina lumii", prin aceasta El ne dă Însăşi numele şi identitatea Sa de agenţi trimişi să demonstreze Împărăţia lui Dumnezeu, inclusiv prin vindecarea defectelor din naştere! Dumnezeu doreşte ca noi nu numai să vedem lumina slavei Sale, dar să primim această lumină, să fim plini de lumină, şi să dăm şi la alţii. Dumnezeu doreşte să Se facă văzut de oameni prin vieţile noastre, aşa cum S-a făcut văzut prin viaţa lui Isus. Pentru aceasta, noi trebuie să vrem să fim reprezentanţii Lui pe pământ, să fim dintre cei care vindecă defectele din naştere.

DE CÂND A DEVENIT RESPECTUL-DE-SINE, DEFECTUL-DE-SINE?

Nu de mult am vizionat împreună cu familia mea filmul *Tangled (O poveste încâlcită)* - o repovestire modernă a basmului cu Rapunzel. În această poveste, o prinţesă este răpită din pătuţul ei de către o vrăjitoare rea care o ascunde într-un turn înalt, în adâncimea unei păduri. Rapunzel creşte crezând că vrăjitoarea este mama ei. Vrăjitoarea o ţine în izolare şi decepţie ca să nu afle adevărul că ea este din familie regală, este iubită de Rege, dar trăieşte într-o închisoare a minciunii.

Satan ne înşală şi nu vrea să descoperim adevărata noastră identitate de fii şi fiice a lui Dumnezeu, creaţi să avem stăpânire asupra pământului în puterea şi dragostea lui Dumnezeu (Ioan 1:12, Galateni 4:6, Romani 5:17, Geneza 1:27-28). O metodă folosită de satan ca să ne înşele şi să ne întunece mintea cu privire la defectele din naştere este să le redefinească identitatea oamenilor în funcţie de defectul lor. În loc să îl vedem pe un copil oprimat de sindromul down ca pe un copil creat în asemănarea lui Dumnezeu, creat să domnească pe pământ prin puterea Duhului Sfânt – dar care a fost atacat de sindromul down, noi suntem înşelaţi să îl vedem prin identitatea dată de lucrarea lui satan în viaţa lui. Asta facem de fiecare dată când spunem, de exemplu, „acesta este un copil autist" sau „un copil handicapat", în loc să spunem că e un copil creat perfect de Dumnezeu dar oprimat cu autism sau cu un handicap.

Nu mă credeţi? Veţi vedea că cei care sunt „ucenici" în şcoala lumii acesteia, se agită dacă aud cumva că credeţi în Dumnezeu pentru vindecarea copilului vostru. Vor veni la voi cu indignare, vă vor acuza că îi faceţi rău copilului în loc să-l ajutaţi, şi că nu ştiţi să vă iubiţi şi să vă acceptaţi copilul aşa cum este. Ca în majoritatea situaţiilor, intenţiile lor sunt bune. Dar intenţiile bune ale oamenilor sunt adesea unele dintre cele mai mari piedici pentru Împărăţia lui Dumnezeu.

Cultura vestică a ajuns atât de obsedată de „respectul de sine" că acesta a devenit un idol. Dacă noi căutăm respect de sine, dar nu Îl acceptăm pe Dumnezeu ca sursă a valorii şi a identităţii noastre, ne adâncim tot mai mult în decepţie şi distrugere. Dacă nu ştim cât ne apreciază Dumnezeu, nu ne avem decât pe noi înşine ca punct de referinţă; asta produce teamă şi nesiguranţă. De teamă să nu afectăm respectul de sine al copiilor noştri şi încrederea în propriile lor puteri, nu le mai spunem: „Nu!" sau „Asta nu-i bine. Uite aşa se face asta". În consecinţă ei cresc fără restricţii şi fără orientare. Vrem să-i ajutăm să aibă respect de sine cu orice preţ.

Acest sistem de gândire lumesc despre respectul de sine este preluat cu convingere mai ales de către lucrătorii sociali care lucrează cu persoanele cu defecte din naştere. Ca să încurajeze respectul de sine al celor cu defecte genetice, ei consideră necesar să privească defectul ca făcând parte din identitatea lor. Pentru că nu ştiu cine este Dumnezeu cu adevărat şi cum ne-a creat El să fim, ei au propriile idei despre viaţă. Ei adesea consideră că arată iubire şi respect pentru persoanele cu afecţiuni când acceptă defectul lor ca identitate a lor. Modul acesta de gândire este apoi preluat de sistemul de educaţie şi chiar de întreaga societate.

Copiii cu defecte din naştere sunt deseori respinşi, abuzaţi şi izolaţi. Din această cauză, cei care îi îngrijesc simt că dacă vrem să ne rugăm pentru vindecarea lor, înseamnă că şi noi îi respingem din cauza defectelor ce le au. Noi nu îi respingem pe copii, îi iubim cu toată inima, dar respingem defectele puse de cel rău asupra lor şi vrem ca ei să fie liberi de aceste defecte.

Când Rapunzel a fost crescută de vrăjitoare, ea era doar o prizonieră supusă fiindcă nu ştia cine este ea cu adevărat. Planul vrăjitoarei a reuşit. Dar Rapunzel, deşi supusă, era nefericită. Deşi ea nu ştia exact cine este cu adevărat, simţea că modul ei de viaţă prezent nu se potriveşte cu ce şi-ar fi dorit să fie. Atunci şi-a făcut apariţia Prinţul... Împreună ei au restabilit identitatea reală a lui Rapunzel şi ea şi-a redobândit destinul şi autoritatea adevărată.

În jurul nostru sunt tot felul de vrăjitoare înşelătoare, de oameni captivi, de Rapunzel şi de Prinţi. Fiecare Rapunzel are nevoie de un Prinţ – de cineva care să vadă dincolo de decepţie şi să o ajute să îşi găsească adevărata identitate şi adevăratul destin.

O dată am împărtăşit cu un grup de creştini o experienţă încurajatoare. Le-am spus cum am pus mâinile în rugăciune peste o fetiţă cu sindromul down, iar părinţii au văzut imediat schimbări mari, şi schimbările au continuat să apară. Fetiţa sforăia noaptea tot timpul pentru că avea probleme cu respiraţia din cauza sindromului. Părinţii s-au trezit în timpul nopţii surprinşi că nu au mai auzit sforăitul din camera unde era fetiţa. Sistemul respirator i-a fost vindecat! După ce am împărtăşit aceasta, am încheiat spunând: „Ce am văzut până acum este încurajator, dar continuăm cu insistenţă până când fetiţa va fi complet vindecată!"

Atunci cineva din grup a întrebat alarmat: „Cine suntem noi să considerăm că ea trebuie vindecată? Nu este asta mândrie?" În loc să vadă că noi arătăm interes, credinţă şi dragoste pentru un copil care are nevoie de ajutorul nostru, el a crezut că, din mândrie, noi judecăm şi respingem pe cineva care e diferit de noi. Agitaţia lui se datora faptului că nu cunoştea clar identitatea şi valoare plănuită de Dumnezeu pentru fiecare persoană.

Există o mare confuzie cu privire la cei născuţi cu defecte. Cine (sau cum) sunt ei cu adevărat: cum le impune defectul să fie, sau cum a vrut Dumnezeu de la început? Din cauza confuziei, *biserica se opune şi uneori chiar îi persecută* pe părinţii credincioşi care doresc vindecarea. Biserica de acest fel are o gândire firească, o dorinţă naturală să îi ocrotească pe cei cu defect, şi să le apere valoarea şi demnitatea. Însă această gândire încurajează persecuţia părinţilor credincioşi, fiindcă biserica nu înţelege destinul creat de Dumnezeu pentru fiecare, dragostea care ne-a răscumpărat din starea căzută, şi puterea lui Christos. Starea celor afectaţi de defecte din naştere strigă după ajutor, ca cineva să se ridice şi să lupte pentru ei. Dar biserica şi lumea, în loc să lupte pentru identitatea, valoarea şi destinul dat de Dumnezeu cu adevărat, în loc să lupte pentru eliberare de defect, ei se luptă *pentru a apăra şi a accepta defectul!*

Cum să clarificăm această confuzie? În primul rând, trebuie să spunem foarte clar că nu ne rugăm ca cei născuţi cu defecte să se vindece *pentru ca astfel să poată fi şi ei iubiţi de oameni şi de Dumnezeu.* Noi nu încercăm să-i „reparăm" ca să putem privi cu drag la ei. Noi ne rugăm ca ei să se vindece pentru că noi deja vedem valoarea lor ACUM! Copiii sunt o binecuvântare de la Domnul, indiferent de condiţiile lor de sănătate. Ei au o valoare imensă, fie că sunt perfect sănătoşi, fie că sunt foarte neputincioşi din cauza unei translocaţii genetice. Dumnezeu ne-a arătat că ei merită răscumpărarea adusă prin sângele de la cruce, şi ei merită vindecarea adusă prin rănile de bici de pe trupul Fiului Său, aşa că noi trebuie să-i eliberăm din robie!

Ar considera cineva neobișnuit ca un părinte să caute vindecare pentru copilul lui dacă acesta suferă de cancer, tuse convulsivă sau pojar? Nu. Ar fi neobișnuit dacă n-ar căuta vindecare în orice fel posibil. De ce? Pentru că oamenii știu că există un tratament! Există un remediu, de aceea nimeni nu acceptă bolile acestea ca identitate a copilului lor. Nu cred că ați auzit niciodată pe nimeni să spună că pojarul e o caracteristică a copilului lui, sau cancerul e parte din individualitatea lui. De ce?

Faptul că noi căutăm vindecare pentru boală nu înseamnă că respingem individualitatea sau valoarea copilului. Noi facem o deosebire clară între boală și persoană. Poate că există boală în copil, dar copilul și boala nu sunt unul și același lucru. După ce boala e înlăturată, copilul rămâne. Noi atacăm boala, nu copilul.

Însă pentru majoritatea defectelor din naștere nu există tratament medical, și atunci lumea nu mai face o deosebire între „defect" și „persoană". Defectul este acceptat ca parte a identității copilului. Dar, de fapt, defectul trebuie văzut ca un atac al diavolului cu intenția să distrugă chiar identitatea copilului.

Prin evanghelie, noi avem acces la resurse mult mai mărețe decât sistemul medical. Înțelepciunea omenească are limite, dar credința noastră în ceea ce poate face Dumnezeu, nu are limite. Dumnezeu, *„prin puterea care lucrează în noi, poate să facă nespus mai mult decât cerem sau gândim!"* (Efeseni 3:20)

Noi nu ne bizuim pe înțelepciunea sau cunoștințele noastre! Noi Îl recunoaștem pe Dumnezeu „în toate căile noastre", și, la cuvântul nostru, toate părțile corpului, ADN-ul, și defectele trebuie să Îl recunoască. Demonii trebuie să recunoască că Isus Christos este Rege! Dumnezeu este vindecătorul nostru și nimic nu e imposibil pentru El! Isus Christos a purtat toate bolile, afecțiunile și defectele în trupul Său la locul de biciuire. El a purtat TOATE bolile, ca noi să putem fi vindecați.

ISUS ESTE MAI PRESUS DECÂT BIBLIA LUI
Prin suferințele lui Christos, Dumnezeu a adus binecuvântare tuturor, cu excepția celor cu defecte din naștere... Așa este oare?

Am auzit deseori vorbindu-se despre cuvintele lui Dumnezeu, din rugul aprins, către Moise, în Exodul 4:10-11. *„Cine a făcut gura omului? Şi cine face pe om mut sau surd, cu vedere sau orb? Oare nu Eu, DOMNUL?"* Dacă citiţi acest verset în unele traduceri tradiţionale, se pare că Dumnezeu într-adevăr îi face pe unii oameni cu defecte. Dar cuvintele „pe om" sunt adăugate în text - ca şi cum Dumnezeu e în cer şi trage sforile, spunând: „Acest om va fi orb, acesta va fi surd, şi acesta nu va putea să umble." O traducere mai precisă este aşa: „Cine face pe cel ce este mut, surd sau orb?" Dumnezeu nu spune că El face defectele. El spune că El îi face pe toţi oamenii, inclusiv pe cei oprimaţi (de diavolul) cu defecte din naştere.

Prima data când un frate mi-a spus de pasajul acesta, mă rugam pentru el să se vindece de o problemă de sănătate ce o avea din naştere. (Eu încercam să mă rog cu credinţă, iar el încerca să mă descurajeze. Nu faceţi ca el. Sunt uimit cât de repede îşi amintesc creştinii versete biblice care par să susţină idea de a rămâne bolnavi! E ca şi cum ei se luptă să rămână bolnavi, nefericiţi şi cu durere. Nu e de mirare că nu experimentează decât foarte puţin din puterea lui Dumnezeu, fiindcă Cuvântul spune clar că puterea Lui lucrează *prin credinţă*.) La momentul acela nu am avut nici un răspuns pentru el.

Dar de atunci Dumnezeu m-a ajutat să înţeleg Biblia mai bine, şi de asemenea am văzut mulţi oameni vindecaţi de afecţiuni ce le aveau din naştere. Îmi amintesc de o tânără de 20 de ani din Cambodia. Ea a fost complet surdă din naştere. Când am pus mâinile peste urechile ei, acestea s-au deschis imediat şi ea a început să strige. Am încercat să vorbesc cu ea cu ajutorul traducătorilor, dar ei mi-au spus: „Ea nu înţelege nici o altă limbă decât limbajul semnelor. Ea nu a auzit nici limba noastră, niciodată!" Tânăra continua să strige de bucurie că se poate auzi pe ea însăşi şi pe alţii pentru prima data, şi le spunea prietenilor ei, prin semne: „Pot să aud! Pot să aud! Pot să vorbesc! Pot să vorbesc!" Acum eu sunt sigur că Dumnezeu vindecă defectele din naştere, fiindcă eu singur n-aş fi putut reda auzul unor urechi surde.

Alţii au adus obiecţii asemănătoare din Psalmul 139, unde citim: *„Iată că nici chiar întunerecul nu este întunecos pentru Tine; ci noaptea străluceşte ca ziua, şi întunerecul ca lumina. Tu mi-ai întocmit rărunchii, Tu m-ai ţesut în pântecele mamei mele: Te laud că sunt o făptură aşa de minunată. Minunate sunt lucrările Tale, şi ce bine vede sufletul meu lucrul acesta! Trupul meu nu era ascuns de Tine, când am fost făcut într-un loc tainic, ţesut în chip ciudat, ca în* adâncimile pământului. Când nu eram decât un plod fără chip, ochii Tăi mă vedeau; și în cartea Ta erau scrise toate zilele cari-mi erau rânduite, mai înainte de a fi fost vreuna din ele. Cât de nepătrunse mi se par gândurile Tale, Dumnezeule, și cât de mare este numărul lor!" (Psalm 139:12-17) Bazați pe aceste versete, unii creștini i-au acuzat pe părinții care cred în Dumnezeu pentru vindecarea copiilor cu defecte din naștere, că ei „se îndoiesc de planul lui Dumnezeu," sau „nu respectă voia lui Dumnezeu," sau „nu acceptă copilul așa cum L-a lăsat Dumnezeu". (Mă întreb dacă ei îi acuză la fel pe părinții care îl duc la operație pe un copil născut cu buză de iepure, sau care îi dau tratament unui copil născut cu SIDA?)

Acum să citim Psalmul acesta în lumina lui Isus, pentru că cine a văzut pe Isus, „L-a văzut pe Tatăl". Vedem cumva pe Tatăl, făcând pe cineva orb sau surd, prin lucrarea Fiului? Dimpotrivă, vedem multe noroade venind la Isus, *„având cu ele șchiopi, orbi, muți, ciungi, și mulți alți bolnavi; I-au pus la picioarele Lui, și **El i-a tămăduit; așa că noroadele se mirau, când au văzut că muții vorbesc, ciungii se însănătoșează, șchopii umblă și orbii văd; și slăveau pe Dumnezeul lui Israel.*** (Matei 15:30-31)

Când mulțimi de oameni au venit la Isus aducând bolnavi cu probleme grave, El nu a spus: „Dacă cineva are o problemă din naștere, vă rog să vă dați la o parte ca să pot să-i vindec pe cei ce nu sunt bolnavi din naștere." El nu le spune: „N-ați citit ce i-a vorbit Dumnezeu lui Moise din rugul aprins?" El nu îi mustră că au venit să fie vindecați de defectele din naștere. Nu le spune: „De ce nu acceptați planul lui Dumnezeu care a ales să vă creeze muți, surzi și orbi?" Nici nu își pune mâinile peste femei însărcinate să le „binecuvânteze" spunând: „Fie ca acest copil să fie binecuvântat cu orbire, surzenie sau neputință." Nu putem spune că Isus a făcut așa ceva, și nu putem spune aceasta nici despre Tatăl din cer.

Pasajul cu rugul aprins era și în Biblia lui Isus. Dar Isus e mai presus decât Biblia Lui. Tot ce a fost revelat până atunci făcea referire la Isus, dar toate erau numai ca o umbră. Isus este realitatea. Versetele din Exodul nu spun că Dumnezeu cauzează defectele din naștere, dar chiar dacă ar spune așa, Isus nu ia în considerare aceste versete, ci El ne arată pe Tatăl într-o și mai mare măsură, într-o și mai clară lumină decât Îl prezintă versetele acestea. Dumnezeu S-a arătat în Isus mult mai clar decât S-a arătat în Biblia Lui.

Comparând mai multe traduceri, vedem că Dumnezeu nu spune că El e cauza defectelor. El spune că El este creatorul tuturor oamenilor, inclusiv a celor născuți cu defect sau limitări. *„Cine a făcut gura omului? Și cine a făcut pe cel mut, pe cel surd, pe cel ce vede și pe cel ce nu vede? Oare nu Eu, DOMNUL?"* (Traducere din limba engleză după traducerea King James). Spre deosebire de traducerea engleză standard care adaugă cuvintele „pe om": *„Cine a făcut pe om mut, sau surd..."* (ca și cum Dumnezeu trimite infirmitate), traducerea King James este mai precisă în cazul acesta: *„Cine a făcut pe cel mut, pe cel surd, pe cel ce vede..."* Dumnezeu nu spune: „Moise, eu prigonesc oamenii cu defecte din naștere, deci ai încredere în Mine." Nu are nici o logică! Dumnezeu îi spune lui Moise: „Eu am creat pe fiecare om. Eu cunosc limitările fiecăruia. Știu care îmi sunt opțiunile și te aleg pe tine să eliberezi poporul Israel."

M-am născut păcătos, dar Dumnezeu m-a creat. Asta nu înseamnă că a fost voia Lui să mă nasc așa. Isus ne arată că, indiferent de cum ne-am născut, trebuie să ne naștem din nou prin puterea Duhului lui Dumnezeu. Dacă avem nevoie de vindecare, aceleași suferințe care au plătit prețul pentru iertarea noastră și pentru darul Duhului Sfânt, au plătit prețul și pentru vindecarea trupului nostru.

Ceea ce Isus Christos a realizat prin suferințele Sale este valabil pentru fiecare! El plătit prețul ca să aducă iertare și darul Duhului Sfânt pentru păcătoși. El a plătit prețul ca să aducă vindecare pentru cei bolnavi, inclusiv pentru cei afectați din naștere. El a vindecat pe absolut toți cei ce au avut nevoie de vindecare. Nu a exclus pe nimeni care a fost bolnav de la naștere.

Dacă aveți un copil cu defect genetic, Isus Christos v-a răscumpărat **pe voi** să fiți uneltele Lui pe pământ. Dumnezeu vrea să Se reverse prin voi, cum S-a revărsat prin Isus Christos. Voi sunteți lumina lumii. Voi sunteți chemați să aduceți lumina și gloria lui Dumnezeu în lumea aceasta întunecată, vindecând defectele din naștere prin puterea și autoritatea Împărăției lui Dumnezeu.

Mulți dintre noi am fost învățați că lucrarea de vindecare a fost data numai lui Isus și apostolilor, sau a fost numai pentru o perioadă limitată – până s-a încheiat scrierea Bibliei. Alții însă cred în vindecare, dar nu au văzut puterea lui Dumnezeu vindecând prin ei bolnavii în mod constant. Este nevoie de pregătire practică și de îndrumare. Ne vom concentra asupra acestor aspecte în capitolul următor, în care vom răspunde la întrebarea: „Cum vindecă Dumnezeu în zilele noastre?" Restul cărţii conţine mărturii de la părinţi ca şi voi, cu copii cu defecte din naştere, ca şi ai voştri. Părinţii mărturisesc despre puterea vindecătoare a lui Dumnezeu, pentru ca El să poată face aceste lucrări şi prin voi... şi chiar lucrări mai mari decât acestea!

CAPITOLUL 3
Cum vindecă Dumnezeu în zilele noastre?

Andy Hayner

Dacă credeți în Isus Christos și că este voia Lui să îi vindece pe cei născuți cu defecte, este de asemenea important să înțelegeți *cum* vindecă Dumnezeu. Isus a spus: „Adevărat, adevărat, vă spun, că cine crede în Mine, va face și el lucrările pe care le fac Eu; ba încă va face altele și mai mari decât acestea; pentru că Eu mă duc la Tatăl." (Ioan 14:12) Vindecarea copilului tău nu este în mâinile altora.[3] Nu e nevoie de cineva renumit să pună mâinile peste copilul tău să-l vindece. Dumnezeu vrea **să te pregătească pe tine** să umbli în puterea lui Isus Christos - care înseamnă mult mai mult decât să vindeci bolnavii, dar cu siguranță înseamnă și acest lucru.

În urmă cu vreo doi ani eram la o conferință creștină în sala unui hotel, și unul dintre prietenii mei apropiați m-a bătut pe umăr: „Andy, avem nevoie de tine." În timp ce mergeam spre partea din spate a sălii, prietenul meu mi-a spus: „Este aici o fetiță care nu poate să umble în picioare. Părinții au adus-o ca să se vindece." Ei nu m-au chemat pe mine să mă rog pentru că aș avea o ungere specială pentru vindecare, ci fiindcă ei știau că iubesc copiii și am darul de a-i face să se simtă în siguranță când ne rugăm pentru ei.

Când am ajuns în spatele sălii, am fost prezentat unei fetițe numita Anya. Ea avea șapte ani și s-a născut cu paralizie cerebrală. Era o fetiță dulce, dar era slăbuță; nu putea să stea în picioare decât dacă se sprijinea de ceva; nici nu putea umbla decât un pas sau doi, și apoi cădea. Ea suferea grav și de epilepsie.

---

[3] Dacă ai întrebări cu privire la aceasta, vezi Anexa 1, „Dumnezeu vindecă prin orice credincios, sau numai prin câțiva credincioși aleși special?"

Am început să punem mâinile peste Anya, să folosim autoritatea şi puterea Împărăţiei lui Dumnezeu ca să o vindecăm. Am fost 3 persoane care am luat iniţiativa. Am lucrat ca o echipă, fiecare dintre noi se ruga câteva minute, apoi îl lăsa pe celălalt să continue să elibereze puterea Duhului Sfânt în trupul lui Anya pentru vindecare. Din când în când ne opream şi îi spuneam lui Anya: „Încearcă să umbli acum, să vedem ce s-a schimbat." Am continuat să ne rugăm în acest fel vreo treizeci de minute fără nici o schimbare vizibilă.

Îmi amintesc şi acum figura managerului de la hotel cu un zâmbet dispreţuitor la auzul numelui lui „Isus", nume care răsuna în sala de conferinţe când ne rugam pentru Anya. Dar zâmbetul lui s-a schimbat în uimire când fetiţa aceasta preţioasă a început să meargă fără nici un sprijin şi chiar să alerge prin sala de conferinţe! Sănătatea Anyei s-a îmbunătăţit considerabil în seara aceea.

Toată lumea a fost încurajată văzând bucuria de pe faţa Anyei când mergea în picioare şi îşi exersa puterile şi coordonarea de curând regăsite! Când a plecat, s-a uitat peste umăr la părinţii ei cu un zâmbet glumeţ, şi le-a spus: „Hai să ne luăm la întrecere: cine ajunge primul la maşină!" După ce a ajuns acasă în seara aceea, a alergat prin curte cu fratele şi surorile ei – ceea ce n-a putut niciodată să facă până atunci! Aceasta a avut loc cu doi ani în urmă, şi de atunci Anya nu a mai avut nici o criză de epilepsie şi a continuat să meargă bine pe picioarele ei: înainte, înapoi, în lateral, şi pe scări în sus şi în jos. Slavă Domnului!

CE AI ÎN MÂNĂ?

Când Dumnezeu l-a trimis pe Moise în Egipt să-i elibereze pe copiii lui Israel, Moise a replicat: „Ei n-o să mă creadă." Ca să remedieze situaţia, Dumnezeu i-a arătat lui Moise cum să facă minuni. „Domnul i-a zis: Ce ai în mână?"(Exodul 4:2) Dumnezeu a început pregătirea lui Moise pentru a face semne şi minuni cu ceea ce el avea deja în mână. Dumnezeu ne spune la fel şi nouă astăzi. Ce ai tu deja în mână? Când Isus i-a trimis pe ucenici să proclame evanghelia, El le-a spus că cei ce vor crede mesajul apostolilor vor face semne şi minuni.

*Apoi le-a zis: „Duceţi-vă în toată lumea, şi propovăduiţi Evanghelia la orice făptură... **Iată semnele cari vor însoţi pe cei ce vor crede**: în Numele Meu vor scoate draci; vor vorbi în limbi noi... **îşi vor pune mâinile peste bolnavi, şi bolnavii se vor însănătoşa**."* (Marcu 16:15-18)

Ați observat că Isus Christos a spus că aceste semne îi vor însoți *pe cei ce vor crede* mesajul apostolilor, nu numai pe apostoli? Sunteți voi cei care scoateți draci, vorbiți în limbi și vă puneți mâinile peste bolnavi ca să se însănătoșească? Dacă nu, poate că încă nu ați acceptat în totalitate mesajul pe care apostolii au fost trimiși să îl vestească.

Evanghelia propovăduită peste tot în lume nu a fost numai despre faptul că vom merge în cer când murim. Isus a venit să anunțe: „Împărăția cerurilor este aproape." El i-a trimis pe ucenici cu vestea aceasta: cerul a invadat pământul ca să distrugă puterile iadului și să elibereze captivii." Proclamația aceasta a fost întotdeauna însoțită de vindecări și eliberări de demoni. Ucenicii au fost trimiși cu vestea bună că planul lui Dumnezeu de a-l „prinde pe diavol în capcană" a reușit cu brio! Isus Christos a învins păcatul, răul, boala și chiar moartea - în numele întregii omeniri. De atunci încoace, oricine se pocăiește și crede vestea bună, este iertat, împuternicit cu darul Duhului Sfânt, și i se dă însăși autoritatea Numelui lui Isus Christos ca să impună victoria Lui peste diavoli, peste orice rău și peste orice boală. *„În Numele Meu vor scoate draci; vor vorbi în limbi noi... își vor pune mâinile peste bolnavi, și bolnavii se vor însănătoșa."* (Marcu 16:15-18)

De multe ori Isus a vindecat prin punerea mâinilor.

> *Isus a întins mâna, S-a atins de el, și a zis: „Da, vreau, fii curățit!" Îndată a fost curățită lepra lui.* (Matei 8:3)
> *S-a atins de mâna ei, și au lăsat-o frigurile; apoi ea s-a sculat, și a început să-I slujească.* (Matei 8:15)
> *Dar, după ce a fost scoasă gloata afară, Isus a intrat înlăuntru, a luat pe fetiță de mână, și fetița s-a sculat.* (Matei 9:25)

Apostolii și biserica primară au urmat de asemenea această practică a punerii mâinilor pentru vindecarea bolnavilor.

> *L-a apucat de mâna dreaptă, și l-a ridicat în sus. Îndată i s-au întărit tălpile și glesnele.* (Fapte 3:7)
> *Prin mâinile apostolilor se făceau multe semne și minuni în norod.* (Fapte 5:12)

*Anania a plecat; și, după ce a intrat în casă, **a pus mâinile peste Saul**, și a zis: „Frate Saule, Domnul Isus, care ți S-a arătat pe drumul pe care veneai, m-a trimes **ca să capeți vederea, și să te umpli de Duhul Sfînt.**"* (Fapte 9:17)
*Și Dumnezeu făcea minuni nemaipomenite **prin mâinile** lui Pavel.* (Fapte 19:11)

Ce ai în mână?

Sănătatea perfectă este în mâna ta.

Prin credința în Numele lui Isus, a întărit Numele Lui pe omul acesta, pe care-l vedeți și-l cunoașteți; credința în El a dat omului acestuia o tămăduire deplină, cum vedeți cu toții. (Fapte 3:16)

Puterea care L-a înviat pe Isus din moarte este în mâinile tale ca să dai viață trupurilor muritoare.

Și dacă Duhul Celui ce a înviat pe Isus dintre cei morți locuiește în voi, Cel ce a înviat pe Christos Isus din morți, va învia și trupurile voastre muritoare, din pricina Duhului Său, care locuiește în voi. (Romani 8:11)

Am pregătit tot felul de creștini, de la pastori cu facultate, până la copii și oameni de la sate din lumea a treia care nu știau să citească - i-am învățat să vindece bolnavii și au avut rezultate în mai puțin de cinci minute. I-am învățat numai atât: ceea ce spune Dumnezeu despre mâinile lor. Nu e complicat. E de fapt foarte simplu!

Haideți să vă învăț și pe voi despre mâinile voastre. Uitați-vă la mâinile voastre și spuneți: „Aceasta nu este mâna mea. Eu sunt un mădular în trupul lui Isus Christos. Mâna aceasta Îi aparține lui Isus Christos, Regele Regilor și Domnul Domnilor! Când îmi pun mâinile peste bolnavi, Împărăția cerurilor este aproape, este chiar în mâna mea! Isus Christos se atinge de bolnavi cu această mână. Puterea Duhului lui Dumnezeu se revarsă prin mine. Râuri de apă vie curg din ființa mea lăuntrică. Duhul care L-a înviat pe Isus Christos din morți locuiește în mine. Puterea lui Isus Christos se revarsă prin mine ca să vindece bolile, să dăruiască sănătate, să aducă viață și regenerare completă trupurilor. Eu cred în Isus Christos şi în biruinţa Lui asupra tuturor puterilor răului. Nu voi înceta niciodată să cred aceasta. Când îmi pun mâinile peste bolnavi, ei se vor însănătoşi, în Numele lui Isus."

Când mă rog pentru vindecarea cuiva, de obicei îmi pun mâna peste el, şi am credinţa că puterea lui Dumnezeu se revarsă prin mine. Imaginaţi-vă că mâinile voastre sunt ca un cablu de pornire pentru bateria de maşină, sau ca un cablu de extensie din cer care transmite puterea Duhului Sfânt. Uneori îi ţin de mână ca şi cum aş da mâna cu ei. Alteori îmi pun mâna peste ei în zona în care au nevoie de vindecare. Cu copiii, în special cu cei mai mici, am văzut că e mai uşor să îi ţin în braţe, dar cu faţa spre părinţii lor. Nu există o metodă anume pentru punerea mâinilor. Pur şi simplu trebuie doar să credeţi în Isus Christos pentru vindecare şi să nu uitaţi că El locuieşte în voi şi Duhul Lui se revarsă când voi vă puneţi mâinile peste cineva, şi Duhul distruge boala şi împarte puterea de vindecare în cei pe care îi atingeţi.

PE CINE VEZI ÎN OGLINDĂ?
Cel mai mare obstacol întâmpinat de creştini în calea vindecării divine nu sunt demonii, bolile sau păcatele nemărturisite. Cel mai mare obstacol este o gândire care nu înţelege cât de important este că suntem una cu Christos.

Noi spunem că suntem doar nişte „păcătoşi mântuiţi prin har," când de fapt Cuvântul lui Dumnezeu ne numeşte „sfinţi". Majoritatea timpului de rugăciune al bisericii este petrecut rugându-L pe Dumnezeu să facă ceea ce El a făcut deja, sau rugându-L să facă ceea ce El ne-a trimis pe noi să facem. Mulţi credincioşi stau ore întregi în rugăciune cerându-I lui Dumnezeu cu lacrimi „să trimită Duhul Sfânt" sau „să trimită trezire spirituală". Oare nu am înţeles încă, sau oare am uitat deja tot ce Dumnezeu ne-a dat în Christos? Creştinii se simt inferiori spiritual mai ales când li se spune să creadă că Dumnezeu îi foloseşte chiar pe ei să vindece bolnavii, exact aşa cum a vindecat Isus.

Viaţa creştină înseamnă să ne înnoim mintea ca să fie exact ca şi mintea lui Christos, ca să gândim ca El în fiecare aspect al vieţii. Modul nostru de a gândi se schimbă complet când înţelegem ce înseamnă viaţa creştină. Viaţa creştină nu este dată în principal de caracterul nostru, de convingerile noastre, de modul de viaţă sau chiar de ce facem pentru Dumnezeu. Viaţa noastră creştină este viaţa supranaturală a lui Isus Christos pe care Dumnezeu a pus-o înăuntrul nostru când am fost născuţi din nou. Aceasta este viaţa noastră de creștin. Este aceeași viață supranaturală care L-a înviat pe Isus Christos din morți. E o viață definitivă, indestructibilă. Este viața care a pulsat în ființa Lui lăuntrică în fiecare zi și s-a manifestat prin înțelepciune, dragoste și adevăr. Viața care a fost implantată de Duhul Sfânt în pântecele fecioarei Maria, a fost implantată de Duhul Sfânt înăuntrul nostru ca să fie viața noastră. Cu alte cuvinte, viața noastră de creștin nu este doar un mod nou de a trăi; este o formă nouă de viață pe care o conținem și la care luăm parte – viața divină a lui Dumnezeu.

> *El ne-a dat făgăduințele Lui nespus de mari și scumpe, ca prin ele să vă faceți **părtași firii (naturii) dumnezeiești**, după ce ați fugit de stricăciunea, care este în lume prin pofte.* (2 Petru 1:4)

> *Dar cine se lipește de Domnul, este **un singur duh cu El**.* (1 Corinteni 6:17)

> *Când Se va arăta **Christos, viața voastră**, atunci vă veți arăta și voi împreună cu El în slavă.* (Coloseni 3:4)

> *Am fost răstignit împreună cu Christos, și trăiesc... dar **nu mai trăiesc eu, ci Christos trăiește în mine**. Și viața, pe care o trăiesc acum în trup, o **trăiesc în credința în Fiul lui Dumnezeu**, care m-a iubit și S-a dat pe Sine Însuși pentru mine.* (Galateni 2:20)

> *Dacă **trăim prin Duhul**, să și umblăm prin Duhul.* (Galateni 5:25)

Dumnezeu v-a creat să găzduiți o altă formă de viață. Ați fost creați să conțineți și să dăruiți divinitatea (dumnezeirea) – Însăși prezența lui Dumnezeu pe pământ. Dumnezeu v-a creat să manifestați, să prezentați imaginea Lui, și v-a dat autoritate să împliniți voia Lui.

> *Apoi Dumnezeu a zis: „Să facem om **după chipul Nostru, după asemănarea Noastră; el să stăpânească** peste peștii mării, peste păsările cerului, peste vite, **peste tot pământul** și peste toate târâtoarele care se mișcă pe pământ."* (Geneza 1:26)

Așa a trăit Isus Christos. El a trăit conținând în Sine viața Tatălui Său, practicând autoritatea pe care o are un om ce trăiește în unitate cu Împărăția lui Dumnezeu (nu în răzvrătire împotriva ei). Prin Isus Christos aţi fost restauraţi să puteţi împlini acest scop pentru care aţi fost creaţi de la început! Isus Christos nu a venit să îmbunătăţească viaţa voastră veche. El a venit să vă elibereze de viaţa voastră veche şi să pună o viaţă complet nouă înăuntrul vostru, cu o identitate complet nouă.

Ca să îţi poată da o viaţă nouă, El a trebuit mai întâi să te elibereze de tine însuţi. Astfel El a devenit una cu persoana ta cea veche, iar atunci când a fost răstignit, tu ai fost răstignit împreună cu El. (Galateni 2:20). El a devenit una cu tine în trup şi sânge, ca tu să poţi deveni un singur Duh cu El! El nu a venit doar ca să ne dea mai multe informaţii despre Dumnezeu ca să învingem răul, sau ca să ne dea un set de principii pe care noi să le putem condensa într-o formulă prin care vindecăm bolnavii şi facem minuni. Isus Christos a venit să biruiască răul prin puterea Duhului Său şi apoi a pus viaţa Lui biruitoare înăuntrul tău ca tu să poţi umbla în puterea vieţii Sale de conducător. (Romani 5:17)

Săptămâna trecută, un prieten mi-a povestit o experienţă personală care l-a ajutat să înţeleagă noua lui identitate în Christos. El mi-a spus: „Când am fost copil, tatăl meu nu a fost implicat aproape deloc în creşterea mea. După ce am crescut mai mare, l-am vizitat într-o vară şi am vrut să locuiesc cu el. Îmi doream aşa de mult o bicicletă, dar nu aveam bani. Am găsit la el în garaj o bicicletă de-a lui, foarte veche. Am început să o repar: i-am pus mânere noi, am luat jos jantele, am pus un scaun nou şi am vopsit-o. Însă când am încercat-o la drum, am avut pană de cauciuc şi m-am întors acasă pe lângă bicicletă. Trebuia să plec undeva la sfârşitul acela de săptămână, aşa că l-am rugat pe tata să schimbe cauciucul ca să pot să mă dau pe bicicletă când vin înapoi. El a zis că sigur o să mă ajute."

Prietenul meu a povestit mai departe: „Când am venit înapoi, primul lucru pe care l-am văzut a fost bicicleta care stătea în garaj exact unde am lăsat-o – cu cauciucul dezumflat! Tata nu a făcut nimic să mă ajute! Imediat mi-am amintit de atâtea alte dăţi de-a lungul anilor când am fost dezamăgit de tata. M-am enervat şi l-am înjurat în gând; eram descurajat. Nu mai voiam să văd pe nimeni, şi m-am dus imediat în camera mea. Când am deschis uşa, am văzut o bicicletă nou-nouţă, BMX cea mai nouă producţie, mult mai bună decât mi-am imaginat vreodată că voi avea. Am plâns cu lacrimi de bucurie –

pentru bicicletă, dar mai ales că, pentru prima dată în viață, am văzut că tata chiar mă iubește."

Mulți creștini sunt dezamăgiți și se enervează fiindcă ei încearcă să se folosească de Dumnezeu și de evanghelie ca să își petecească și să repare viața lor cea veche. Ei se descurajează foarte mult când li se pare că Dumnezeu nu îi ajută. Dar adevărul este că Dumnezeu a obținut pentru noi o viață nou-nouță. Este o formă nouă de viață – viață veșnică în părtășie cu El!

Tatăl nostru ceresc ne așteaptă să lăsăm bicicleta cea veche în garaj și să descoperim noua noastră identitate și putere în Christos. Dumnezeu ne-a dăruit o relație complet nouă, un Duh nou, o identitate nouă. O viață nouă – cea mai radicală producție! Exact relația pe care El o are cu Isus Christos, *ne-a dat-o nouă ca relație cu El.* Am fost adoptați (înfiați) ca fii de Dumnezeu prin Isus Christos. E un dar de care să ne bucurăm pentru totdeauna! El ne-a dat și Duhul lui Isus Christos să fie înăuntrul nostru ca o natură complet nouă. Nu mai suntem păcătoși. Suntem neprihăniți în adâncul ființei noastre. Pe aceasta se bazează noua noastră identitate, adevărata noastră identitate.

> *Dar când a venit împlinirea vremii, Dumnezeu a trimes pe Fiul Său, născut din femeie, născut supt Lege, ca să răscumpere pe cei ce erau supt Lege, pentru ca* ***să căpătăm înfierea***. *Și pentru că* ***sunteți fii,*** *Dumnezeu ne-a trimes* ***în inimă Duhul Fiului Său****, care strigă: „Ava", adică: „Tată!" Așa că* ***nu mai ești rob, ci fiu; și dacă ești fiu, ești și moștenitor, prin Dumnezeu****.* (Galateni 4:4-7)

Eu aș schimba un singur lucru în istoria prietenului meu, ca să fie o ilustrație și mai potrivită. Aș schimba bicicleta BMX cea mai nouă producție, cu o motocicletă Harley Davidson – cea mai radicală apariție! Nu numai că avem o „bicicletă" nouă, dar bicicleta aceasta are putere – putere electrică. Nu mergi pe străzi cu un Harley-Davidson dând din pedale. Și nici nu ajungi nicăieri dacă numai studiezi motocicleta și crezi că are putere. Până la urmă va trebui să te așezi pe ea, să o pornești, să o îndrepți spre direcția care vrei, și... la drum! Asta poate fi dificil, dar mai dificil e să încerci să faci o bicicletă veche cu pană de cauciuc să meargă ca un Harley Davidson – dar exact așa încearcă să facă majoritatea creștinilor, pentru că nu au înțeles secretul minunat că suntem una cu Christos.

Deci să lăsăm în garaj „bicicleta veche" – tot ce am fost noi înainte de Christos. Nu e nevoie să reparam nimic, nu mai folosim acea bicicletă. E veche. Noi avem o identitate nouă, o natură nouă. Noi suntem o făptură (creaţie) nouă. Christos trăieşte în noi. Christos este identitatea noastră! El este viaţa noastră cea nouă! Noi Îl conţinem pe Isus Christos, deci trăim în autoritatea, puterea şi iubirea Lui. Când ne uităm la noi înşine în oglinda Cuvântului – Îl vedem pe Isus!

LA FEL CA ISUS

Oare chiar trebuie să înţelegem identitatea noastră în Christos, ca să înţelegem modul în care vindecă Dumnezeu în zilele noastre? Categoric! Isus Christos nu a vindecat bolnavii printr-o putere sau autoritate specială. Deşi El a fost în întregime Dumnezeu, El a spus de multe ori că nici o minune nu a fost făcută prin puterea sau autoritatea Lui, ci a fost o lucrare a Tatălui. Deşi era Fiul lui Dumnezeu, a lăsat la o parte şi nu a folosit în nici un fel puterea sau prerogativele Lui divine, fiindcă a ales să trăiască printre noi exact ca un om – ca un om aşa cum a vrut Dumnezeu de la început, ca un om care Îl conţine pe Dumnezeu înăuntrul lui.

De fapt, de multe ori El a spus clar că NU poate să facă minuni! Nu credeţi?

> *Isus a luat din nou cuvântul, şi le-a zis: „Adevărat, adevărat vă spun, că,* **Fiul nu poate face nimic de la Sine;** *El nu face decât ce vede pe Tatăl făcând; şi tot ce face Tatăl, face şi Fiul întocmai.* (Ioan 5:19)

> **Tatăl,** *care locuieşte în Mine,* **El face aceste lucrări ale Lui.** (Ioan 14:9-10)

> **Eu nu fac nimic de la Mine Însumi (prin autoritatea Mea),** *ci vorbesc după cum M-a învăţat Tatăl Meu. Cel ce M-a trimes, este cu Mine; Tatăl nu M-a lăsat singur, pentru că totdeauna fac ce-I este plăcut.* (Ioan 8:27-29)

Poate eşti surprins să afli că, deşi Isus este în întregime Dumnezeu, divinitatea Lui **nu** L-a avantajat în vindecarea bolnavilor. Isus a trăit printre noi pur şi simplu ca oricare fiinţă umană, fără să aibă mai mare acces la autoritate şi putere spirituală decât are oricare om născut din nou. La fel ca noi, Isus a putut vindeca numai prin autoritatea şi prin puterea altcuiva: a Tatălui Său.

Imaginaţi-vă următoarea situaţie. Regele unei naţiuni se hotărăşte să trăiască o vreme ca un cerşetor, ca să înţeleagă mai bine şi apoi să rezolve problema sărăciei în ţara lui. Cât timp trăieşte în sărăcie, pe străzi, el este rege dar şi cerşetor în acelaşi timp, nu-i aşa? Vedeţi, este posibil ca un rege să **fie** rege şi cerşetor în acelaşi timp, dat *nu* este posibil ca regele **să trăiască** ca rege şi cerşetor în acelaşi timp. Regele trebuie să renunţe la castelul lui, la gardieni, la hainele scumpe, la servitori şi la sfătuitori, şi să trăiască pe străzi numai cu hainele de pe el şi cu înţelepciunea din capul lui. Deşi Isus Christos este în întregime divin, El a pus complet deoparte puterea Sa divină - ca să poată trăi printre noi doar ca om, ca tine şi ca mine. (Filipeni 2:6-7)

Isus a venit pe planeta pământ ca „singurul născut din Tatăl". Dar El nu mai este „singurul născut din Tatăl"! Acum Isus Christos este „primul născut dintre mai mulţi fraţi". (Romani 8:29) Dumnezeu v-a adoptat şi pe voi ca şi fii, ceea ce înseamnă că vă priveşte la fel ca pe Isus Christos. Dacă credeţi în Isus, atunci Dumnezeu vă dă aceleaşi drepturi, aceeaşi relaţie şi acelaşi Duh pe care Îl are Domnul Isus Christos. De aceea Dumnezeu poate să vindece bolnavii prin voi şi prin orice alt urmaş al lui Christos!

Dumnezeu v-a făcut o creaţie complet nouă înaintea Lui, şi a pus Duhul lui Isus Christos în voi. (Galateni 4:4-7) Fiecare credincios născut din nou este posesorul fericit al unei motociclete Harley Davidson nou-nouţă: prezenţa personală a lui „Christos în voi". (Coloseni 1:27) Dumnezeu face prin voi lucrările pe care le-a făcut prin Isus Christos... şi chiar lucrări mai mari.

> *Astfel dar, după cum **aţi primit pe Christos Isus, Domnul, aşa să şi umblaţi în El** ... ca nimeni să nu vă fure cu filosofia şi cu o amăgire deşartă, după datina oamenilor, după învăţăturile începătoare ale lumii, şi nu după Christos.* (Coloseni 2:6-8)

Dumnezeu nu vrea doar să Îl primiţi pe Isus Christos, vrea să umblaţi în El. Nu doar să primiţi o motocicletă Harley Davidson – ci să o luaţi şi să o conduceţi! El vrea să vă luaţi locul oferit în locurile cereşti în Christos, cu mult deasupra tuturor puterilor şi principalităţilor întunericului, complet victorioşi asupra răului, fiind acceptaţi în totalitate în slava dragostei Tatălui! (Efeseni 2:6)

Isus Christos cel din Biblie a trăit uimitor, dar Isus Christos din noi este tot la fel de uimitor! Mulţi oameni vă vor spune motive logice pentru care voi nu puteţi umbla ca Isus Christos, dar toate sunt neadevărate. Va trebui să vă despărţiţi de tradiţiile din religia, din familia, sau din cultura în care sunteţi, şi să umblaţi în plinătatea lui Isus Christos; nu e uşor să vă despărţiţi de acestea, dar merită din plin!

Vă amintiţi cum am vorbit despre mâinile noastre? Acum să vorbim adevărul lui Dumnezeu despre voi în întregime! Spuneţi aşa: „L-am primit pe Isus Christos ca Domn. Umblu în puterea Lui. Umblu în autoritatea şi biruinţa Lui. Umblu în dragostea Lui. Christos trăieşte în mine. El trăieşte prin mine. Tot ce aparţine de natura veche a fost răstignit în urmă cu 2000 de ani. Eu Îl conţin pe Dumnezeul cel viu înăuntrul meu. Îmi înnoiesc mintea ca să gândesc ca şi Christos. Duhul lui Isus Christos strigă „Ava Tată" în inima mea. Sunt eliberat de păcat. Sunt fără pată, fără vină şi fără osândire (fără condamnare). Sunt neprihănirea lui Dumnezeu. Christos este viaţa mea. Eu conţin chipul şi asemănarea lui Dumnezeu. Tatăl mi-a dăruit aceeaşi relaţie pe care o are cu Isus. Eu umblu în harul şi privilegiile lui Isus Christos. Eu umblu în părtăşie cu Isus Christos. Umblu în puterea Sa care e deasupra bolilor şi infirmităţilor. Eu le vorbesc demonilor cu autoritate. Orice lucru pe care îl poate face Domnul Isus, El îl poate face prin mine. Eu umblu cum a umblat El. Cum este El, aşa sunt şi eu în lumea aceasta. El este uimitor. El face lucruri uimitoare în mine şi prin mine astăzi! El este dragoste. Eu sunt dragoste. El nu poate fi oprit. Nici eu nu pot fi oprit."

Când „uriaşul Goliat", cunoscut şi sub numele de „defect din naştere", se uită dispreţuitor la tine, încercând să te facă să te simţi mic, şi strigă: „Ce sunt eu, câine de ai venit la mine cu ciomege?", răspunde-i răspicat: „Astăzi îţi voi tăia capul jos, fiindcă eu nu vin cu puteri omeneşti, eu vin în Numele Atotputernic al lui Isus Christos şi în puterea Duhului Sfânt!" Atunci când ştii ce spune Dumnezeu despre tine, nimic nu te intimidează.

CĂRUŢA VINDECĂRII ŞI CALUL IDENTITĂŢII ÎN CHRISTOS

Identitatea noastră nu este dată de rezultatele pe care le avem (sau nu le avem) în lucrare. Identitatea noastră în Christos este dată în totalitate de faptul că suntem una cu El în spirit, prin credinţă. Credinţa pe care o avem că suntem una cu Christos este „calul" (puterea) care „trage căruţa" vindecării!

Isus i-a trimis pe ucenicii Lui doi câte doi să vindece bolnavii şi să proclame Împărăţia în cetăţile lui Israel. Ei s-au întors plini de bucurie, spunând: *„Doamne, chiar şi dracii ne sunt supuşi în Numele Tău."* (Luca 10:20) Isus a confirmat că ei au dreptate - demonii vor trebui să se supună autorităţii ucenicilor, dar El a semnalat faptul că nu rezultatele slujirii definesc valoarea identităţii lor. El le-a spus: *„Totuşi, să nu vă bucuraţi de faptul că duhurile vă sunt supuse; ci bucuraţi-vă că numele voastre sunt scrise în ceruri."* (Luca 10:20) Identitatea noastră (cine suntem noi) este hotărâtă în cer şi este singurul motiv de bucurie neclintită.

Într-o seară, eram împreună cu fiul meu la o biserică unde ne rugam pentru oamenii care aveau nevoie de vindecare. După ce am încheiat şi ne-am urcat în maşină să plecăm, l-am întrebat: „Ce faci, cum eşti? Cum a fost seara asta pentru tine?" El a oftat şi a zis: „Sincer, tată, încerc să nu fiu descurajat." L-am întrebat de ce, şi el mi-a răspuns: „Ştiu că şi eu am acelaşi Duh Sfânt pe care-L ai şi tu. Ştiu că sunt copilul lui Dumnezeu exact cum eşti şi tu. Dar am observat că tu ai rezultate mai bune când te rogi pentru vindecare."

Atunci i-am zis: „Fiule, eu nu am NICI UN rezultat. Nici unul! Şi am impresia că dacă o parte din tine este descurajată că *nu* ai rezultate, aceeaşi parte din tine probabil s-ar fi umplut de mândrie dacă ai fi văzut minuni în seara asta. Hai să decidem aşa: hai să Îl lăsăm pe Isus Christos să fie singurul care are rezultate prin lucrarea noastră! Bine?" El a zâmbit şi a spus: „Bine, tată."

În seara următoare, fiul meu şi cu mine eram într-o altă biserică şi ne rugam. Un om, care avea timpanul distrus de mai mulţi ani din cauza unui accident industrial, a mers la fiul meu ca să se roage pentru el. Din punct de vedere medical era imposibil pentru el să mai audă vreodată. Dar fiul meu şi-a pus mâinile peste el şi după numai câteva minute urechea omului a fost complet vindecată! Când ne dăm pe noi înşine la o parte din calea lui Dumnezeu, Isus se poate revărsa prin noi ca să obţină rezultatele Lui!

Deşi Dumnezeu ne-a dat pe noi înşine la o parte cu 2000 de ani în urmă, când am fost răstigniţi împreună cu Christos, noi trebuie să lăsăm ca puterea acestui adevăr să lucreze în vieţile noastre de zi cu zi. Pur şi simplu privim ţintă la Isus Christos şi Îl lăsăm pe El să fie măreţ în noi şi prin noi. Dacă, dintr-un motiv sau altul, nu vedem vindecarea pentru care El a plătit, să nu începem să ne re-evaluăm. De ce să ne evaluăm în funcţie de lucrarea celui rău, când Dumnezeu vrea să ne apreciem în funcţie de lucrarea lui Isus Christos pentru noi? Trebuie doar să uităm „ce este în urmă şi să alergăm cu stăruinţă în alergarea care ne stă înainte," să ne înnoim gândirea după gândirea lui Christos, să Îl iubim pe Dumnezeu, să iubim oamenii cu dragostea lui Dumnezeu, şi să zdrobim lucrările lui satan cu tot ce ne pune cerul la dispoziţie!

Tu eşti împuternicit de cer să vindeci bolnavii, oriunde este o nevoie, oricare ar fi nevoia. Dumnezeu este cu tine! Isus Christos le dă ucenicilor Lui *„putere să scoată afară duhurile necurate, şi să tămăduiască orice fel de boală şi orice fel de neputinţă."* (Matei 10:1) Voi aţi primit *„putere să călcaţi peste şerpi şi peste scorpii, şi peste toată puterea vrăjmaşului: şi nimic nu vă va putea vătăma."* (Luca 10:19) *„Cum este El, aşa suntem şi noi în lumea aceasta."* (1 Ioan 4:17) Voi sunteţi ambasadori ai lui Isus Christos, trimişi să vorbiţi şi să acţionaţi în Numele Lui în orice situaţie.

CINE VORBEŞTE CÂND TU VORBEŞTI?

Una dintre cele mai frecvente greşeli făcute de cei ce se roagă pentru bolnavi este că ei Îl roagă pe Dumnezeu să vindece bolnavii. În loc să Îi vorbim lui Dumnezeu despre boală, noi trebuie să îi vorbim bolii despre Dumnezeu, în locul lui Dumnezeu. Isus niciodată nu L-a rugat pe Dumnezeu să vindece bolnavii. El a adus prezenţa lui Dumnezeu faţă în faţă cu boala. Christos cel care locuieşte în voi face acelaşi lucru. El aşteaptă ca voi să faceţi acelaşi lucru: să vă potriviţi gândirea cu a lui Isus Christos, iar puterea Împărăţiei şi dragostea Lui se va revărsa prin voi. Înţelegerea acestui adevăr va produce o schimbare majoră în lucrarea de vindecare.

Deşi Isus a spus clar că El nu îi vindecă pe bolnavi prin puterea şi autoritatea Sa, şi că vindecările sunt lucrările Tatălui prin El, totuşi El niciodată nu Şi-a pus mâinile peste cineva, spunând: „Tată, Te rog, vino acum şi atinge-Te de ei cu puterea Ta." Nici o dată!

Dar cum a procedat Isus?

> *El S-a plecat spre ea, **a certat frigurile**, şi au lăsat-o frigurile.* (Luca 4:39)

*Isus a întins mâna, S-a atins de el, și a zis: „**Da, vreau, fii curățit!**"*
Îndată a fost curățită lepra lui. (Matei 8:3)

A apucat-o de mână, și i-a zis: „Talita cumi", care, tălmăcit,
*însemnează: „**Fetițo, scoală-te, îți zic!**"* (Marcu 5:41)

Ori de câte ori este relatată o vindecare făcută de Isus, vedem că El se
adresează cu autoritate bolilor și demonilor. Când vorbea, El vorbea cu
autoritatea Tatălui. El a spus că *„tot ce face Tatăl, **face și Fiul întocmai.**"* (Ioan
5:19)

Isus a depins de puterea și autoritatea Tatălui, dar, ca și Fiu, El trebuia nu
doar să depindă, ci să întrupeze și să arate puterea și autoritatea Tatălui
făcând exact ce Îl vedea pe Tatăl că face. Fiul trebuie să poarte imaginea
Tatălui și să arate lumii cum este Tatăl. Se pare că Isus nu L-a văzut niciodată
pe Tatăl rugându-Se de cineva să Îl ajute să îndepărteze boala. Dimpotrivă,
Fiul a văzut pe Tatăl adresându-Se bolilor cu putere și autoritate ca bolnavii
să se vindece. Fiul a făcut la fel: a demonstrat autoritate și a eliberat puterea
Tatălui ca să vindece bolnavii.

Așa a procedat Isus. Oare numai El procedează așa? Ce spune Scriptura?

*Atunci Petru i-a zis: „Argint și aur, n-am; dar ce am, îți dau: **În Numele**
lui Isus Christos din Nazaret, scoală-te și umblă!"* (Fapte 3:6)

*„Enea," i -a zis Petru, „**Isus Christos te vindecă; scoală-te, și fă-ți**
patul." Și Enea s-a sculat îndată.* (Fapte 9:34)

Așa a făcut ea timp de mai multe zile. Pavel, necăjit, s-a întors, și a zis
*duhului: „**În Numele lui Isus Christos îți poruncesc să ieși din ea.**"*
Și a ieșit chiar în ceasul acela. (Fapte 16:18)

A venit la mine un om, numit Anania, bărbat temător de Dumnezeu,
după Lege, și pe care toți Iudeii, cari locuiesc în Damasc, îl vorbeau de
*bine. El mi-a zis: „**Frate Saule, capătă-ți din nou vederea!**" Chiar în*
clipa aceea, mi-am căpătat vederea, și m-am uitat le el. (Fapte 22:12-
13)

Prin credinţa în Isus Christos, şi noi am devenit fii şi fiice de Dumnezeu. Trebuie să umblăm cum a umblat Isus Christos, fratele nostru mai mare. Urmaţi exemplul lui Isus Christos şi al ucenicilor Lui: în situaţiile care nu sunt după voia lui Dumnezeu, vorbiţi cu autoritate şi porunciţi bolilor să plece.

De mai multe ori Isus i-a învăţat pe ucenici că e important să se adreseze situaţiilor cu autoritate şi credinţă în Dumnezeu. O dată, în mod specific, a vorbit despre autoritatea Împărăţiei şi vindecarea bolnavilor (Matei 17:20). Cum ne învaţă Domnul Isus să eliberăm puterea lui Dumnezeu prin cuvintele noastre?

> *Petru şi-a adus aminte de cele petrecute, şi a zis lui Isus: „Învăţătorule, uite că smochinul, pe care l-ai blestemat, s-a uscat." Isus a luat cuvântul, şi le-a zis: „**Aveţi credinţă în Dumnezeu!** Adevărat vă spun că, **dacă va zice cineva muntelui acestuia**: Ridică-te şi aruncă-te în mare, şi dacă nu se va îndoi în inima lui, ci **va crede că ce zice se va face, va avea lucrul cerut**. De aceea vă spun că, **orice lucru** veţi cere, când vă rugaţi, să credeţi că l-aţi şi primit, şi-l veţi avea. Şi, când staţi în picioare de vă rugaţi, să iertaţi orice aveţi împotriva cuiva, pentru ca şi Tatăl vostru care este în ceruri, să vă ierte greşelile voastre." (Marcu 11:21-25)*

Isus a vorbit cu autoritate în orice situaţie, fie că a poruncit bolilor, demonilor, sau smochinului! Dar când ucenicii s-au mirat de autoritatea cuvintelor Lui, El nu a spus: „Da, dar asta nu e pentru voi. Asta e ceva special numai pentru Mine. Eu sunt Mesia, nu voi. Voi aveţi grijă să aveţi un caracter bun, şi lăsaţi lucrurile astea supranaturale numai pentru Mine." Nu! Isus nu a spus aşa ceva niciodată. Dimpotrivă, Isus a spus că autoritatea Împărăţiei este pentru *oricine* are credinţă în Dumnezeu şi are un munte care trebuie să fie mutat! Aveţi un munte care trebuie să fie îndepărtat? Atunci aceasta este o veste bună.... dacă sunteţi gata să aveţi credinţă în Dumnezeu.

Dumnezeu lucrează prin noi când noi declarăm voia Lui: când ne împlinim scopul pentru care am fost creaţi - de a-L reprezenta pe Dumnezeu. Voi vorbiţi – iar Duhul lui Dumnezeu este eliberat să îndeplinească ceea ce aţi vorbit. Poate că prezenţa Duhului este deja „pe deasupra apelor," ca la începutul creaţiei, dar numai când cuvântul este vorbit, Duhul trece la acţiune. La fel cum Duhul a dus la îndeplinire cuvântul vorbit de Tatăl: „Să fie lumină!",

Tatăl și Fiul ne-au trimis acum nouă Duhul Sfânt să fie Ajutorul nostru! Așa cum spune Curry Blake: „Când un fiu a lui Dumnezeu vorbește, cerul aude și aprobă, iadul aude și se supune." Cuvintele noastre țintesc și apasă pe trăgaci, dar Duhul Sfânt este „glonțul" care lovește ținta și distruge lucrările diavolului!

Lui Dumnezeu *Îi vorbim cu mulțumire.* Acum nu mai cerem nimic de la Dumnezeu pentru că nu ne mai lipsește nimic – El ne-a dat deja toate binecuvântările spirituale pe care cerul le dăruiește prin Christos. Îi cerem Domnului numai să ne ajute să vedem ce am primit deja și să umblăm în această revelație ca să creștem în asemănarea lui Christos și să umblăm în plinătatea Lui (să semănăm tot mai mult cu El și să umblăm tot mai mult ca El). Noi L-am primit pe Isus Christos și prezența Împărăției lui Dumnezeu. Noi am primit deja vindecare, mântuire și biruință asupra a tot ce este rău. Noi credem că deja am primit ceea ce cerem de la El, de aceea Îi mulțumim. Un mod de a ne exprima credința că deja am primit ceea ce cerem, este să-I mulțumim! „Îți mulțumesc, Isus, pentru refacere completă și vindecare!" sau „Îți mulțumesc, Isus, că ai zdrobit sindromul down. Îți mulțumesc pentru ADN perfect."

Situației *îi vorbim cu autoritate.* Poruncim tuturor lucrurilor să își plece genunchiul înaintea Domnului Isus Christos, spre slava lui Dumnezeu Tatăl. Proclamăm libertate captivilor și eliberare tuturor celor oprimați de satan. Spunem așa: „Împărăția lui Dumnezeu să vină!" „Voia lui Dumnezeu să se facă pe pământ așa cum este în cer!" În cer nu sunt ochi orbi, urechi surde, limbi mute sau picioare neputincioase. Nu este cancer sau sindromul down. Nu sunt boli de inimă sau autism. Lucrurile acestea nu au venit din cer. Aceștia sunt munți care trebuie îndepărtați. Iată cum a plănuit Dumnezeu să îi mute: VOI îi veți îndepărta! Dumnezeu va lucra când voi veți avea credință în El și veți vorbi cu convingere.

Oamenilor *le arătăm dragostea răscumpărătoare a lui Dumnezeu.* Pentru ca puterea lui Dumnezeu să curgă prin noi fără piedici, noi trebuie să ne mutăm din calea ei. Dacă îi judecăm pe oameni, avem resentimente față de ei și îi criticăm, este ca și cum stăm cu picioarele pe furtunul de apă și ne întrebăm de ce curge apa așa de încet, numai câțiva stropi. Puterea Împărăției lui Dumnezeu lucrează prin har. Umpleți-vă inima de mila și harul cerului și veți vedea că Împărăția Lui lucrează prin voi.

Când prietenii mei şi cu mine ne-am rugat pentru Anya, nu L-am rugat pe Dumnezeu să o vindece. Nu am verificat starea spirituală a familiei să vedem dacă tatăl ei a fost francmason sau dacă părinţii ei au credinţă. Ne-am rugat pentru ea cu convingerea că Isus Christos a vindecat-o cu 2000 de ani în urmă când a fost biciuit şi lovit. Nu a trebuit să Îi cerem nimic lui Dumnezeu. Tot ce Anya avea nevoie ca să fie vindecată, era deja înăuntrul nostru. Chemarea noastră este să eliberăm vindecare pentru Anya ca ambasadori ai lui Isus Christos.

Când ne-am pus mâinile peste Anya, am vorbit cu autoritate puterilor întunericului care îi afectau trupul, şi am vorbit cu autoritate chiar şi trupului ei. Am spus cuvinte ca acestea: „În Numele lui Isus, eliberez viaţă în trupul lui Anya: fii plin de putere şi fii întreg. Poruncesc coordonare în tot trupul. Toată oprimarea şi infirmitatea, pleacă! Acum! Îţi mulţumesc Isus pentru vindecare completă în Anya. Acum, fii vindecată complet, în Numele lui Isus!"

Nu este important exact ce cuvinte folosim. Dacă depindeţi de anumite cuvinte, nu lucraţi prin credinţa în Dumnezeu. Dar felul în care vorbiţi este important. Fiţi perseverenţi, dedicaţi. În lumea spirituală nu aveţi un impact mai puternic dacă vorbiţi mai tare. Demonii nu au timpane, dar copii voştri au, aşa că nu e nevoie să vorbiţi prea tare. Dar e nevoie să vorbiţi cu curaj, cu fermitate şi cu însufleţire. Luaţi situaţia sub control. Demonstraţi autoritatea lui Isus Christos şi eliberaţi puterea lui Dumnezeu când vorbiţi.

Unii oameni nu iau situaţia sub control; ei se roagă rugăciuni liniştite şi dulci. Rugăciunile dulci sunt potrivite pentru relaţia voastră cu Dumnezeu, dar trebuie să acţionaţi ca „mama ursoaică" sau ca „Rambo" să distrugeţi puterile întunericului. Imaginaţi-vă un copil rău care îl bate pe copilul vostru în parc. Poate că la început îi spuneţi frumos: „Te rog să nu-l mai loveşti," dar dacă nu se opreşte îl luaţi tare: „Hei, opreşte-te!" Nu te poţi aştepta ca demonii să fie înţelegători. Trebuie să te ridici, să apeşi pe butonul „Rambo" şi să iei situaţia sub control prin autoritatea şi puterea lui Isus Christos!

Mare putere *are* **rugăciunea fierbinte** *a celui neprihănit.* (Iacov 5:16)

Isus a vindecat de multe ori poruncindu-le oamenilor să facă ce nu puteau face înainte. La fel şi noi, din când în când îi spuneam lui Anya să facă ce nu putea face înainte. În cazul ei, îi spuneam să meargă în picioare. Dacă cineva a avut o problemă cu umărul, îi veţi spune să îşi ridice mâna; dacă a fost o problemă cu spatele, să se aplece să-şi atingă degetele de la picioare; dacă au avut probleme cu vederea, să citească de pe un card. În unele cazuri nu se poate verifica imediat dacă este vreo schimbare, dar schimbarea se va vedea în timp.

„Dar dacă nu este nici o schimbare?" Mulţi îmi pun această întrebare. În primul rând – întotdeauna există o schimbare. Voi eliberaţi puterea lui Dumnezeu în autoritatea Împărăţiei. Dumnezeu lucrează. Credeţi în Cuvântul Lui, nu în ceea ce vedeţi cu ochii. Dacă perseveraţi în credinţă, până la urmă veţi vedea schimbarea. În al doilea rând, dacă vindecarea pentru care a plătit Isus nu s-a manifestat complet, perseverăm până când se manifestă. Chiar şi Isus s-a rugat de două ori pentru un orb ca să fie complet vindecat. Sunt sigur că e ok să continuăm să ne adresăm unei situaţii ori de câte ori e nevoie, până când situaţia se schimbă.

Echipa noastră a persistat timp de 30 de minute până să vedem schimbarea în Anya. Când i-am spus lui Anya să meargă în picioare, dacă nu am văzut nici o schimbare în bine, nu am considerat că: „N-am reuşit nimic. Hai să încercăm încă o dată." În percepţia noastră, Anya a fost deja vindecată, iar noi am continuat să revărsăm mai multă putere vindecătoare până când vindecarea ei s-a manifestat.

Când un pacient primeşte o injecţie de la doctor ca să se vindece de o boală, dacă pacientul îi spune doctorului imediat după injecţie: „Nu mă simt mai bine. Injecţia nu m-a ajutat cu nimic", doctorul îi va explica: „O să te faci bine în curând. Medicamentul lucrează, dar trebuie să ai răbdare." Puterea lui Dumnezeu lucrează. Noi continuăm să eliberăm tot mai multă viaţă din Christos până când vedem că vindecarea se manifestă.

De fiecare dată când ne punem mâinile peste cineva pentru vindecare, credem în vindecare completă. Totuşi, după cum veţi vedea în partea următoare a cărţii, la momentul acesta grupul nostru vede vindecări progresive. Se pot vedea schimbări semnificative, dar de multe ori trebuie să luptăm pentru fiecare milimetru. Dar dacă ştii că este voia lui Dumnezeu să îţi vindece copilul, dacă ştii că Isus Christos a plătit deja preţul vindecării, şi că Dumnezeu ţi-a dat puterea şi autoritatea să-i faci parte copilului de tot ce are nevoie de la Dumnezeu – nu mai poţi pretinde că nu ştii ce să faci. Credinţa şi dragostea nu le practicăm ocazional, „să vedem dacă ne ajută cu ceva," ci trăim zilnic numai prin ele, aşa cum a trăit Isus Christos.

Înainte să închei Partea I, aş vrea să menţionez câţiva paşi pe care îi puteţi urmări când vă rugaţi pentru cei dragi. Procedeul este acelaşi, fie că e vorba de defect din naştere, fie că e o durere de gât.

1) Puneţi-vă mâinile peste bolnavi. Aveţi credinţă că puterea Duhului lui Isus Christos se revarsă prin voi să vindece bolnavii. Voi sunteţi trupul lui Christos. Când mâinile voastre îi ating pe copii, Isus Christos îşi pune mâinile peste bolnavi.

2) Declaraţi Cuvântul lui Dumnezeu şi porunciţi ca totul să se alinieze cu voia lui Dumnezeu. Porunciţi ca diavolul şi toată oprimarea lui să plece. Porunciţi ca trupul să fie complet vindecat în Numele lui Isus. Declaraţi că Isus a biruit şi ne-a dăruit vindecarea.

3) Aveţi credinţă că aţi primit tot ce spune Cuvântul lui Dumnezeu că aţi primit. Voi aveţi deja biruinţă asupra celui rău. Prin rănile Lui, sunteţi deja vindecaţi. Mulţumiţi-I lui Dumnezeu pentru tot ce aţi dobândit prin Isus Christos.

4) Aşteptaţi-vă să vedeţi schimbări. Scrieţi într-un jurnal schimbările pe care le vedeţi în copil prin puterea lui Dumnezeu. Mulţi părinţi au poze care arată schimbările în copii.

5) Nu lăsaţi loc de îndoială şi nu rostiţi nici un cuvânt care e contrar Cuvântului lui Dumnezeu. E inevitabil să nu aveţi gânduri de îndoială, pentru că tot timpul firea se războieşte cu Duhul. Dar nu le primiţi în inimă. Umpleţi-vă inima şi gura cu Cuvântul lui Dumnezeu.

6) Perseveraţi şi stăruiţi fără îndoială.

*Nu vă leneviţi, ci să călcaţi pe urmele celor ce, **prin credinţă şi răbdare**, moştenesc făgăduinţele.* (Evrei 6:12)

Cine se îndoiește, seamănă cu valul mării, turburat și împins de vânt încoace și încolo. Un astfel de om să nu se aștepte să primească ceva de la Domnul, căci este un om nehotărât și nestatornic în toate căile sale. (Iacov 1:6-8)

Vă încurajez înainte de toate să descoperiți și să vă bucurați de unitatea ce o aveți cu Christos. Faceți din aceasta fundamentul solid al vieții voastre și sursa voastră de bucurie, *„căci bucuria Domnului va fi tăria voastră"* (Neemia 8:10). Rugați-vă cu regularitate pentru copilul vostru. Declarați război defectelor din naștere și luați control asupra situației prin autoritatea și puterea lui Isus Christos. Bucurați-vă în fiecare zi că El a sfârșit lucrarea prin care voi ați devenit una cu El, și prin care copilul vostru a fost deja vindecat!

Aici este o rugăciune pe care o puteți folosi ca model când vă puneți mâinile peste copilul vostru pentru vindecare:[4]

Doamne Isuse, Îți mulțumesc pentru ceea ce ai împlinit deja pentru acest copil. Îți mulțumesc că prin rănile Tale, el a fost deja vindecat. Tu ai plătit dinainte pentru ca el să fie vindecat și întreg. Noi primim aceasta și Îți dăm mulțumire!

Acum în Numele lui Isus, vorbesc cu defectul și cu orice putere a întunericului care influențează trupul acestui copil. Îți poruncesc să pleci, în Numele Atotputernic al lui Isus, te scot afară din trupul acestui copil. Orice problemă din acest trup, îți poruncesc să pleci ACUM în Numele lui Isus. Prin rănile lui Isus, defect – tu pleci acum! Tu ai fost învins. Orice problemă din acest trup nu are dreptul să fie aici. Pleacă acum în Numele lui Isus. Nu ai nici o autoritate să mai rămâi. Isus Christos te-a declarat fără putere. Infirmitate, tu ai fost nimicită și nimicită rămâi! Poruncesc 100% din defect să PLECE, și să plece acum. Poruncesc vindecare în acest trup, în Numele lui Isus. Poruncesc ca fiecare cromozom, fiecare os, fiecare mușchi, și fiecare organ să se alinieze la Cuvântul lui Dumnezeu și să asculte de Cuvântul lui Dumnezeu. Leg și arunc afară fiecare celulă care are defect. Fiecare parte a corpului și fiecare sistem – fiți întregi, fiți vindecate. Fiți

---

[4] Mai multe rugăciuni în Anexa 2, „Rugăciuni pentru vindecarea defectelor din naștere"

restaurate complet și funcționați perfect acum, așa cum ați fost create de la început, în Numele lui Isus.

Îți mulțumim Tată că Tu aduci la îndeplinire fiecare cuvânt. Tu, care ai dat de bună voie pe Însuși Fiul Tău pentru noi, cu siguranță ne vei da tot ceea ce El a obținut pentru noi cu prețul rănilor și a vieții Sale. Îți mulțumim dinainte pentru vindecare completă. Amin!

Partea a II-a

Mărturii de vindecare - scrise de părinţi
şi
Răspunsuri la întrebările frecvente - Andy Hayner

Introducere la Partea a II-a

În partea a doua a acestei cărţi veţi citi mărturii scrise de părinţi ca voi, cu copii ca ai voştri. Aceşti părinţi se roagă pentru vindecarea copiilor lor, şi au văzut schimbări uimitoare în ei, prin puterea lui Dumnezeu. Mărturiile nu sunt scrise ca „dovadă" pentru cei ce sunt sceptici împietriţi. Ele sunt scrise ca să aducă laudă lui Dumnezeu pentru lucrurile minunate ce le-a făcut, şi ca încurajare pentru poporul Lui ca să creadă Cuvântul lui Dumnezeu şi să facă ce spune Cuvântul.

Părinţii care au copii cu defect din naştere sunt îndureraţi, aşa cum sunt şi părinţii care au un copil cu cancer sau altă boală gravă. Durerea lor este şi mai mare când biserica îi „încurajează" cu minciuna lui satan că Dumnezeu a vrut să pună defecte în copiii lor dragi. Lumea, biserica şi experienţa lor îi poate determina pe aceşti părinţi să accepte diagnosticul ca sentinţă finală. Totuşi, puterea Evangheliei le dă acestor părinţi tot mai mult curaj să se ridice şi să creadă ce spune Domnul – nu ce spune diagnosticul medical.

Unii dintre părinţi au ajuns să creadă în vindecare după o perioadă de agitaţie sufletească din cauza defectelor copilului. Mulţi dintre ei vorbesc deschis şi din inimă despre ceea ce au simţit, pentru ca cei ce trec prin stări asemănătoare să audă vocea cuiva care înţelege ce-i în sufletul lor.

Din toate părţile lumii, aceşti părinţi s-au reunit să scrie despre „primele roade" ale unui seceriş mult mai mare, care urmează să apară. Cei mai mulţi dintre ei nu sunt scriitori de profesie. Fiecare şi-a prezentat experienţele în felul lor, în cuvintele lor, şi credem că o să vă placă şi veţi fi încurajat să citiţi despre fiecare. Unii vorbesc limba engleză ca limbă străină. Noi am editat parţial textul pentru claritate, dar am decis să lăsăm personalitatea fiecărui părinte să strălucească prin limbajul lor unic, iar voi să fiţi încurajaţi prin această notă personală.

De asemenea, printre mărturiile din Partea a II-a, veţi găsi răspunsuri la întrebările frecvente cu care se confruntă părinţii când vorbesc cu alţii despre vindecarea copilului lor.

Întrebarea #1

„Ce am făcut greşit? Copilul meu s-a născut cu defect din naştere din cauză că mie mi-a fost tot timpul frică să nu se întâmple ceva rău, şi am vorbit mereu despre aceste lucruri?"

Duşmanul sufletelor noastre este un tâlhar care vrea numai să fure, să omoare şi să distrugă. El este un înşelător numit şi „pârâşul" sau „acuzatorul". Mai întâi el îl atacă pe copil cu defect genetic, apoi vrea să îşi întărească poziţia, cu acuzaţii, şi să împiedice lucrarea lui Dumnezeu în voi. Îi place să şoptească: „Ar fi trebuit să faci lucrul acesta..." sau „Dacă n-ai fi făcut lucrul acela...."

Cât de tulburătoare este vocea unui străin! Domnul este Păstorul vostru; dacă sunteţi oile Lui, voi Îi recunoaşteţi vocea. Glasul Lui vă întăreşte în credinţă, în nădejde şi în dragoste. Glasul Lui vorbeşte în favoarea voastră şi inspiră curaj şi bucurie. Glasul Lui vă pregăteşte să creşteţi în plinătatea imaginii lui Isus Christos. Nu urmaţi vocea unui străin, care vă conduce pe drumul fără ieşire al regretelor şi vinovăţiei. Isus *niciodată* nu a învinovăţit pe un părinte pentru boala copilului lor.

Poate că v-a fost frică şi aţi vorbit negativ din cauza temerilor, dar nu aţi avut *intenţia* să îi faceţi rău copilului. Aţi fost înşelaţi de cel rău. *Nu* voi sunteţi cauza infirmităţii, ci tâlharul care fură, omoară şi distruge. Lăsaţi vina acolo unde o pune Cuvântul lui Dumnezeu care spune că cei ce au nevoie de vindecare sunt *„asupriţi de cel rău"* (Fapte 10:38).

„Dar eu chiar am avut temeri şi am vorbit negativ... nu sunt de vină?" Înainte de convertirea lui, apostolul Pavel *„sufla ameninţarea şi uciderea împotriva ucenicilor Domnului."* El chiar a vorbit şi a trăit negativ! Totuşi Dumnezeu l-a mântuit, l-a pregătit şi l-a folosit cu putere pentru lărgirea Împărăţiei. Dacă Dumnezeu a făcut asta pentru Pavel, care în mod intenţionat a omorât, a distrus oameni şi a rostit ameninţări cu moartea - cu cât mai mult va revărsa Dumnezeu puterea şi harul Împărăţiei prin tine, pentru vindecarea copilului tău. Faptul că acum înţelegi adevărul este o dovadă că Dumnezeu te pregăteşte. Îmbracă-te cu Christos şi neprihănirea lui. Ridică-te şi priveşte cu încredere la sângele lui Christos, care *„vă va curăţi cugetul vostru de faptele moarte, ca să slujiţi Dumnezeului cel viu!"* Dumnezeu este cu voi, nu împotriva voastră!

CAPITOLUL 4
Câinele pitbull ştie să muşte

Fată. 4 ani. SUA
Diagnostic: sindromul down

Fiica noastră Ruby a venit pe lume după o sarcină perfectă, prin cezariană fără complicaţii. A cântărit aproape 4 kg şi a fost dusă imediat la secţia de terapie intensivă în timp ce eu mă recuperam după operaţie.

Următoarele zile au fost o ameţeală. Termeni la care nu ne-am aşteptat zburau în jurul nostru. În prima zi n-am ştiut ce să facem şi ce să spunem. După aceea a venit pastorul nostru, şi alţii din jurul nostru care au început să ne aducă aminte că, în timp ce eram însărcinată, Dumnezeu ne-a promis lucruri mari pentru fiica noastră. El a promis că ea va aduce bucurie lumii, va dansa şi va cânta. Ei ne-au adus la Cuvânt, la Psalmul 103.

În loc să cumpărăm tricoul cu reclamă la sindromul down şi să acceptăm „eticheta" bolii, soţul meu şi cu mine, împreună cu biserica noastră, am decis să ne bazăm pe Psalmul 103 - „Dumnezeu îţi vindecă *toate* bolile tale." Am „uns" pătuţul ei din spital cu muzică şi versete din Scriptură. Ne-am rugat o rugăciune specială în spital, poruncind cromozomului 21 să plece. Din ziua aceea, indiferent de ce au spus doctorii despre viitorul ei, noi nu am acceptat. Vreau să spun că niciodată nu am spus acele cuvinte, NICIODATĂ nu am spus s.d. (sindromul down) către ea.

Doctorii au spus că fetiţa noastră s-a născut cu o gaură în inimă. În loc să ajungem la operaţie, gaura s-a închis din prima ei zi de viaţă. Doctorul ginecolog a fost şocat de diagnostic pentru că trăsăturile ei erau „normale", dar analizele de sânge au fost pozitive.

Am avut un moment când fiica noastră era în spital şi Dumnezeu mi-a spus să mă lupt cu tot ce am. El mi-a amintit că sunt un câine pitbull pentru Isus şi nu primesc „nu" ca răspuns. In seara aceea am mărşăluit prin spital înflăcărată şi m-am rugat pentru toţi din calea mea, fie că le plăcea, fie că nu. M-am împrietenit cu doctorii şi asistentele, şi am cunoscut o asistentă de noapte care era creştină şi s-a rugat cu mine pentru fetiţa mea. Am observat că asistentele încercau să fie pe „tura noastră" ca să fie lângă fetiţa noastră. Dumnezeu ne-a dat cuvinte de încurajare de la început. Nu a încetat să trimită oameni care să ne amintească să credem în miracole.

Numai după şase săptămâni am spus celorlalţi despre diagnosticul ei, dar atunci eram stabilă în convingerea că EA A FOST VINDECATĂ.

Am hotărât pe ce poziţie sunt. Dacă la cineva nu-i plăcea, le spuneam: „Fii binecuvântat. Ne vedem la celălalt capăt al călătoriei, unde este victoria." Nu aveam timp să stau la îndoială. Da, au fost lacrimi, şi nelinişte, şi cuvinte aşa-zis „încurajatoare", dar am ajuns să fiu atât de supărată pe diavolul că răspundeam tot mai direct.

Şi ce dacă ei credeau că am înnebunit? Eu stăteam în picioare bazată pe Cuvântul lui Dumnezeu. Prietenii mei mi-au spus că lumea a crezut la fel despre Noe, că e nebun, dar EL A INTRAT ÎN ARCĂ!

Nu am refuzat să îi dau tratamente medicale fiicei noastre, ca de exemplu când a avut nevie de oxigen. Doctorii au spus că s-ar putea să aibă nevoie de tratament mulţi ani de zile, dar noi ştiam că va fi numai pentru o scurtă perioadă.

Ne-am rugat pentru asistentele de la terapie intensivă şi am pus muzică de închinare în pătuţ. Ruby a fost diagnosticată cu tonus muscular extrem de scăzut, şi ei au spus că s-ar putea să umble cu proteze pentru picioare sau cu cadru. Au spus că va fi întârziată mintal şi va fi în „educaţie specială". Mi-au dat o hârtie cu informaţii despre cum va fi întârziată în toate etapele dezvoltării. Le-am spus asistentelor că o să vin înapoi să le arăt că fetiţa aceasta nu este în urmă cu nici o etapă. După care am aruncat la gunoi foaia cu informaţii despre etape şi servicii de suport pentru s.d.

Am sunat la asociaţia s.d. şi le-am spus că fiica mea a fost vindecată - să nu îmi mai trimită scrisori. Mi-au trimis un tricou cu reclamă la infirmitate. L-am aruncat. Oricât de bune le sunt intenţiile, oamenii aceştia nu văd că cel rău îi foloseşte să menţină boala. Ei sunt plini de intenţii bune. Dar copiii aceştia au nevoie să fie eliberaţi din închisoare, nu să fie ajutaţi să se simtă acasă în închisoare. Şi noi suntem cei care îi eliberăm.

Am dus-o pe fiica noastră la rugăciune de câte ori am putut. Am mers în fața bisericii cu ea. La 10 săptămâni s-a rostogolit de pe o parte pe alta. Era ca un bebeluș normal, zâmbea și gângurea.

Ei au zis că are hipertensiune pulmonară. Mi-au spus să nu mă joc cu asta că poate fi „mortală" dacă nu fac ce mi se spune. După șapte luni i-au verificat inima și plămânii, și doctorul a spus: „Nu mai e nevoie să veniți înapoi niciodată, Isus al vostru v-a vindecat fetița." Totul e perfect. Nu am mai dus-o la spital de atunci. Știu că doctorul a văzut mâna lui Isus.

Asistentele care au îngrijit-o la terapie intensivă au păstrat legătura cu mine să vadă cum progresează. Una dintre ele mi-a spus că soțul ei a fost diagnosticat cu Alzheimer. După luni de zile ne-am întâlnit din nou și ne-am rugat și acum el e bine și e vindecat complet. N-aș fi întâlnit-o pe acea asistentă dacă n-ar fi fost fiica mea.

Ruby a început să se târască pe coate la șase luni. A făcut primii pași la șaptesprezece luni și jumătate. Acum are 4 ani și aleargă, sare, înoată, se cațără, și toată lumea o adoră. Nu a avut niciodată probleme fizice. De fapt, fiecare terapeut care s-a ocupat de ea pentru terapie ocupațională sau fizică, a spus: „Nu am văzut niciodată un copil așa de puternic și așa de hotărât să reușească." Bineînțeles că i-am impresionat până la lacrimi când le-am spus că Isus a vindecat-o.

Nu a fost a călătorie ușoară. La nivelul meu de credință mă așteptam să o văd că zboară și învață matematică. Am văzut semne supranaturale și minuni făcute de ea. De multe ori cei ce au ținut-o în brațe au primit o atingere specială de la Dumnezeu și ne-au spus și nouă.

Oamenii m-au auzit vorbind despre ea în toată țara. Am spus istoria ei înainte de a fi „completă" pentru că Dumnezeu a spus că aceasta este definiția credinței: să credem în ceea ce nu „vedem" încă. Nu să credem că Dumnezeu poate să o vindece, ci să fim convinși că Dumnezeu DEJA a vindecat-o cu 2000 de ani în urmă. Eu sunt în lucrarea Domnului, și când spun istoria ei, Dumnezeu se folosește de ocazie să vindece oameni. Ei se înflăcărează în credință și apoi ne rugăm pentru vindecare și vedem minuni și vindecări. O doamnă mi-a spus odată: „Am vrut să-mi las bărbatul și 5 copii și să plec.

Datorită mărturiei tale sunt de atunci bucuroasă în mijlocul familiei mele." Am văzut ochi orbi deschizându-se, şi oameni ridicându-se din scaune cu rotile. Fetiţa mea mi-a arătat că NIMIC NU E IMPOSIBIL PENTRU DUMNEZEU.

La trei ani i-am făcut o evaluare şcolară. Doctoriţa de psihologie a fost foarte impresionată când i-am spus că Isus a vindecat-o pe fetiţa mea şi o poate vindeca şi pe fetiţa ei - o altă oportunitate de slujire care s-a deschis datorită fiice mele.

Ruby a trecut cu bine toate testele încât nu are nevoie deloc de terapie fizică sau ocupaţională. Am înregistrat-o la grupa normală de preşcolari, fără asistenţă pentru nevoi speciale. Progresează excelent. De curând şcoala a făcut din nou o evaluare pentru planificarea individuală a educaţiei pentru ea, şi au spus că este la zi cu terapia ocupaţională şi fizică. A progresat aşa de bine că ei au decis să nu mai vină anul viitor să o verifice... o să vină numai peste doi ani.

La un copil diagnosticat cu sindromul down se aşteaptă ca el să facă totul cu întârziere mare şi să necesite terapie toată viaţa. Unii dintre aceşti copii ajung în „instituţii pentru copii cu nevoie speciale" pentru că sunt afectaţi sever. Când fetiţa noastră a avut rezultate care au arătat că nu are nevoie deloc de terapie fizică şi ocupaţională, a fost o victorie. Nu am nimic împotriva terapiei. Ea face terapie pentru vorbire cu un logoped, o dată pe săptămână. Dar când eşti într-o luptă ca aceasta, sărbătoreşti de fiecare dată când „predicţiile" sunt depăşite.

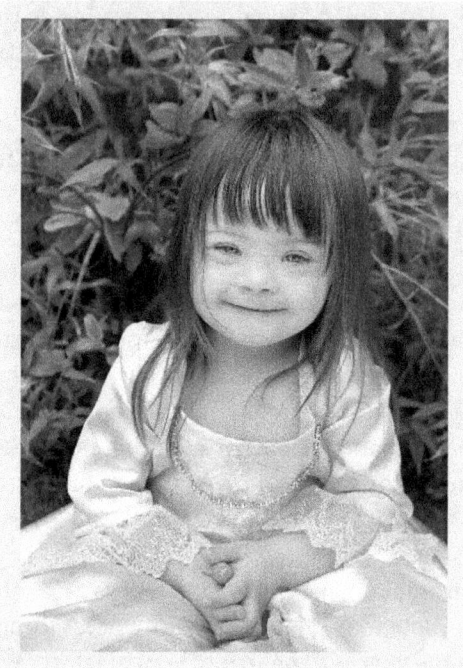

Mulţi cred că „mă ascund de realitate" pentru că ei încă mai văd câte o trăsătură specifică sindromului. Eu nu văd în felul acesta. Eu o văd complet refăcută. Văd cum va fi ea, şi aduc viitorul în prezent. Nu ştiu exact ziua şi ora, dar ştiu că în orice moment fiica mea va fi 100% fără simptome. Anul viitor o să meargă pe clasa I pregătitoare, şi mă gândesc să o înscriu la aceeaşi şcoală creştină privată unde merge cealaltă fiică a mea, care are 7 ani. Acolo nu au deloc servicii specializate şi nu au învăţători pentru copii cu nevoi speciale.

Când copiii de la şcoala aceea au auzit că vreau să o trimit pe fetiţa mea acolo, au auzit istoria ei şi au venit lângă ea să se roage ca ea să vina la şcoala lor. Cei din clasa a 5-a i-au pus o băncuţă în clasa lor. Ea merge în clasa lor o dată pe săptămână şi ei se roagă pentru ea să fie „refăcută complet!" Am auzit din gura celor de clasa a 5-a rugăciuni cum nu am auzit de la nici un adult pe care-l cunosc. Băieţei plini de Duhul Sfânt au început să plângă. S-au rugat ca ea să ajungă şefa clasei, chiar preşedinta Statelor Unite. Ei nu I-au pus nici o limită lui Dumnezeu. S-au aşezat în cerc în jurul ei şi au strigat: „Este refăcută complet! Este vindecată!" Fiecare dintre ei s-a hotărât să „postească de la jocuri video şi de la pauza mare" timp de o săptămână ca să se roage pentru fetiţa noastră, pentru manifestarea miracolului ei.

Niciodată nu am experimentat acest fel de dragoste necondiţionată, care seamănă cu dragostea lui Isus. În fiecare zi văd tot mai mult progres în fetiţa mea, în comunicare şi comportament. Şi educatoarea ei de la grupa de preşcolari a observat aceasta şi m-a întrebat dacă o ducem la lecţii de „comportament".

Fiecare copil din clasa a 5-a i-a scris fetiței noastre un card cu un verset biblic primit de ei de la Dumnezeu sau un cuvânt despre biruința ei. Unii i-au scris cântece. Un băiețel a avut un vis despre vindecarea ei. Altul a lipit un bilețel pe bancă să își amintească să se roage.

Îmi amintesc de Isus când a spus că trebuie să avem credință ca un copil; acești copii chiar se roagă așa cum ne-a învățat Isus pe toți: să fie pe pământ cum este în cer.

Fiica mea progresează excepțional în al doilea an la grupa de preșcolari. Are mulți, mulți prieteni, iar educatoarele îmi spun că e foarte atentă cu ceilalți copii. Când unii copii sunt supărați de ceva, dacă o văd pe Ruby, se bucură și spun că ea e mai bună ca orice terapie. E sociabilă, dar își cunoaște limitele și nu îmbrățișează pe toată lumea cum se spune despre copiii cu s.d.

Merge la școala duminicală cu copii de vârsta ei și nu are nici o problemă. Îi place să cânte cântări; învață tot mai multe versete de cântare în fiecare zi. Îi plac filmele și dansul și a luat lecții de balet și hip-hop și gimnastică.

Nu a avut niciodată probleme grave de sănătate. De fiecare dată când i se fac analize pentru vedere, auz, glanda tiroidă, sânge... rezultatele sunt perfecte.

Diavolul e prost. O dată Ruby a tușit rău și doctorița i-a făcut raze la plămâni. Ne-a sunat și ne-a spus să mergem imediat la urgențe că are pneumonie și plămânii sunt înfundați. Tot drumul spre spital ne-am rugat și am cântat. Ne-am rugat peste ea și am intrat direct la urgențe, fără să mai așteptăm 2 ore ca de obicei. Am insistat să i se facă raze din nou.

Rezultatul a ieșit curat... nici o boală. Dumnezeu a vindecat-o. În aceeași seară am adus-o acasă și duminica aceea ne-am dus la biserică.

Vă spun aceasta ca să arăt că diavolul tot încearcă, dar noi avem biruința.

Sunt părinți care așteaptă să vadă vindecarea completă și după aceea să spună lumii despre copilul lor. Așa aleg ei, dar eu am ales altfel. Fiica mea este în toate mediile sociale și are o mulțime de „urmăritori" fiindcă filmulețele cu ea sunt de-a dreptul adorabile. Serios, sunt adulți care de abia așteaptă să îi vadă dansul următor fiindcă e îndrăzneaţă şi distractivă. Are o personalitate a ei care nu are nici o legătură cu nici un sindrom.

Nu e doar „fericită" tot timpul. Are toate emoţiile şi poate să îmi spună ce simte. Apropo, la 3 ani s-a învăţat deja la oliţă.

Se îmbracă cu haine potrivite pentru vârsta ei. E micuţă, dar aşa e şi sora ei. Când oamenii îmi spun că „E aşa de drăguţă" sau „E frumoasă", ştiu că aşa este, şi ei nu se referă la sindrom. Nu o ascund de lume. Nu o numesc „specială". A jucat un rol principal într-o reclamă de televiziune şi are un agent de televiziune şi filme pentru audiţii.

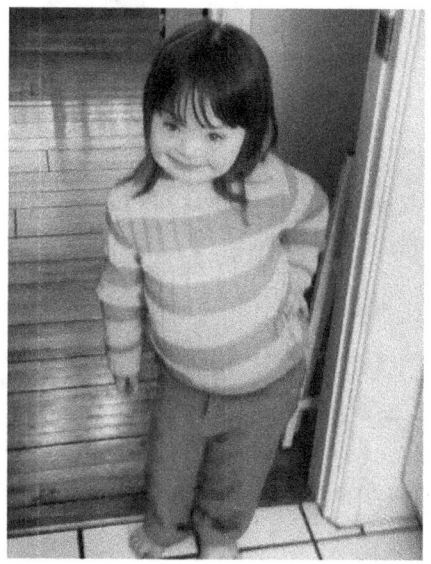

Mă port cu ea EXACT cum mă port şi cu sora ei. Îmi plănuiesc să o înregistrez pe clasa întâi pregătitoare anul viitor fiindcă are 4 ani şi acolo a mers şi sora ei. Am credinţă că vorbirea ei progresează zilnic şi vedem cum Dumnezeu îi schimbă faţa să arate ca şi sora ei. Ştiu că nu s-a terminat încă, dar nu sunt deloc descurajată fiindcă noi suntem luptători pentru libertate şi fiica mea a avut deja parte de miracole.

Cealaltă fetiţă a mea de 7 ani nici măcar nu ştie că s-a pus un diagnostic de d.s. peste sora ei, pentru că ele au relaţie normală. Micuţa mea de 4 ani se poartă ca o „şmecheruţă", iar noi râdem pentru că ea se poartă „normal"!

Călătoria încă nu s-a terminat, pentru că vrem să vedem că vorbirea ei este perfectă. Dar ştiu că asta va veni în orice secundă. Nu dăm înapoi şi nu ne pierdem speranţa. Nici tu să nu te descurajezi, pentru că Dumnezeu vrea ca copilul tău să fie bine. Dumnezeu vrea ca copiii noştri să strige de pe acoperişul caselor: „Dumnezeu m-a vindecat şi te va vindeca şi pe tine!" Nu te gândi nici o dată că nu poţi să faci asta... pentru că *Isus deja a făcut aceasta pentru tine.*

Am pus bani deoparte pentru ea ca să meargă la facultate. I-am spus că o sa scrie un eseu excepțional despre viața ei. Da, cred că va avea și bursă!

Întrebarea #2
„De ce nu consideraţi aceasta o binecuvântare?
Oare nu dispreţuiţi planul Domnului?”

Când peste 92% din bebeluşii care se descoperă că au defect genetic sunt avortaţi, când majoritatea celor rămaşi sunt abandonaţi sau instituţionalizaţi, şi când toţi au probleme de sănătate pe viaţă - e dificil să vezi această oprimare ca o binecuvântare.[5]

A mustrat Domnul Isus sau ucenicii pe cineva pentru că nu primeşte boala ca o binecuvântare divină? Isus Christos şi ucenicii au tratat întotdeauna bolile ca pe lucrarea duşmanului, niciodată ca pe lucrarea lui Dumnezeu, cu atât mai puţin ca o binecuvântare de la Dumnezeu. Dacă bolile sunt o binecuvântare, de ce a mers Isus peste tot vindecând şi luând binecuvântările de la oameni? Dacă infirmitatea e o binecuvântare, oare vreţi să vă rugaţi la Dumnezeu să vă ia sănătatea şi să vă dea simptomele unor defecte din naştere? Niciodată să nu se întâmple aceasta!

Cuvântul lui Dumnezeu spune că Isus Christos a mers din loc în loc, vindecând pe toţi cei ce erau „apăsaţi de diavolul”. (Fapte 10:38) Motivul pentru care eu nu văd boala ca o „binecuvântare divină” este că Scriptura o numeşte oprimare de la diavolul.

~~~~~~

Credincioşii consideră bolile ca fiind binecuvântări mai ales pentru că ei presupun, în mod greşit, că versetele despre beneficiile spirituale ale încercărilor şi suferinţelor arată că Dumnezeu permite boala în viaţa noastră pentru un beneficiu spiritual. Aceasta este greşit.

> *Este vreunul printre voi **în suferinţă? Să se roage!** Este vreunul cu inimă bună? Să cânte cântări de laudă! Este vreunul printre voi **bolnav?** Să cheme pe presbiterii (sau bătrânii.) bisericii; şi să se roage pentru el, după ce-l vor unge cu untdelemn în Numele*

---

[5] Conform Wikipedia, enciclopedia online

Domnului. **Rugăciunea făcută cu credință va mântui pe cel bolnav, și Domnul îl va însănătoșa.** (Iacov 5:13-15)

Observați diferența? Dumnezeu vrea ca cei ce sunt bolnavi să caute vindecarea, nu doar să se încurajeze cât timp trec prin boală. Dar când avem încercări, trebuie să perseverăm cât timp trecem prin ele. Boala nu trebuie să o purtăm; trebuie să căutăm vindecare ca să scăpăm de ea! Isus a purtat păcatele noastre la cruce, și bolile și infirmitățile noastre la locul unde a fost biciuit și batjocorit. El nu purtat încercările și persecuțiile. Pe acelea noi trebuie să le purtăm. Dar nu trebuie să mai purtăm păcatele sau bolile pentru că Isus Christos le-a purtat deja.

Toți copiii sunt o binecuvântare de la Domnul, inclusiv cei născuți cu defect. Ei sunt binecuvântări minunate! Ei ne îmbogățesc viața și binecuvântează lumea aceasta cu dragostea și veselia lor. Dar boala și defectul care îi apasă *nu* sunt o binecuvântare. Le fură o mare parte din puterea, abilitățile, sănătatea și pacea lor. Ca și Isus, noi vrem să îi binecuvântăm pe acești copii, să îi vedem vindecați și perfect sănătoși. Dumnezeu este *ajutorul* nostru în vreme de necaz; El nu este *necazul* nostru.

Isus întotdeauna i-a încurajat pe oameni să aibă credință pentru vindecarea lor. El nu a acuzat pe nimeni că „disprețuiește pe Dumnezeu" dacă vor să se vindece de o boală sau infirmitate. Numai despre ipocriții religioși se poate spune că „L-au disprețuit pe Dumnezeu" atunci când L-au arestat pe Isus și L-au dat să fie răstignit fiindcă au fost ofensați că El a vindecat pe oricine, oriunde, oricând (inclusiv în ziua de Sabat). Ei au ales confortul convingerilor lor teologice în locul Dumnezeului cel Viu. Iată ce le-a spus Isus: „Vreau milă, nu jertfe." Un sfat înțelept, nu-i așa?

CAPITOLUL 5
Demolarea diagnosticului

Băiat. 1 an. Australia
Diagnostic: sindromul down

M-am urcat în maşină devastat şi în şoc. Soţia mea plângea. Ce o să facem? Doamne, de ce!?

ÎNŢELEGÂND DIAGNOSTICUL

Soţia mea era însărcinată în patru luni cu al doilea copil, şi doctorul obstetrician tocmai ne-a dat diagnosticul de sindromul down. Aveam deja un băiat frumos de un an şi jumătate, pe nume Lucas. Perfect din toate punctele de vedere. Oare era o greşeală? Noi suntem părinţi tineri, sănătoşi şi credincioşi - cum să ni se întâmple aşa ceva? Dar mai ales, de ce a vrut Dumnezeu aşa?

Toate aceste întrebări ne treceau prin minte. Era punctul cel mai de jos al vieţii noastre. Singura opţiune era întreruperea sarcinii: „Ne pare rău, Doamne, dar nu putem continua. Nu am cerut aşa ceva." Pentru doctori avortul era o soluţie logică şi realistă. Eram cu pastila în mână, gata să încheiem sarcina, dar harul lui Dumnezeu ne-a oprit înainte de lua o decizie pe care am fi regretat-o toată viaţa.

Dumnezeu a pus lângă noi oameni minunaţi şi de încredere care ne-au ajutat să vedem lumina. Nu ştiam că Dumnezeu mai vindecă şi astăzi, în special anormalităţi cromozomiale. De ce? Pentru că aproape nimeni nu a vorbit despre acest lucru în biserică. Biserica îşi arată simpatia pentru boli şi nevoi speciale, dar ce ar face Isus dacă El ar fi pe scenă? El a spus: *Adevărat, adevărat, vă spun, că cine crede în Mine, va face şi el lucrările pe cari le fac Eu; ba încă va face altele şi mai mari decât acestea; pentru că Eu mă duc la Tatăl: şi ori ce veţi cere în Numele Meu, voi face, pentru ca Tatăl să fie proslăvit în Fiul. Dacă veţi cere ceva în Numele Meu, voi face.* (Ioan 14:12-14)

Atunci de ce nu s-a rugat nimeni ca diagnosticul de sindromul down să plece, în loc să ne încurajeze că micuții cu această boală sunt așa de drăgălași. Câțiva s-au rugat ca **dacă** este voia lui Dumnezeu, El să schimbe acest diagnostic.

Eram supărat pe Dumnezeu! „Nu vreau un copil cu nevoi speciale! De ce ne faci asta? Ce vrei să ne înveți? Mă îngrozeam numai când mă uitam la oameni cu sindromul down, și acum îmi dai mie un copil cu boala asta? Nu îl vreau!" Oh, privind în urmă, acelea au fost cuvinte pline de ură și au fost îndreptate în mod greșit către un Tată atât de iubitor. Dacă sindromul down este un dar minunat de la Dumnezeu, de ce aveam acele sentimente? De ce avea copilul meu probleme cu inima? Este Dumnezeu așa de nemilostiv că a adăugat probleme fizice la retardarea mintală?

Nu voiam să mă liniștesc cu ce auzeam la biserică: „Dumnezeu e suveran și e în control. Dumnezeu are un plan necunoscut dar minunat pentru copilul tău. Da, el va fi special și va avea mai multe nevoi ca alții, dar încrede-te în Dumnezeu." E ușor pentru cineva să spună aceste lucruri când nu este copilul lui. Dacă Dumnezeu este în control absolut, ce rost mai are viața? Mai bine murim imediat și mergem direct în cer decât să mai suferim tot ce aruncă viața în calea noastră. Ce speranță mai avem în viața aceasta? Dacă Dumnezeul lor are așa o inimă nemiloasă și nici nu poate să vindece sindromul down, atunci, sincer să fiu, El nu este Dumnezeul pe care vreau să Îl slujesc.

Am găsit Adevărul și Speranța

Am auzit o predică despre vindecare și mi s-au deschis ochii. A fost atât de simplă. Vindecarea este în jertfa de ispășire a lui Christos, și Dumnezeu este un Tată iubitor. El nu a plănuit lucruri rele pentru mine: *Deci, dacă voi, care sunteți răi, știți să dați daruri bune copiilor voștri, cu cât mai mult Tatăl vostru, care este în ceruri, va da lucruri bune celor ce I le cer!* (Matei 7:11)

Speranța este o ancoră pentru sufletul nostru, dar în perioada aceea de început, sufletul nostru era aruncat încolo și încoace, fără speranță. De fapt, credința este speranță pentru lucrurile care nu se văd. Și fără credință este imposibil să fim pe placul lui Dumnezeu. Da, speranța de a-l vedea pe fiul meu că depășește această boală a fost speranța pe care am început să o avem în familia noastră, și era plăcută lui Dumnezeu.

Ce revelaţie minunată. Dumnezeu vrea ca fiul meu să fie liber din această înlănţuire. Am hotărât să-l numim pe băiatul nostru Oscar, care înseamnă suliţa lui Dumnezeu.

Privind înapoi, Îi mulţumesc Duhului Sfânt că nu m-a lăsat să accept diagnosticul pentru băiatul nostru. Solzii au fost îndepărtaţi de pe ochii mei. Creştinismul înseamnă să lucrezi împreună cu Dumnezeu. Dacă nu ar fi aşa, de ce ar avea limba noastră puterea vieţii şi a morţii? *Moartea şi viaţa sunt în puterea limbii; oricine o iubeşte, îi va mânca roadele.* (Proverbe 18:21)

Am început să Îl doresc pe Dumnezeu, Cuvântul Lui, voia Lui şi lucrurile supranaturale, şi mă întrebam: „Cum de biserica nu a înţeles un lucru aşa de simplu?" E aşa de clar. Isus a fost reprezentarea perfectă a lui Dumnezeu. El nu a făcut nimic din ce nu a văzut pe Tatăl că face. Isus a vindecat pe ORICINE a venit la El. Nu a refuzat pe nimeni. De fapt, avem răspunsul perfect de la Dumnezeu când omul cu lepră L-a rugat pe Isus: „Dacă vrei, fă-mă curat." Ce a răspuns Isus? Este acelaşi răspuns pentru noi toţi: „DA, VREAU, fii curăţit." Nu uitaţi, Isus a spus numai ce a auzit pe Tatăl că spune. Deci Dumnezeu, Tatăl nostru, vrea într-adevăr să vindece pe toţi cei care vin la El.

Isus a venit să ne dea viaţă din belşug. Nu Tatăl i-a dat lui Oscar sindromul down. Există un duşman care fură, ucide şi distruge speranţa şi bucuria noastră.

Această revelaţie a adus cea mai mare eliberare: să ştim că voia lui Dumnezeu pentru fiul nostru nu este sindromul down. Toată mânia care am aruncat-o în direcţia lui Dumnezeu era exact ce a plănuit duşmanul. Aş fi trăit tot restul vieţii ca un creştin întristat, punând la îndoială bunătatea şi puterea Tatălui, fără să înţeleg la ce viaţă ne-a chemat El. Eu sunt un fiu de Dumnezeu. Unul dintre versetele mele preferate acum este 1 Corinteni 4:20: ***Împărăţia lui Dumnezeu nu stă în vorbe, ci în putere.***

Am crescut de mici copii cu povestioarele acelea minunate din Biblie. Este trist că atunci când ajungem adulţi şi întâmpinăm probleme, nu mai găsim încurajare în biserică, fiindcă nimeni de acolo nu vede dincolo de ceea ce omul consideră imposibil. Oamenii încercau să ne liniştească şi să nu ne rănească sentimentele, în loc să ne ridice speranţele până la cer. Biserica a devenit aşa de preocupată să nu jignească pe cineva, că nu mai spune adevărul când este cea mai mare nevoie de adevăr.

Sincer, nu ştiu cum aş fi putut trece prin toate dacă nu aş fi cunoscut adevărul şi voia lui Dumnezeu.

După ce am aflat diagnosticul, Dumnezeu ne-a înnoit mintea. Acum văd cât am fost de egoist. M-am îngrijorat de cum va influenţa diagnosticul familia mea, modul meu de viaţă şi confortul meu. Acum ştiu de ce Isus a spus mai întâi să renunţăm la noi înşine, nu la diavolul, şi apoi să-L urmăm pe El: *Dacă voieşte cineva să vină după Mine, să se lepede de sine, să-şi ia crucea, şi să Mă urmeze.* (Matei 16:24)

Aceasta a fost cea mai mare piedică pentru mine în perioada aceea: nu am renunţat la mine însumi. Gândurile cele mai proeminente din mintea mea erau cum va fi afectată viaţa noastră, nu cum doreşte Dumnezeu să Îl cunoaştem cu adevărat. După ce ne-am redirecţionat atenţia spre nevoile copilului nostru şi spre Cuvântul lui Dumnezeu, totul s-a schimbat. Pot să spun sincer că nu am mai avut nici o noapte fără somn şi nici o îngrijorare de atunci. Aceasta a fost cea mai incredibilă schimbare. Chiar înainte de a afla diagnosticul, mă trezeam noaptea şi mă gândeam cum o să ne descurcăm cu banii, cu serviciul, cu casa etc.... toate lucrurile acestea care credem că sunt importante. Dar pacea care întrece orice pricepere, de care a vorbit Domnul Isus: este reală! Eu o am acum.

În mod miraculos a dispărut toată anxietatea şi grija din timpul nopţilor nedormite. Este incredibil. Niciodată nu am simţit această pace înainte. Mă pun cu capul pe pernă ştiind că sunt un fiu iubit, că Dumnezeu este bun, şi că Dumnezeu vrea să îl vindece pe băiatul meu. Ce Dumnezeu iubitor slujesc!

Primul lucru alarmant pe care l-au descoperit în timpul sarcinii a fost că Oscar avea „talipes bilaterale", adică avea picioarele strâmbe. Mai multe scanări au arătat că labele picioarelor erau întoarse spre interior fiindcă oasele erau strâmbe. Ni s-a spus că va trebui să avem chirurgie reparatorie sau să-i punem picioarele în ghips de la vârsta de 1 săptămână.

Într-o noapte, cam la şase luni de sarcină, am avut un vis. Am visat un băieţel, perfect din toate punctele de vedere. Nu avea sindromul down şi mergea pe o trotinetă cu picioruşele perfect drepte. M-am uitat la mama mea, care era şi ea în vis, şi am zis: „Mamă, uite ce picioare perfecte are."

O altă ecografie a arătat că are spina bifida. Asta chiar ne-a înfuriat. Am anulat diagnosticul în numele lui Isus, ştiind că nu este voia Lui. La următoarea ecografie nu a mai fost nici o urmă de spina bifida. Îţi mulţumim, Isus!

Am devenit flămând după cuvântul lui Dumnezeu şi să învăţ despre vindecare. Dacă Dumnezeu voia să îmi vindece copilul, trebuia să aflu cum anume. Am devorat tot ce am putut găsi despre vindecare. Am citit Biblia zilnic să descopăr inima lui Dumnezeu. Când am citit-o cu o inimă deschisă, totul era aşa de clar. El vrea ca Oscar să fie vindecat chiar mai mult decât mine.

Îmi plăcea să ascult mărturii de vindecare. Mă gândeam deseori că mărturie înseamnă: „Doamne, fă la fel încă o dată!" Ascultam zilnic predici despre vindecare şi mărturii la emisiunea „E supranatural". Unele dintre mărturii făceau să ne stea mintea în loc, dar vedeam că orice e posibil cu Dumnezeu când nu Îl punem în cutia aşteptărilor sau doctrinelor noastre.

Un lucru important ce am învăţat prin toate acestea a fost să nu îmi fac propria doctrină (sau explicaţie) de ce Dumnezeu nu a vindecat pe cineva imediat sau de ce unii au crezut în vindecare dar nu au avut parte de ea. Îl voi crede pe Dumnezeu pe cuvânt. Dacă El a spus aşa, Îl cred. Dacă cred că Dumnezeu este bun şi El nu minte, atunci ce spune e adevărat şi eu pot să am parte de ce spune El.

Am căutat pe internet mărturii despre sindromul down şi am întâlnit acolo părinţi din toată lumea care cred în promisiunile lui Dumnezeu. Da, creştini care chiar CRED cuvântul lui Dumnezeu pentru vindecare. În sfârşit! Era o confirmare pentru mine de la Duhul Sfânt că El Îşi pregăteşte o armată care să demonstreze puterea Împărăţiei Lui pe pământ, prin copiii noştri.

NAŞTEREA LUI OSCAR

Doctorul ne-a programat să inducă naşterea mai devreme din cauza complicaţiilor din timpul sarcinii. Totuşi soţia mea, Carel, şi cu mine ne-am rugat să fie o naştere naturală, rapidă şi fără durere. A sosit ziua când Oscar a venit pe lume: cu o săptămână mai devreme şi în mai puţin de patru ore.

Primul lucru pe care l-am observat când s-a născut au fost picioarele lui perfect drepte!! Nu aveau nici o deformare. M-am uitat şi la alte trăsături şi nu am văzut prea multe trăsături de sindromul down. Am văzut că o ureche era puţin căzută şi asta m-a supărat. Trebuia să fie un moment fericit, dar mă simţeam pustiu. Ştiam că Dumnezeu are un plan, dar nu se potrivea cu planurile mele.

Primele câteva săptămâni au fost dificile. Oscar a trebuit să rămână în spital o săptămână după naştere, aşa că nu l-am putut lua cu noi acasă. A fost micuţ la naştere, 2 kg şi 200 grame, şi avea probleme cu menţinerea temperaturii corporale. A fost pus într-un incubator care l-a ajutat să îşi stabilizeze temperatura. În acest timp a trebuit să ne adâncim în Cuvântul Domnului şi să credem împotriva a ceea ce vedeam cu ochii: *pentru că noi nu ne uităm la lucrurile care se văd, ci la cele ce nu se văd; căci lucrurile care se văd, sunt trecătoare, pe când cele ce nu se văd, sunt veşnice.* (2 Corinteni 4:18)

Când Oscar a fost în spital, doctorul care avea grijă de el i-a examinat picioarele şi a spus că nu este nici o urmă de talipes bilaterale şi că picioarele lui sunt perfect normale. Ne-a cerut să aducem toate ecografiile şi scanările care au confirmat diagnosticul în timpul sarcinii. După ce s-a uitat la ele, a ridicat din umeri, pentru că nu îşi putea explica cum s-au corectat picioarele. Îţi mulţumesc, Isus! Situaţia parcă s-a mai luminat. Acesta a fost primul şi cel mai mare miracol pe care l-am văzut în viaţa mea. Ştiu că avem acces la mult mai mult şi că Dumnezeu vrea să facă mult mai mult. Sunt atât de fericit că ne-a ales pe noi să fim martori la minunile Lui.

Când l-am adus pe Oscar acasă, era un bebeluş perfect. Dormea bine, mânca bine şi părea liniştit. Declaram viaţă peste trupul lui, şi trupul lui răspundea.

MAI MULTE MIRACOLE

La vizita de 3 luni, doctorul pediatru a observat un murmur la inima. Se pare că o valvă nu s-a închis după naştere şi avea nevoie de operaţie. Dar acum eram atât de convinşi de voia lui Dumnezeu pentru Oscar încât vestea nu ne-a afectat deloc. Ştiu că e normal ca părinţii să se îngrijoreze pentru copiii lor. Dar noi nu am avut niciodată aşa pace în mijlocul furtunii din jurul nostru. A fost în mod sigur harul lui Dumnezeu care ne-a acoperit în dragostea şi încurajarea Lui.

Noi vedeam clar că Isus ne-a poruncit să vindecăm bolnavii: *Vindecați pe bolnavi, înviați pe morți, curățiți pe leproși, scoateți afară dracii.* (Matei 10:8) Când ucenicii au trecut printr-o furtună pe mare, Isus nu ar fi lăsat nici un rău să vină asupra lor fiindcă El era cu ei în barcă (Marcu 4:35-40). Isus ne-a dat autoritate peste orice furtună care vine împotrivă sănătății perfecte a fiului nostru (Ioan 14:12-14). Isus a spus că nu ne lasă orfani (Ioan 14:18), ceea ce înseamnă că El e cu noi. Dacă El e cu noi, în barcă, atunci de ce să ne temem?

Cu aceste gânduri, am vorbit cu trupul lui Oscar și i-am poruncit să se alinieze cu cuvântul lui Dumnezeu. Apoi am avut pace și am mulțumit Tatălui că ne-a ascultat rugăciunea. Am observat că pe măsură ce Îi mulțumeam lui Dumnezeu pentru ceea ce a făcut deja și ce continuă să facă, Oscar se desfăcea tot mai rapid de legăturile cu care sindromul down încerca să îl înlănțuiască. Doctorii ne tot spuneau că el o să se dezvolte cu întârziere în toate privințele. Din fericire, am ignorat ce au spus ei și nu am pus nici o limitare pentru Oscar. De ce să ascult de statistici și să pun limită la ceea ce poate să facă un fiu de Dumnezeu? Suntem creștini și credem că limba (vorbirea) are puterea vieții și a morții, iar noi ne hrănim cu fructele ei. Noi am ales să vorbim peste Oscar viață și ne-am bucurat de fructele ce le-a produs.

Oscar are acum 7 luni și deja începe să se târască pe coate. I-au crescut primii doi dinți. Capul este frumos și rotund în spate, nu e plat. Ochii i se rotunjesc tot mai mult și sunt tot mai puțin înclinați. Motricitatea generală este uimitoare, le fel ca a primului nostru copil. Când bea lapte, își ține singur sticluța, se rostogolește în orice direcție și tonusul muscular s-a dezvoltat mult peste restricțiile puse asupra lui. Urechea căzută, care m-a supărat la naștere, s-a îndreptat singură după vreo lună și acum arată perfect normal. Ca să nu mai menționez vindecarea picioarelor strâmbe încă de la naștere și a diagnosticului de spina bifida încă din pântece. Acum oamenii se uită la el și nici măcar nu observă că a fost diagnosticat cu sindromul down.

Noi nu vom fi tulburați de nici un diagnostic pentru că ochii noștri privesc țintă la Isus. El a spus că dacă credem în El, El poate face orice!! Orice! Pe aceasta ne bazăm pentru refacerea completă a sănătății lui Oscar, inclusiv îndepărtarea cromozomului 21 care este în plus.

Eu şi Carel avem o dragoste de nedescris pentru Oscar, şi o dorinţă imensă să îl vedem dezlegat de sindromul down. Totuşi, imaginaţi-vă cu cât mai mare este dragostea şi dorinţa Tatălui să îl vadă pe copilul nostru liber? Când privim la situaţia noastră prin ochii Lui de Tată perfect, oare El nu vrea să le dea copiilor Lui ce le doreşte inima? Tatăl ne-a dat totul - ne-a dat pe Fiul Său - ca să fim salvaţi din păcatele noastre şi să fim eliberaţi de oprimare.

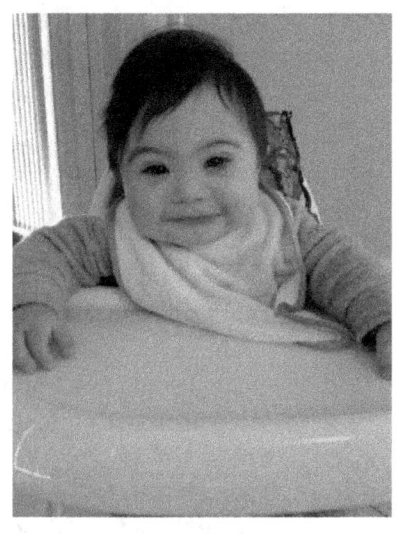

Într-o zi mă rugam şi I-am spus Tatălui: „Aş vrea mult să ştiu ce gândeşti despre sindromul down şi aş vrea să văd în lumea spirituală." După câteva secunde am auzit o şoaptă în mintea mea spunând: „Isaia 32:3". De atunci am învăţat că vocea aceea este vocea Duhului Sfânt din mine. Când am citit, am fost fără cuvinte! Dumnezeu mi-a răspuns la ambele întrebări cu două versete simple: *Ochii celor ce văd nu vor mai fi legaţi, şi urechile celor ce aud vor lua aminte. Inima celor uşuratici va pricepe şi va înţelege, şi limba gângavilor va vorbi iute şi desluşit.* (Isaia 32:3-4)

Dumnezeu Însuşi mi-a spus că vrea să facă limba celor ce au dificultăţi de vorbire (o caracteristică a sindromului down) să fie fluentă şi clară. Sunt plin de bucurie să ştiu că Dumnezeu vrea să facă acest lucru şi este o onoare să fiu partener cu El în această luptă.

ÎNCURAJARE MINUNATĂ

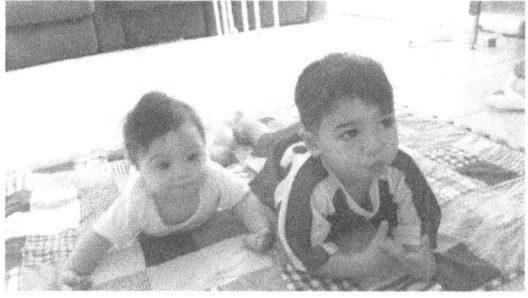

Cea mai minunată parte a călătoriei noastre a avut loc la o conferinţă din biserica noastră locală. Este o biserică la care am început să mergem de curând, pentru că au o învăţătură bazată pe Cuvânt şi pe vindecare. În săptămâna aceea L-am rugat pe Dumnezeu să ne arate un semn că suntem în direcţia bună. A fost invitat un prooroc şi vorbea la o audienţă de 1000 de persoane. Nu îl văzusem niciodată pe acest om. A venit la noi în țară doar cu câteva zile înainte de conferință. În timpul serviciului, el a întrebat dacă este în sală o persoană numită Carel și cineva numit Lucas. Soția mea s-a ridicat în picioare (Lucas este primul nostru copil, dar el nu era cu noi). Apoi el a întrebat care este relația ei cu Mathew. Acela eram eu, soțul ei. El a întrebat ce semnifică ianuarie 22 pentru noi. Este ziua de naștere a lui Carel! Apoi el a vorbit despre nașterea lui Oscar și că s-a întâmplat ceva șocant. Apoi ne-a topit pur și simplu inimile când a profețit ce I-a spus Domnul. „Domnul spune că El va vindeca efectele a tot ce s-a întâmplat la naștere. Oscar va avea oportunitatea unei vieți normale." Noi eram pe jos, plângând de bucurie. Am văzut bunătatea inimii lui Dumnezeu pentru copiii Lui. Dumnezeu nu ar profeți aceste lucruri în fața unei adunări dacă nu ar avea intenția să le împlinească.

În toată călătoria aceasta, două lucruri au marcat familia noastră: intimitatea cu Tatăl nostru și dragostea Lui pentru noi. El nu este ca duhul din sticlă din poveștile cu vrăjitori; El este un Tată iubitor. Un Tată care vrea să îi cunoască pe copiii Lui, și ei să Îl cunoască pe El și să Îi audă vocea. Un Tată care este gata să facă orice pentru copiii Lui care ÎL IUBESC și CUNOSC VOIA LUI. Poate cunoaștem voia Lui, dar dacă nu-L iubim, nu-L cunoaștem pe El. Sunt nerăbdător să împărtășesc cu voi istoria vindecării complete a lui Oscar peste câteva luni.

Întrebarea # 3
„Nu am primit nici o proorocie și nici un vis despre vindecarea copilului meu. Oare Dumnezeu chiar vrea să-l vindece?"

Scopul majorității cuvintelor profetice și al viselor este să ne întărească inimile ca să credem Cuvântul lui Dumnezeu din Scriptură. De exemplu, regele David nu ar fi avut nevoie de un cuvânt profetic de la Natan dacă ar fi ascultat de Cuvântul lui Dumnezeu. Apostolul Petru nu ar fi avut nevoie de o viziune cu animale coborâte la el pe o față de masă dacă el ar fi ascultat cuvântul lui Isus să meargă în toată lumea și să facă ucenici din toate națiunile.

Isus i-a zis: „Pentru că M-ai văzut, ai crezut. Ferice de cei ce n-au văzut, și au crezut. (Ioan 20:29)

Părinții care au primit un cuvânt profetic sau un vis trebuie să-I mulțumească Domnului pentru încurajarea primită prin aceste întâlniri speciale cu Dumnezeu. Cei ce nu au avut vise sau proorocii trebuie să meargă mai departe cu încredere; Cuvântul lui Dumnezeu din Scriptură este la fel de adevărat și pentru copiii lor cum a fost și pentru alții.

Dar știți ceva? Eu am un cuvânt profetic, direct de la Dumnezeu, pentru voi și copiii voștri chiar acum. Așa spune Domnul: *Prin rănile lui Isus Christos voi ați fost vindecați. În Numele lui Isus Christos și prin credință în Numele Lui, copilul vostru va sta în picioare înaintea tuturor, perfect vindecat. Credincioșii își vor pune mâinile peste bolnavi, și ei se vor însănătoși. Iată, v-am dat autoritate să călcați peste șerpi și peste scorpioni, și peste toată abilitatea dușmanului, și nimic nu vă va face rău. Adevărat, adevărat vă spun, dacă aveți credință cât un grăunte de muștar, veți spune acestui munte: „Mută-te de aici, acolo", și se va muta, și nimic nu va fi imposibil pentru voi.* Acum aveți o profeție personală.

Nu fiți ca aceia despre care Dumnezeu spune: *„O, nepricepuților și zăbavnici cu inima, când este vorba să credeți tot ce au spus proorocii!"* (Luca 24:25) Dumnezeu se bucură nespus când VOI căutați Cuvântul Lui scris și îl strângeți în inimă, pentru copilul vostru, pentru situația voastră! Este cuvântul veșnic al Dumnezeului cel Viu! Aceasta este credința plăcută lui Dumnezeu! Voi aveți un cuvânt profetic: este de la Isus Christos Însuși, ca și cum El personal ar fi venit la voi să vă spună: „Prin rănile Mele l-am vindecat pe copilul vostru! Puneți-vă mâinile peste el și credeți-Mă! Credeți-Mă, vorbiți și acționați în Numele Meu. Fiți împlinitori ai Cuvântului Meu ca să Îmi pot manifesta promisiunile prin voi."

CAPITOLUL 6
Înflorind ca o floare

Băiat. 1 an. SUA
Diagnostic: sindromul down

Când băieţelul nostru şi-a făcut intrarea în lume am văzut că avea trăsăturile sindromului down. Am întrebat-o pe asistentă dacă şi ea a observat asta, şi mi-a spus: „Da, draga mea. Îmi pare rău."

După ce doctorii şi asistentele au plecat din salon, eu şi cu soţul meu am început să ne rugăm.

Am văzut schimbări imediat. De exemplu, excesul de piele de pe ceafă a dispărut complet, oasele nasului s-au mutat în poziţia normală, ochii şi-au schimbat forma. După trei zile a venit un medic specialist în boli genetice care s-a uitat la fiul nostru şi ne-a spus că e perfect sănătos şi cu siguranţă testul genetic va arăta rezultate perfecte. A spus că „pune pariu" că va fi aşa. După câteva zile au venit rezultatele la doctorul pediatru şi el ne-a spus că totuşi are sindromul down. Aceasta a fost cea mai grea zi din viaţa mea. A fost începutul căutării adevărului.

Zile şi nopţi întregi citeam Biblia, mă uitam la video-uri cu vindecări, ascultam mărturii cu vindecări, şi mă rugam. Nu mai făceam nimic altceva decât învăţam despre vindecarea divină. Când bebeluşul meu a avut 7 săptămâni, am mers cu el într-un alt stat la cineva renumit ca să se roage pentru el. Nu am văzut rezultate şi m-am gândit că vindecarea nu e pentru noi.

Dar am continuat să caut adevărul. M-am uitat la nenumărate video-uri pe You Tube şi de fiecare dată apărea o sugestie să vizionez un anumit video; am tot amânat, dar după vreo săptămână am deschis video-ul acela. Se numeşte „Să omorâm vacile sfinte" (adică să demolăm tradiţiile false, în limba engleză „Killing Sacred Cows"), de Curry Blake, şi mi-a revoluţionat complet gândirea cu privire la vindecare. După aceea am vizionat toată seria Tehnician de Vindecare Divină (în engleză, DHT – Divine Healing Technician) şi seminarul

Un Om Nou (în engleză, New Man Seminar). Acestea mi-au revoluționat toate aspectele vieții mele.

De atunci m-am alăturat unui grup de părinți și bunici care gândesc la fel. Ne rugăm unii pentru alții, pentru vindecarea copiilor noștri. Ne bucurăm că acum știm că, prin rănile Lui Isus, copiii noștri au vindecați (1 Petru 2:24). Așa va fi, și nicidecum altfel.

Îl văd pe băiețelul meu înflorind ca o floare în fiecare zi. Văd schimbări în mintea și trupul lui. Astăzi are 13 luni și este de mărimea unui copil de 24 de luni. Tabelele doctorului arată că el este ca 80% dintre bebelușii fără sindromul down. La 6 săptămâni s-a rostogolit de pe o parte pe alta. La 9 luni stătea pe funduleț fără sprijin și se juca cu jucării. La 11 luni a stat în picioare ținându-se de canapea. Merge cu scaunul cu rotile prin casă, deschide sertarele la bucătărie, încearcă să scoată vasele din mașina de spălat vase, și e curios să vadă totul și să atingă toate lucrurile. Dumnezeu face lucruri minunate în viața copilului nostru!

Încurajez pe fiecare părinte și bunic să nu piardă nici un minut gândindu-se că „diagnosticul acesta este voia lui Dumnezeu". Indiferent ce diagnostic i s-a dat copilului sau nepotului vostru, Isus a plătit prețul deja cu 2000 de ani în urmă când a fost rănit și biciuit. Chipul Lui a fost desfigurat și spatele i-a fost zdrobit de pietrele ascuțite legate la capătul bicelor, până când pielea spatelui I s-a desprins de pe carne (Isaia 53). Isus a suferit pentru copilul tău, ca el să nu trebuiască să sufere. Este scris: *„Ca să se împlinească ce fusese vestit prin proorocul Isaia, care zice: „El a luat asupra Lui neputințele noastre și a purtat boalele noastre. (Matei 8:17)*

Dumnezeu Și-a lăsat Fiul să fie biciuit cu cruzime, lovit, umilit și omorât pentru tine, pentru mine și pentru copilul tău. Vorbește cu muntele acela de sindrom (sau orice altă boală) și spune-i să fie aruncat în mare în Numele lui Isus - și te va asculta!

Sunt 100% convinsă că este voia lui Dumnezeu să vadă pe fiecare copil perfect sănătos chiar în acest moment.

Este responsabilitatea noastră de creștini să ne punem mâinile peste bolnavi și să lăsăm Duhul lui Dumnezeu (da, chiar Duhul care L-a înviat pe Isus din morţi) să se reverse din fiinţa noastră în trupul bolnavilor, iar bolnavii se vor însănătoşi (Marcu 16:18).

Întrebarea #4

„Defectele cu care s-a născut copilul meu sunt consecinţele blestemelor de neam? Daca da, atunci ce pot face eu?"

Biserica promovează mult ideea că oamenii trăiesc sub puterea unui blestem de neam care este transmis pe linie de rudenie. Doctrina aceasta a pornit de la o înţelegere greşită a ceea ce i-a spus Dumnezeu lui Moise: *Să nu te închini înaintea lor, şi să nu le slujeşti; căci Eu, Domnul, Dumnezeul tău, sunt un Dumnezeu gelos, care pedepsesc nelegiuirea părinţilor în copii până la al treilea şi la al patrulea neam al celor ce Mă urăsc, şi Mă îndur până la al miilea neam de cei ce Mă iubesc şi păzesc poruncile Mele* (Exodul 20:5-6).

Fiindcă Dumnezeu a spus că El va pedepsi păcatele părinţilor în copii până la a patra generaţie a celor ce Îl urăsc, unii au mers atât de departe cu interpretările exagerate că i-au avertizat pe creştini să nu adopte copii orfani. Nimeni nu vrea să îşi aducă în casă un blestem. Bazaţi pe această interpretare, oamenii au spus şi despre unele defecte genetice că sunt „blesteme de neam".

La o analiză atentă a Scripturii se vede interpretarea teribil de greşită, din următoarele motive.

În primul rând, nu există „blesteme de neam"; există numai „păcate (nelegiuiri) de neam". Este o mare diferenţă! Un blestem de neam ar fi cam aşa: „Dacă te închini unui dumnezeu fals, atunci copilul tău va fi blestemat cu defect din naştere." Dar Dumnezeu nu spune aşa ceva. Dumnezeu pur şi simplu îi avertizează pe oamenii care se gândesc să se întoarcă împotriva Lui, care încep să se îndepărteze de harul legământului Lui, că El nu va interveni să repare impactul ce îl vor avea păcatele lor asupra copiilor lor. De exemplu, dacă un tată a fost hoţ şi mincinos, Dumnezeu nu va interveni să oprească influenţa acestor nelegiuiri asupra vieţii copiilor acestui om.

În al doilea rând, avertizarea dată de Dumnezeu este pentru următoarele categorii de oameni: 1) cei ce Îl urăsc, şi/sau 2) cei ce se închină şi slujesc alţi dumnezei şi 3) nu se pocăiesc de aceste lucruri. Acum fiecare să se decidă dacă acest verset se referă la ei. Îl iubim şi Îl ascultăm pe Dumnezeu, sau Îl urâm? Alegerea este a noastră.

În al treilea rând, bunătatea şi dragostea promise de Dumnezeu încă din Vechiul Testament (Vechiul Legământ) depăşesc şi anulează avertizările Lui despre nelegiuirile de neam. Pe de o parte Dumnezeu avertizează că păcatele părinţilor vor afecta 4 generaţii fără ca El să intervină, dar pe de altă parte El promite dragoste nesfârşită (1000 de generaţii) dedicată celor ce Îl iubesc şi Îi păzesc poruncile. Deci dacă cineva se decide în orice moment să schimbe moştenirea spirituală pe care o lasă generaţiilor următoare, trebuie doar să se pocăiască de ce face. Din momentul în care şi-au recunoscut păcatul şi s-au pocăit, ei activează harul lui Dumnezeu care anulează şi trece peste influenţa nelegiuirilor!

În al patrulea rând, învăţătura despre „blestemele de neam" este expusă ca doctrină falsă încă din Vechiul Testament de către proorocul Ezechiel. *Pentru ce spuneţi voi zicătoarea aceasta în ţara lui Israel: „Părinţii au mâncat aguridă, şi copiilor li s-au sterpezit dinţii?" „Pe viaţa Mea, zice Domnul Dumnezeu că nu veţi mai avea prilej să spuneţi zicătoarea aceasta în Israel. Sufletul care păcătuieşte, acela va muri. Fiul nu va purta nelegiuirea tatălui său, şi tatăl nu va purta nelegiuirea fiului său! Neprihănirea celui neprihănit va fi peste el, şi răutatea celui rău va fi peste el"* (Ezechiel 18:2-3, 20).

În ultimul rând, venirea lui Isus Christos a adus o revelaţie mai clară şi un legământ (testament) mai bun. Isus a spus în mod specific că păcatele părinţilor NU sunt cauza defectului la orbul din naştere (Ioan 9:3). Mai mult, moartea Lui pe cruce a îndepărtat toate blestemele legii de la noi (Galateni 3:15); El a fost făcut blestem pentru noi, ca noi să fim liberi de orice blestem. În Isus Christos suntem binecuvântaţi cu toate binecuvântările spirituale în locurile cereşti (Efeseni 1:3). Orice blestem care ar fi avut vreo putere asupra noastră este anulat complet prin harul răscumpărător al lucrării împlinite de Isus Christos. Când v-aţi născut din nou, Dumnezeu a devenit Tatăl vostru şi tot ce are El să dea sunt numai binecuvântări spirituale. Voi aveţi aceeaşi moştenire spirituală ca şi Isus Christos!

Deci curaj, defectul genetic al copilului vostru nu este un blestem de neam! Este un atac al duşmanului, nu un blestem al lui Dumnezeu. Dumnezeu niciodată nu a blestemat copiii să aibă defecte din naştere! De fapt, dacă eşti creştin, Isus Christos te-a binecuvântat cu putere şi autoritate să vindeci defecte din naştere în Numele Lui!

CAPITOLUL 7
Drumul adopției devine călătoria vindecării

Băiat. 5 ani. India
Diagnostic: paralizie cerebrală

Călătoria lui Michael a început în Dimapur, India, la Speranța Mamei, în februarie 2009. Călătoria lui a început cu capitolul adopției.

DARUL VIEȚII

Îi mulțumim lui Dumnezeu că Michael a avut șansa să trăiască. Povestea lui s-ar fi putut încheia înainte de a se naște cum se întâmplă din nefericire în multe alte cazuri în zilele noastre. Viața lui Michael a fost și este o minune în multe privințe.

Mai întâi vreau să-I mulțumesc Celui ce Îi datorăm tot ce avem, pentru că a adus oameni în viața lui Michael care cu credincioșie și dragoste l-au ajutat să crească până la vârsta aceasta.

Sper și cred că oricine ați fi și orice credință ați avea, istoria aceasta va fi o încurajare pentru voi și vă va ajuta să-L căutați pe Cel ce poate să aducă eliberare copilului vostru și oameni care să vă ajute în călătoria aceasta, dar mai ales cred că istoria aceasta vă va încuraja să știți că *puteți* face mult mai mult decât credeți.

Viața lui Michael a fost de multe ori un teren de luptă, de când a fost conceput și apoi mai târziu. Dacă ar fi fost în anumite țări, nici nu ar fi avut șansa să se nască. Din fericire, mama lui a decis să îi dea viață. S-a născut la Speranța Mamei - o instituție frumoasă în Nagaland, India, dedicată ajutorării mamelor necăsătorite care pentru un motiv sau altul nu pot să crească copilul, dar îi dau viață și apoi îl dau spre adopție.

Poate vă gândiți: „Cum pot ele să facă așa ceva?" Dar cine suntem noi să judecăm, dacă nu am „purtat papucii lor" și nu știm toate circumstanțele, de ce și cum s-a întâmplat? Multe dintre aceste fete sunt în situații dificile, sunt sărace, foarte tinere şi poate au fost folosite sau abuzate, de multe ori de cei din familie.

Totuşi ele aleg să dea naştere copilului şi apoi este o alegere grea să se despartă pentru totdeauna de bebeluşul lor în speranţa că el va avea părinţi şi o situaţie mai bună decât pot ele să ofere. Credeţi-mă, multe lacrimi sunt vărsate de acele mame preţioase.

Îi mulţumesc lui Dumnezeu că mama lui Michael i-a dat darul vieţii şi l-a adus pe lume. L-a ţinut în braţe şi i-a dat un nume (numele creştin Michael i s-a dat la adopţie), apoi l-a încredinţat în mâinile iubitoare ale îngrijitoarelor de la Speranţa Mamei. Ele au văzut că ea era o mamă muncitoare care s-a ridicat imediat să ajute să cureţe după travaliul ei, şi a spălat imediat hainele ei după ce a născut.

DRUMUL ADOPŢIEI
A fost un bebeluş fericit şi sănătos în primele luni, dar apoi s-a constatat că partea dreaptă era nemişcată. A fost dus la un doctor local şi apoi la un neurolog. Michael a fost diagnosticat cu paralizie cerebrală. Din cauza aceasta adesea tuşea şi avea infecţii respiratorii. I s-au dat multe medicamente şi a făcut exerciţii de recuperare pentru mână. Apoi o nouă îngrijitoare i-a venit în ajutor! Mama Moamenla s-a arătat interesată de situaţia lui, a petrecut timp cu el, i-a dat mai multă mâncare şi l-a luat la plimbare de multe ori în primul lui an de viaţă! În primii doi-trei ani de viaţă, Michael a mers de multe ori la Guwhati (4 ore cu trenul). Acest lucru era muncă în plus pentru îngrijitoare, dar ele s-au ocupat de el.

Michael a atins toate etapele de dezvoltare, dar mai târziu decât copiii normali (s-a târât pe coate, a stat în fundulet, a făcut primii paşi, a spus primul cuvânt, a stat în picioare, a vorbit etc.). Diferenţa este că pentru el fiecare etapă a fost un miracol fiindcă diagnosticul şi predicţiile doctorului au fost că el nu va atinge niciodată acele stagii de dezvoltare.

La doi ani şi jumătate, doctorul a sugerat să fie dus într-un institut pentru copii cu condiţia lui de sănătate, fiindcă ei au făcut tot ce au putut pentru el. Din fericire, Speranţa Mamei nu a fost de acord cu această idee.

Când a împlinit 3 ani, alte două persoane preţioase au venit în viaţa lui - doctorul Apung şi un fizioterapeut de la spitalul Zion care şi-au oferit serviciile pentru Michael. Deci el era dus la terapie de trei ori pe săptămână, şi starea lui fizică s-a îmbunătăţit.

Moamenla s-a gândit că Michael are nevoie de stimularea minţii şi a început să îl ducă la o grădiniţă numită Superkidz. Păstoriţa Mary a deschis această grădiniţă şi a fost de acord să îl primească pe Michael. Ei au realizat ceea ce doctorii au spus că e imposibil. L-au învăţat să facă la oliţă, să spună primele cuvinte, apoi mai multe cuvinte, să înveţe alfabetul şi câteva operaţii de matematică şi să stea în clasă cu alţi copii. În al doilea an la grădiniţă, Michael a progresat cu repeziciune. Ca să îi arate că viaţa e interesantă, îngrijitoarele l-au dus pentru o perioadă la grădiniţă cu auto-rickshaw (un mijloc de transport specific în India, cu 3 roţi, folosit ca un fel de taxi).

Când venea acasă (la Speranţa Mamei), Michael era întotdeauna primit cu drag de Amma (care înseamnă mama în limba nagameză şi este numele pe care el i l-a dat lui Moamenla) şi de toţi ceilalţi. De fiecare dată când venea de la şcoală, mergea peste tot să vadă care dintre bebeluşi mai este acolo, şi care nu. Îi cunoştea pe toţi „fraţii şi surorile" lui pe nume. A început să înţeleagă ce se întâmplă când unul din ei pleacă de acolo, şi, într-o zi, când bebeluşul Benzo nu a mai fost acolo, el a întrebat unde este. Când i s-a spus că a fost adoptat, Michael a fost tăcut pentru o vreme, apoi a spus în nagameză: „Şi eu vreau să fiu adoptat." Atunci avea trei ani şi jumătate.

INIMI DESCHISE PENTRU ADOPŢIE
În perioada aceasta am apărut noi pe scenă la Speranţa Mamei. Am venit nu pentru că am vrut să adoptăm un copil, ci pentru că ne-am oferit să facem teste de auz la bebeluşi. (Surzenia este frecventă în India şi cu cât mai repede este depistată cu atât mai mari sunt şansele de recuperare.)

Michael era singurul copil mare de acolo şi mă întrebam de ce mai este încă la Speranţa Mamei. Era evident că avea handicapuri fizice. Se deplasa cu dificultate fiindcă şchiopăta. Mâna dreaptă îi era îndoită în sus la 90 de grade de la cot şi nu părea să o folosească, iar palma dreaptă era căzută. Se uita numai cu un ochi; celălalt era blocat în colţ. Avea o batistă cu care el sau altcineva îi ştergea saliva ce curgea din gura lui. Nu prea vorbea. Nu am întrebat ce probleme are, am aflat totul mai târziu.

În perioada aceea ne-a vizitat o familie mai în vârstă de peste hotare care dorea să adopte un copil pentru fiul şi nora lor. Se uitau la Michael, dar a trebuit să le spun că bebeluşii de acolo, inclusiv Michael, au fost daţi numai pentru adopţie locală ca să crească printre oamenii lor. Când am spus acele cuvinte, Tatăl nostru ceresc mi-a îndreptat ochii spre Michael şi mi-a spus: „Dar tu?" La început am ignorat gândul - mi se părea greşit. Aveam patru copii deja mari şi acum eram implicată în slujire ca misionară. Apoi mi-am amintit de un vis în care aveam un băieţel cu noi - şi totul a devenit clar că Michael trebuia să fie cu noi, cu sau fără handicap.

Când a auzit că urma să fie adoptat, s-a bucurat, dar nu exagerat. Era ca şi cum se aştepta. Oare s-a rugat în felul lui? Timpul lui preferat era timpul de rugăciune cu îngrijitoarele: el punea Biblia şi cartea de cântări pe masă, apoi se uita la Moamenla şi spunea: „Rugăm?"

Când am venit să îl luăm, el şi-a făcut singur valiza cu grijă, a pus câteva haine şi lucruri de care s-a gândit că are nevoie şi a fost gata să plece. Moamenla a organizat o mică petrecere de rămas bun cu toate îngrijitoarele şi cu păstoriţa Mary şi ceilalţi de la grădiniţă.

Când am urcat în maşină să plecăm, Moamenla a spus: „Ne vedem curând!" dar el a răspuns pe un ton serios: „Nu, eu am fost adoptat şi nu vin înapoi."

CĂLĂTORIA VINDECĂRII

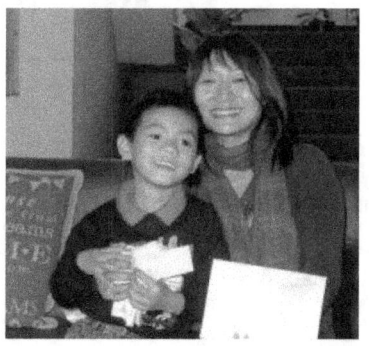

Cât despre mine, mă întrebam cum o să mă descurc cu un copil cu nevoi speciale în mijlocul planurilor pe care mi le făcusem?

El s-a adaptat repede în familia noastră. Acum, când îl întrebăm: cine este prietenul tău cel mai bun, el spune: „Tati". Îi place să cânte şi inventează cântece. A inventat un cântec despre „mami" pe care îl cântă în maşină şi acasă când e fericit. Un alt lucru pe care îl preţuieşte este că are doi fraţi mari care se joacă de-a trânta cu el, şi două surori mari care îi fac bucurie când vin în vizită sau când vorbesc la telefon.

Pentru o perioadă scurtă a mers la o şcoală din apropiere, dar când a făcut varicelă şi a stat acasă mi-am dat seama că acasă învaţă mult mai repede, aşa că am continuat să îi predau lecţii acasă.

Ca familie ne rugăm zilnic pentru trupul lui şi fiecare din noi declarăm viaţă de la Dumnezeu peste o parte din corpul lui. Se văd îmbunătăţiri mari! În ultima vreme am început să luăm Cina Domnului în fiecare zi. El înţelege şi participă la Cina Domnului, dar cu coada ochiului se uită la biscuiţii rămaşi pe care îi primeşte după Cină!

La prima vizită făcută la Speranţa Mamei după adopţia lui, a observat tot ce s-a schimbat acolo, ce a fost adăugat şi ce a fost luat, şi i-a spus lui Moamenla! Acum spune cu mândrie că are trei case: Speranţa Mamei, casa noastră (el o numeşte „fermă") şi Casa Cerească.

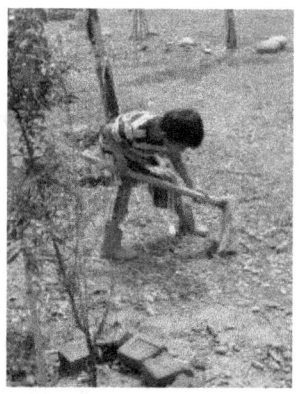

După ce a fost cu noi câteva luni, deşi s-au văzut câteva îmbunătăţiri, am realizat că e nevoie să continuăm să ne rugăm pentru partea dreaptă a trupului lui care a fost afectată de paralizia cerebrală. Un ochi încă nu privea drept. Mâna, încheietura şi palma de la mâna dreaptă trebuiau să se dezvolte mai mult şi să se întărească, să poată fi folosite. Vorbirea încă era mai înceată decât a altor copii. Piciorul drept încă se răsucea spre interior la mers şi de multe ori îşi târa piciorul drept după el. De asemenea îi curgea saliva din gură tot timpul.

De când am început ca familie să ne rugăm pentru el zilnic (fiecare vorbind viaţă peste o parte din corpul lui), la 3 luni după ce a venit la noi (în mai, 2014), am văzut următoarele îmbunătăţiri:

- Nu îi mai curge saliva aşa de mult şi acum o simte şi poate să o controleze

- Înainte nu putea să alerge, dar i-am spus piciorului drept să crească fiindcă era cu vreo 2 cm mai scurt. Piciorul a crescut şi acum el poate să alerge.

- Nu își folosea mâna și palma dreaptă, le ținea numai suspendate - dar acum le folosește. Înainte își 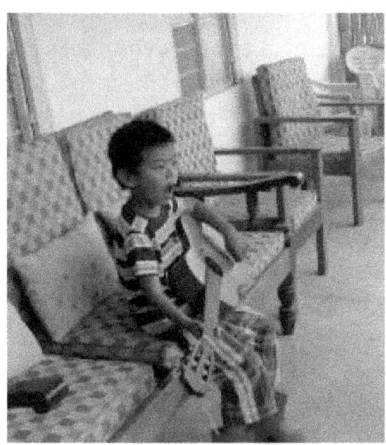 folosea numai mâna stângă ca să scrie, să se îmbrace, să mănânce etc. Încet-încet s-a îmbunătățit. Obișnuia să mănânce cu mâna stângă (majoritatea indienilor nu folosesc tacâmuri). L-am învățat să mănânce cu tacâmuri și să își folosească ambele mâini. Încă îi este cam greu să își folosească mâna dreaptă, dar acum o folosește automat. Se îmbracă cu ambele mâini (dar când se grăbește iarăși folosește numai o mână). Nu putea cânta la chitară (am păstrat mulți ani o chitară mică rămasă de la copiii noștri - acum e pusă în folosință) deși dorea așa de mult; o ținea cu gâtul în jos, dar acum o ține corect și își folosește ambele mâini. A primit de la cineva o bluză tricotată, cu nasturi. Într-o seară a tot încercat să își încheie nasturii și trebuia să își folosească ambele mâini pentru asta. După o vreme destul de lungă, mi-a arătat cu mândrie că a încheiat toți nasturii de unul singur. La ferma noastră îi place să folosească ciocanul, sapa etc. – tot ce le place la băieții de vârsta lui. Obișnuia să ridice obiectele numai cu o mână. Acum își folosește ambele mâini: când lovește cu ciocanul, sau când sapă sau când duce lucruri dintr-un loc în altul.

- Ochiul stâng se centrează tot mai mult.

- A învățat să citească repede și aceasta l-a ajutat cu vorbirea.

L-am ajutat să înțeleagă că unele părți ale corpului lui nu îl „ascultă", și el le poate face să asculte, și acum a învățat să le vorbească. Ne amintește întotdeauna să nu uităm să ne rugăm pentru el în timpul de rugăciune de dimineața.

Acum, după un an şi câteva luni, vedem şi mai multe îmbunătăţiri.

- Am mers la doctorul de ochi şi ni s-a spus că creierul lui a renunţat să transmită mesaje ochiului stâng şi că el nu vede deloc cu ochiul stâng - aşa că am început să ne rugăm pentru ochiul lui şi să facem exerciţii de vedere, şi acum începe să vadă tot mi mult cu acel ochi şi vederea i se centrează tot mai mult.

- Îşi foloseşte mâna dreaptă tot mai mult şi îşi foloseşte ambele mâini tot mai mult.

- Face şcoală acasă; am început cu o materie şi de abia putea să scrie alfabetul, dar acum învaţă 9-10 materii, inclusiv scrierea în hindusă – care foloseşte un alfabet diferit, şi scrierea în nagameză (limba localnicilor).

- Se roagă pentru alţii şi are rezultate! Dacă cineva e bolnav şi noi ne rugăm, el vine imediat şi mijloceşte împreună cu noi. De asemenea, când vede că cineva e bolnav sau s-a lovit, el întreabă: „Te doare?" apoi se roagă tare şi cu curaj: „Fii vindecat – durere pleacă!" sau alte rugăciuni ce îşi aminteşte. Într-o zi, când mânca (timpul lui preferat când NU îi place să fie deranjat), a auzit că mă rog pentru Tepu – tăticul lui; eram în 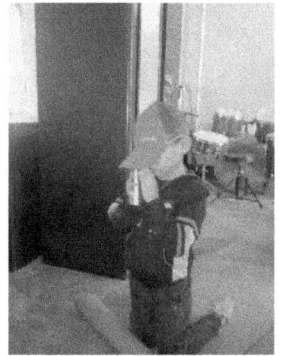 dormitor, lângă bucătărie. S-a ridicat imediat, a lăsat mâncarea şi a început să se roage pentru tăticul lui tare şi cu curaj! Când o fetiţă care a stat cu noi o vreme a avut o durere de cap, Michael s-a rugat, a poruncit durerii să plece şi ea s-a făcut bine imediat.

- Îşi aminteşte tot mai uşor ce îi cerem să facă.

- Acum poate traduce din nagameză în engleză şi invers. Propoziţiile lui în engleză – care nu este limba lui natală – sunt tot mai fluente.

- Învaţă tot mai bine materiile de şcoală şi recunoaşte mai mute cuvinte.

- Cântă mai bine şi are o memorie mai bună.

- Învaţă să citească după un program care are 16 cărţi. Ne-am mutat de 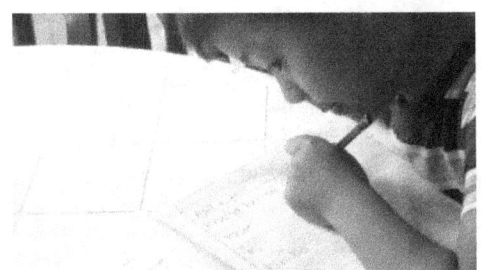 curând şi nu am avut timp să fac citire cu el. După o lună, am reluat citirea de unde am rămas în cartea 11, pe la jumătate, şi el şi-a amintit toate cuvintele învăţate.

- Ia iniţiativă să facă ceea ce vede că fac alţii, şi de multe ori mă trezesc cu surprize în jurul casei. Oricum, este bine că ia iniţiativă, trebuie doar să îi dăm direcţia bună.

Scopul nostru este să îl vedem complet vindecat de efectele paraliziei cerebrale şi să vedem că îşi îndeplineşte destinul pentru care Dumnezeu l-a creat de la început. Noi credem că Michael a fost creat de Dumnezeu ca o făptură aşa de minunată şi, deşi a avut un început dur, ceea ce a planificat Dumnezeu pentru el se va împlini şi mai bine acum, şi suntem mulţumitori că participăm şi noi la restaurarea destinului pe care Dumnezeu l-a avut şi l-a plănuit pentru el.

Slavă lui Dumnezeu şi eliberare oamenilor – inclusiv copiilor noştri! Fiţi binecuvântaţi! Mamă misionară în India

Întrebarea #5
„De ce a îngăduit Dumnezeu acest lucru?
Vrea Dumnezeu să mă pedepsească sau să mă înveţe ceva?"

Dacă ne întrebăm de ce a îngăduit Dumnezeu să se nască un copil cu defect, trebuie să ne întrebăm şi de ce a îngăduit Dumnezeu să ne naştem păcătoşi? Dumnezeu nu e vinovat că un copil s-a născut cu defect fizic, la fel cum nu e vinovat că noi ne-am născut în păcat. Ambele situaţii sunt consecinţa căderii în păcat şi a lucrării diavolului. Dumnezeu i-a dat autoritate lui Adam asupra pământului. Dar Adam a supus toată creaţia celui rău când şi-a plecat genunchiul la diavolul. Deci Adam, nu Dumnezeu a făcut ca copilul tău să se nască cu defect. Dumnezeu a trimis pe Fiul Său să ne scape şi să ne vindece!

Dacă ne uităm la un copil cu defect genetic şi ne gândim că Dumnezeu e responsabil, atunci Îl înţelegem greşit pe Dumnezeu, şi acest lucru e trist. *Dumnezeu ne-a creat după chipul Lui, să semănăm cu El şi să avem stăpânire asupra pământului, umblând în unitate cu El.* Orice deviaţie de la acest traseu este din cauza răului, nu a lui Dumnezeu.

Dumnezeu nu i-a dat copilului tău defect ca să te înveţe pe tine ceva. Chiar dacă ai fi o persoană teribilă, Dumnezeu nu ar trimite ceva rău asupra copilului tău ca să te înveţe pe tine. El nu e ca mafia care trimite criminali în calea copiilor tăi ca să te ameninţe pe tine. Dumnezeu a trimis Duhul Sfânt să ne înveţe. El poate să ne conducă în TOT adevărul (Ioan 16:13). Dumnezeu nu are nevoie de ajutorul lui satan ca să te înveţe ceva.

Le spun copiilor mei: „Nu vă jucaţi în parc seara târziu că atunci vin băieţii mai mari." Dacă fiul meu stă în parc până târziu şi cineva îi fură mingea şi îi dă câţiva pumni peste faţă, eu probabil că o să stau de vorbă cu el, o să-l încurajez şi poate mergem împreună la o îngheţată. Dar fiul meu nu îmi va spune niciodată: „Tată, mă bucur că ai trimis pe bătăuşii aceia la parc să mă înveţe o lecţie ca să am apoi ocazia să mă apropii de tine." Băiatul meu nu ar spune aşa ceva despre mine fiindcă mă cunoaşte, ştie că nu aş face aşa ceva niciodată.

Isus a spus: *Dacă m-aţi fi cunoscut pe Mine, aţi fi cunoscut şi pe Tatăl Meu* (Ioan 14:7). Oamenii care cred că Dumnezeu trimite boli trebuie să se reorienteze ca să Îl cunoască pe Tatăl, prin Isus Christos.

CAPITOLUL 8
Vremea răsplătirii

Fată de 15 ani și fată de 1 an și jumătate. Canada
Diagnostic: autism (cea de 15 ani)
și sindromul down (cea de 1 an și jumătate)

În timp ce scriu aceste pagini mă gândesc cât de mult mi-aș fi dorit să am o carte ca acesta în mâinile mele cu 13 ani în urmă.

O SĂ FIE BINE

Cu treisprezece ani în urmă a venit un grup de prooroci la biserica noastră. Noi tocmai am venit de la spital fiindcă l-am născut pe al doilea nostru copil, un băiețel, și grupul acela a venit acasă la noi să se roage pentru soțul meu și pentru mine. Nu voi uita niciodată ce a spus o doamnă din grup: „Simt că ai o temere pentru copiii tăi, te îngrijorează ceva, dar Dumnezeu vrea să știi că El îi ține pe copiii tăi în mâna Lui și o să îți dea har, răbdare și înțelepciune, și totul va fi bine."

În momentul acela nu mi-am dat seama ce vrea să spună, dar după două săptămâni m-am întors acasă să văd dacă totul e în regulă; am stat la fermă până atunci fiindcă era vremea plantării răsadurilor. Soțul meu a mai rămas să lucreze la fermă cu tatăl lui. Acasă am găsit printre scrisori o pagină xeroxată cu un articol despre autism care descria exact comportamentul fetiței noastre de doi ani, pe nume Hannah. Pe atunci nu știam nimic despre autism decât ce văzusem în filmul „Rain man". Hannah era tot timpul agitată și în mișcare; nu îi plăcea să o țin în brațe și încă nu vorbea. Era primul nostru copil și nu mi-am dat seama că e diferită. Sora mea a venit după câteva minute și i-am arătat articolul. Ea nu a fost surprinsă și mi-a spus că și alții au observat că Hannah e diferită și așteptau momentul potrivit să vorbească cu mine.

Îmi amintesc că mă întrebam: „De ce? De ce Hannah? De ce eu? De ce familia mea? De ce autism? Nu se poate ca acesta să fie planul Domnului pentru fata mea. Oare Dumnezeu încearcă să îmi dea o lecție? Ce am greșit?" Multe lacrimi și multe întrebări. Câteodată nici nu voiam să mă ridic din pat. Parcă ceva în mine a murit. În inima mea ştiam că autismul nu e de la Dumnezeu şi îmi aminteam cuvintele profetice primite cu câteva săptămâni înainte: „Dumnezeu îi ţine pe copiii mei în mâna Lui şi totul va fi bine.''

Soţul meu şi cu mine am crescut în familii creştine şi am cunoscut Cuvântul Domnului de mici copii. Aflându-ne în situaţia aceasta cu Hannah, am ştiut unde să căutăm ajutor: în Cuvânt! Îmi amintesc că am luat Biblia şi am început să caut versete de vindecare. Am început să declarăm aceste versete peste Hannah. După numai câteva zile am văzut că poate face lucruri pe care nu le făcea înainte. Era uimitor! De atunci m-am rugat şi am crezut fără oprire, dar uneori am deviat şi mi-a fost distrasă atenţia.

DEVIERE DE LA AUTORITATE

După câteva săptămâni am început să fac terapie cu ea acasă. Am vorbit cu alţii despre situaţia ei şi m-am concentrat asupra soluţiilor lumii pentru problema fiicei noastre. Eram hotărâtă că o să fac orice să o fac bine. La patru ani a primit oficial diagnosticul: „autism înalt funcţional''. Nu am vrut să o etichetez cu un diagnostic, dar şcolile aveau nevoie de un diagnostic ca să obţină finanţare.

După ce am mers la doctori, la terapeuţi, la naturopaţi, am luat vitamine şi am făcut analize de sânge, am mers la ore de terapie şi am cheltuit mii de dolari... eram obosită şi nu mai aveam bani de cheltuit! L-am rugat pe Dumnezeu să facă ceva să o vindece şi să îmi arate care să fie următoare terapie. Mă rugam având o mentalitate de victimă şi plângându-mă de situaţia mea. Eram jenată de comportamentul ei în public; am obosit să îmi tot cer scuze pentru ce făcea. Nu vreau să spun că terapia nu e bună, dar eu mi-am pus toată credinţa numai în terapie. Uneori părea că se vede o schimbare. Dar parcă mergeam un pas înainte şi, după o scurtă vreme, cinci paşi înapoi. Anii treceau şi familia noastră a crescut: am avut încă doi băieţi. Aveam acum patru copii. Am hotărât să fac şcoală cu Hannah acasă, în timp ce îngrijeam de ceilalţi trei copii şi continuam terapia şi dieta alimentară cu ea. Eram foarte ocupată, dar era bine şi ne bucuram în familie.

Când Hannah a ajuns la pre-adolescenţă, am observat că anxietatea e mai mare şi tulburarea obsesiv-compulsivă e mai intensă. Nu ştiam ce ar fi mai bine să facem dar ne-am hotărât să o punem în şcoala publică. Cei de la şcoală ne-au spus să îi dăm medicamente (ceea ce nu am vrut niciodată). Am întrebat dacă putem amâna tratamentul cu medicamente ca să mai încercăm altceva între timp.

Chiar atunci am aflat că urma să mai avem un bebeluș. Nu am fost prea încântată, speram să nu mai avem alți copii. Când am aflat că o să fie fetiță, m-am bucurat, dar apoi m-a cuprins o teamă. Mi-am adus aminte de ce a zis un terapeut: „Dacă o să mai aveți o fetiță s-ar putea să aibă aceleași probleme ca și prima voastră fetiță." Am început să Îl implor pe Dumnezeu să îmi dea o fetiță sănătoasă și normală.

Când s-a născut McKinley era sănătoasă și arăta perfect, dar era ceva cu fața ei ce nu mi se părea normal. Soțul meu a observat și el, dar nu am zis nimic unul către altul. Doctorul ne-a spus că are fața inflamată puțin, dar probabil va trece în câteva zile. Când au luat-o să o spele și să o cântărească, eram singură și am început să plâng și să spun: „Nu, Doamne, te rog, nu lăsa să aibă nici o problemă, ea trebuie să fie perfectă."

CEI CE ÎNDEPĂRTEAZĂ FURTUNA

În seara aceea la spital am avut un vis. Am văzut că se apropie o furtună și am alergat toți la subsolul casei. O țineam pe McKinley în brațe, iar Hannah dormea într-una dintre camerele de la subsol. Mă gândeam: „Lasă să doarmă, când se trezește nici nu va ști că a fost furtună." Băieții și cu mine am început să poruncim furtunii să plece în Numele lui Isus. Am văzut un ochi în furtună care o urmărea pe McKinley. Ea era în brațele mele; oriunde mergeam, ochiul mă urmărea și privea la ea. Wade și fiul meu cel mai mare au venit în casă și se părea că ei au îndepărtat furtuna. Ne-am uitat pe fereastră și am văzut furtuna venind iarăși dintr-o altă direcție. Wade a ieșit afară să o îndepărteze din nou. Mai departe în vis eram la masa, mâncând micul dejun, iar Wade a intrat în casă și a spus: „Furtuna a plecat," și a început să vorbească despre lanurile de grâu și că recolta va ajunge la 80 de obroci pe acru de pământ.

După câteva săptămâni am avut o programare pentru Hannah cu o specialistă în autism. Eram în biroul ei și vorbeam despre medicamente și alte lucruri. Hannah a devenit foarte agitată și soțul meu a trebuit să plece cu ea de acolo. Atunci doctorița a venit să se uite la McKinley și mi-a spus că are câteva trăsături de sindromul down. A fost foarte greu să mai rămân până s-a încheiat vizita, dar am început să mă rog în duhul meu și am simțit o pace incredibilă peste mine.

Când am plecat, mi-am amintit de visul ce l-am avut în spital în noaptea când s-a născut McKinley: să mergem la subsolul (la fundația) credinței noastre, să stăm neclintiți pe Cuvântul lui Dumnezeu, să avem autoritate asupra furtunii și să îi poruncim să plece în Numele lui Isus. Hannah o să se trezească și nici măcar nu își va aminti că a fost o furtună. Cred că furtuna din vis are legătură cu frica. Teama e îndepărtată și înlocuită cu credința – credința în lucrarea încheiată a lui Christos ne va aduce o recoltă bogată. Amin!

NU MAI SUNT EU
I-am făcut analize de sânge la McKinley și a trebuit să așteptăm două săptămâni după rezultate (cred că doctorul a fost plecat în concediu). Au fost cele mai lungi săptămâni din viața mea; eram plină de teamă de câte ori suna telefonul. În timpul acela ne-am concentrat asupra promisiunilor lui Dumnezeu. Am îndepărtat tot ce ne-ar fi distras atenția. Am scos televizorul din priză. Am șters Facebook-ul și unele jocuri de pe telefon, și am pus să cânte în casă muzică de închinare 24 de ore. Aveam momente când aș fi vrut să ridic telefonul și să o sun pe mama sau pe sora mea, dar puneam telefonul jos și mă aruncam pe genunchi în pat și strigam la Tatăl meu Ceresc. Pacea Lui venea peste mine.

Îmi amintesc cum într-o seară m-am aruncat cu fața la pământ și I-am spus lui Dumnezeu că nu mai vreau să trăiesc pentru mine. Nu mai voiam nimic pentru mine. Cred că am fost mântuită în ziua aceea. ☺ I-am spus lui Wade că aș fi în stare să-mi dau viața ca fetele mele să aibă a viață normală și să fie sănătoase. Galateni 2:20 a devenit o realitate pentru mine. *Am fost răstignit împreună cu Christos, și trăiesc... dar nu mai trăiesc eu, ci Christos trăiește în mine. Și viața, pe care o trăiesc acum în trup, o trăiesc în credința în Fiul lui Dumnezeu, care m-a iubit și S-a dat pe Sine Însuși pentru mine.*

O prietenă mi-a spus să nu Îl mai tot întreb pe Dumnezeu „de ce", ci să Îi cer să aducă o rezolvare. Cuvintele ei mi-au rămas în minte și am început să Îi cerem lui Dumnezeu să aducă rezolvarea. Au venit rezultatele de la teste și am aflat că fetița noastră cea mică are un cromozom în plus, deci a fost diagnosticată cu sindromul down. Am refuzat să caut orice informații despre sindromul down și nici până acum nu am căutat informații cu excepția a ceea ce aud întâmplător de la alții.

TREZIREA

Am căutat în schimb informații despre „vindecare de sindromul down" și am găsit un blog scris de o mamă despre vindecarea fetiței ei de sindromul down. Am început să ascult mesajele pe care le-a menționat acolo - Tehnician de Vindecare Divină (Divine Healing Technician) de Curry Blake. Când am ascultat, parcă M-AM TREZIT la auzul adevărului Cuvântului lui Dumnezeu. Parcă s-a aprins o lumină pentru mine. Totul era clar. Apoi am ascultat seria Omul Nou (New Man Series). Cuvântul a devenit viu; am primit revelație după revelație și am aflat identitatea mea și cine sunt eu în Christos.

Totul continuă să se schimbe după cum îmi înnoiesc mintea și o aliniez la Cuvântul Scripturii. Fiindcă am crescut în biserică, multe dintre lucrurile auzite nu erau noi, dar simțeam că sunt echipată cu Adevărul. Ioan 8:32: *Veți cunoaște adevărul, și adevărul vă va face slobozi (liberi).*

Am fost provocată să fac (să împlinesc) ce spune Cuvântul, nu doar să ascult (să aud) (Iacov 1:22). Dacă cred cu adevărat, atunci voi face ceea ce cred.

UȘOR? NU! MERITĂ? ABSOLUT!

Rugăciunile mele nu mai sunt la fel ca înainte. Nu mai este vorba de mine. Nici despre o metodă. Este vorba de Isus și lucrarea Lui, care e încheiată. Am început să declar viață peste fetele mele și să comand simptomelor să PLECE. Am început să vorbesc cu autoritate cu dușmanul (Luca 10:19). I-am spus diavolului că a greșit când a pornit lupta împotriva familie noastre fiindcă acum e vremea răsplătirii. Știu ce valoare am în Christos și văd valoarea din copiii mei. Poruncesc ca destinele lor să le fie date înapoi. Nu voi pretinde că nu mai sunt simptome, dar nu le voi da dreptul să mai existe. Aleg să merg prin credință, nu prin vedere.

Am anulat diagnosticul de autism în Hannah. Autismul trebuie să se închine la numele lui Isus. Leg fiecare simptom și declar viață peste ea, Viață Sozo (*Sozo* este cuvântul folosit în greaca originală pentru *mântuire, vindecare, restaurare, eliberare*). Am anulat diagnosticul de sindromul down în McKinley. Sindromul down trebuie să se închine la numele lui Isus. Leg fiecare simptom și vorbesc viață peste ea, Viață Sozo (să fie mântuită, vindecată, restaurată, eliberată).

Isus este Domn peste viața mea și a familiei mele. El ne-a dat toată puterea și autoritatea peste abilitatea dușmanului. Mai mare este Cel ce este în noi decât cel ce este în lume. Inima mea va lăuda pe Tatăl din Cer și I se va închina. Închinarea este o relație, un mod de viață. Lauda aduce biruința! Lanțurile cad și vor continua să cadă când Îi aducem laudă Tatălui!

Am cumpărat un tricou pe care scrie: „Ușor? Nu! Merită? Absolut! Hotărât!" Sunt hotărâtă și nu voi renunța, indiferent de circumstanțe. Nu e vorba de mine și ce îmi spun emoțiile. Cuvântul lui Dumnezeu este adevărul absolut, și poruncesc circumstanțelor, emoțiilor și sentimentelor să se alinieze la Cuvântul lui Dumnezeu.

SCHIMBĂRI

Schimbările pe care le-am văzut în Hannah – În ultimul an, comunicarea și abilitățile ei sociale s-au îmbunătățit și continuă în direcția bună. Anxietatea s-a redus cu 90%. Somnul i s-a îmbunătățit și se vede schimbare în bine în comportamentul compulsiv. De la școală ne-au spus cu un an în urmă că a pornit într-o direcție complet nouă și parcă e o altă persoană. Profesoara ei chiar a fotografiat-o când făcea lucruri pe care nu le putea face înainte. Ei au crezut că am început tratamentul cu medicamente, dar nu i-am dat medicamente niciodată! Îți mulțumim, ISUS!!

Ea înțelege tot mai multe lucruri și a început să se roage pentru vindecarea ei. Acum e la liceu, într-o clasă normală, cu puțin ajutor. Cântă în corul liceului și îi place foarte mult. A luat lecții de cosmetică și a învățat să împletească părul. Am lăsat-o să îmi împletească mie părul și ne-am distrat amândouă. Îi place când avem „seara fetelor"- ea și cu mine - îmi coafează părul, îmi face unghiile și mă machiază. Și mie îmi place să petrec timp cu ea. Într-o seară a început să plângă și să-mi spună că la gimnastică nu a putut niciodată să facă roata. I-am spus: „Poți să faci toate lucrurile". I-am mai spus: „Nu contează ce a fost în trecut. Hai să încercăm acum." De atunci s-a uitat la video-uri pe You Tube despre cum se face roata, și a exersat.

Mi-a adus o pereche de papuci și mi-a spus că vrea să învețe să lege șireturile, așa cum fac fetele normale. A devenit foarte independentă și face lucruri noi tot timpul... va urma!!

McKinley – ea are 18 luni acum. A atins toate etapele de dezvoltare. S-a rostogolit de pe o parte pe alta, s-a târât pe coate, a stat în funduleţ şi s-a ridicat singură, acum merge sprijinindu-se pe mâini şi genunchi, merge în picioare ţinându-se de mobilă şi stă în picioare fără ajutor. Cu câteva zile în urmă a făcut primii paşi. I-au verificat inima şi vederea, şi sunt perfecte. Spune: „bye", „ma ma", „da da", „baby" şi cuvântul ei preferat este „ball" (minge). Când vede un cerc undeva, spune: minge. Cu cei trei fraţi mai mari are toate şansele să se joace diferite sporturi pe lângă casă.

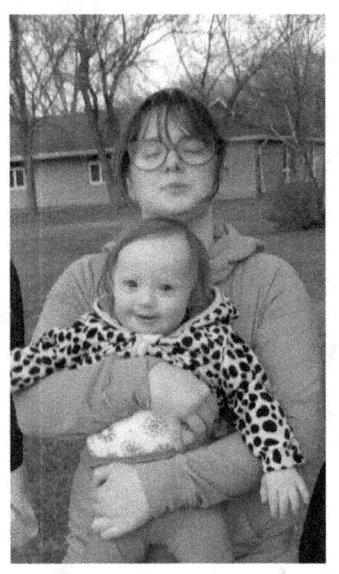

Se poartă la fel ca orice copil normal, arată cu degetul, deschide sertarele şi scoate totul afară, îi place să se joace cu vasele în maşina de spălat, urcă scările şi am văzut că se joacă în toaletă – aşa că vom începe să o punem pe oliţă în curând.

Cu câteva luni în urmă am avut o programare la doctoriţă; au fost acolo şi o asistentă, doi terapeuţi ocupaţionali şi un lucrător social. Toţi au fost uimiţi văzând cât de bine progresează McKinley! Mi-au spus la sfârşitul vizitei că putem aplica pentru o reducere la taxe din cauza diagnosticului lui McKinley. Au scos hârtiile şi doctoriţa a început să completeze partea ei. După vreo câteva minute a pus pixul pe masă şi a spus: „McKinley e uimitoare. Nu ştiu ce să scriu aici, ea e bine." A spus că la momentul acesta McKinley nu se califică pentru credit de dizabilitate. Am zâmbit, iar Wade a spus: „Dumnezeu mi-a dat un serviciu bun şi nu ne trebuie credit la taxe." Când o să o vadă pe McKinley din nou peste 6 luni, vor vedea măreţia Tatălui nostru din Cer. Am observat deja o uşoară schimbare în forma nasului, a sprâncenelor şi părul i se îndeseşte. McKinley e frumoasă... va urma!

Vom continua să declarăm Viaţă peste fetele noastre. Dragostea nu Renunţă Niciodată. Amin şi aşa să fie... ca Tatăl nostru din Cer să fie Slăvit!

Întrebarea #6

„Cum să mă rog pentru vindecarea copilului meu acum când el este destul de mare şi înţelege că el e diferit de alţi copii?"

Pe măsură ce copilul vostru creşte, ajutaţi-l să înţeleagă identitatea lui în Christos, fără să vă concentraţi atenţia asupra simptomelor, a diagnosticului, sau a părerilor omeneşti. Îi putem învăţa pe copiii noştri că Dumnezeu a plătit un preţ nespus de mare pentru ei la cruce fiindcă ei valorează aşa de mult înaintea Domnului chiar acum. De asemenea ei trebuie să ştie că Isus a plătit un preţ mare când S-a lăsat biciuit şi lovit ca să obţină vindecare completă pentru ei.

Vestea bună a lui Isus Christos ne dă valoare ca fii a lui Dumnezeu, prin lucrarea completă a lui Isus Christos. Ajutaţi-i pe copii să aibă o imagine curată despre Dumnezeu şi despre ei înşişi, în lumina evangheliei, şi atunci ei vor fi echipaţi să se roage pentru alţii şi pentru ei înşişi. De asemenea, ei vor accepta ca alţii să se roage pentru vindecarea lor şi nu se vor simţi respinşi din cauza defectului, pentru că vor cunoaşte puterea evangheliei. Văzând dragostea, credinţa şi perseverenţa părinţilor, ei vor cunoaşte dragostea de neînvins a lui Dumnezeu. Cuvintele rugăciunilor voastre le vor aminti de moştenirea şi destinul lor în Christos, şi de credinţa noastră în Dumnezeu pentru manifestarea completă a tot ce este pregătit pentru ei în Christos.

Pe măsură ce cresc, pregătiţi-i pe copii voştri să umble în autoritatea dată de Christos. Învăţaţi-i să îşi pună mâinile peste bolnavi şi să poruncească bolilor să plece, iar trupurilor să fie vindecate; învăţaţi-i să creadă că puterea şi dragostea lui Dumnezeu se revarsă prin ei. Învăţaţi-i să declare adevărul peste ei înşişi şi să poruncească vindecare peste trupul lor - fiind convinşi că ei deja au primit vindecarea şi deja au fost făcuţi perfecţi prin lucrarea încheiată a lui Isus Christos!

Iată marşul poporului lui Dumnezeu către vindecare sută la sută; credincioşii îşi găsesc identitatea şi valoarea în ceea ce a făcut Isus pentru ei la cruce, nu în ceea ce a făcut satan în trupul lor prin boală şi infirmitate. Copiii noştri nu stau pe bancă şi se uită la meci; ei sunt jucători activi, pentru echipa Împărăţiei!

Nu dăm înapoi niciodată şi nu îl lăsăm pe duşmanul nostru să cucerească nici un centimetru. Îi echipăm pe copiii noştri să ştie ce putere au ei la dispoziţie ca moştenitori împreună cu noi a bogăţiilor în Isus Christos! Îi învăţăm să declare cu putere cuvintele pe care le spune Cerul despre ei: „Datorită lui Isus, sunt vindecat! Complet vindecat! Nu duc lipsă de nimic în Isus Christos. Las în urmă ce e vechi, şi mă îmbrac cu ce e nou. Sunt iubit de Dumnezeu. El îmi iartă toate păcatele mele. El îmi vindecă toate bolile mele. Trup, supune-te la Cuvântul lui Dumnezeu şi fi vindecat. Primesc vindecarea dată mie de Isus Christos. Dumnezeu mă iubeşte. El locuieşte în mine. El trăieşte prin mine. Dumnezeu poate să mă folosească să elibereze oamenii astăzi! diavolul nu mă poate opri, dar eu pot să îl opresc pe diavolul în Numele lui Isus!"

CAPITOLUL 9
Lupta pentru a recupera darul lui Dumnezeu

Băiat. 10 ani. SUA
Diagnostic: sindromul down

Să ţinem fără şovăire la mărturisirea nădejdii noastre, căci credincios este Cel ce a făcut făgăduinţa. (Evrei 10:23)

Pe 30 iunie, 2004, ni s-a născut un băieţel. Numele lui înseamnă „darul lui Dumnezeu." Doctorul pediatru ne-a dat vestea neaşteptată: băiatul s-ar putea să aibă sindromul down. Testul de sânge a confirmat. Doctorii ne-au informat despre limitările ce o să le aibă şi despre problemele medicale la care să ne aşteptăm. Sincer, nu ştiam ce o să facem, dar ştiam că vom păstra acest copil, indiferent de ce urmează!

INIMA MILOSTIVĂ E O FUNDAŢIE SOLIDĂ
Ne întrebam ce a cauzat infirmitatea şi dacă am fi putut să o prevenim. Nu m-am gândit că ni se poate întâmpla aşa ceva. Am mers la un doctor de genetică, iar el ne-a spus: „Copilul vostru nu va atinge etapele de dezvoltare la o vârstă normală." M-am gândit: Nu contează când le va atinge, numai să le atingă!

Eram hotărâţi să îl iubim şi să fim optimişti. Ştiam că Tim o să fie un tată excepţional. Tim a ajutat o ligă de bowling pentru nevăzători, şi a fost „fratele mai mare" pentru unii copii care nu aveau tată. El are o inimă milostivă pentru cei ce sunt diferiţi.

Într-o zi, când m-am simţit fără speranţă, încurajarea mi-a venit dintr-o direcţie neaşteptată. Fiul meu mai mare mi-a spus: „Încă nu poţi să ştii cum o să crească el. O să fie bine." Fiul meu cel mijlociu mi-a spus: „Mamă, orice om are handicapuri, numai că nu toate se văd." Încă nu m-am liniştit, dar apoi o prietenă mi-a spus: „Dumnezeu ţi-a dat copilul pe care a vrut ca tu să îl ai." Am acceptat pacea lui Dumnezeu şi m-am hotărât să mă încred în El.

După vreo lună de la naştere, Dumnezeu mi-a vorbit şi a spus: „Ce veste o să crezi: a celui rău, sau a Domnului?" Am răspuns: „Cred în ceea ce ni s-a vestit prin Domnul." În clipa aceea m-am hotărât să cred ce a spus Dumnezeu și să nu mai ascult veștile rele."

Încă mai credeam că trebuie să acceptăm diagnosticul și că nu este nici o vindecare. Credeam în Biblie, în vindecări și în minuni, dar cu privire la acest diagnostic se pare că încă mai credeam minciuna diavolului că e un diagnostic permanent. Credeam că numai anumiți oameni speciali au primit darul vindecării de la Dumnezeu. Știam că Dumnezeu poate să îl vindece pe băiatul nostru, dar nu ne-am gândit că noi trebuie să căutăm vindecarea.

TOT ÎNAINTE

La 11 luni, JT a avut o tuse convulsivă. Nu ne-am dat seama cât de grav poate să fie. Mai târziu am înțeles că orice problemă respiratorie poate fi fatală pentru el fiindcă are căile respiratorii înguste, jumătatea mărimii normale. A fost tratat în spital, într-o capsulă cu oxigen. De acolo am fost trimiși la un spital de copii unde ne-au spus că totul e bine și ne-au trimis acasă în ziua următoare. Știam că Dumnezeu are un plan cu el.

La început s-a dezvoltat normal. A învățat limbajul semnelor ca să îl ajute la comunicare și să reducă frustrarea. I-a plăcut să învețe semnele și creierul i s-a dezvoltat mai bine.

Încă nu se târa pe coate, dar se prindea de mâinile mele să se ridice. Apoi a trecut direct la mersul în picioare, deși ni s-a spus că anumite părți ale creierului se dezvoltă când ei trec prin etapa târâtului pe coate. Ni s-a sugerat să îl ajutăm să sară ca să își întărească mușchii principali și șoldurile. La scurtă vreme după aceea a început să meargă în picioare; avea 15 luni.

La doi ani am constatat că nu auzea bine din cauza fluidului din canalul urechii, iar asta îi întârzia vorbirea. JT a avut operație atunci, și apoi la 4 ani ca să îi pună tuburi în urechi. Am cumpărat un program de citire; JT a învățat să citească înainte a avea 3 ani!

Am încercat să îl înscriem la programe cu logopedul, dar nu am fost acceptați niciodată; lista de așteptare era lungă și nu aveau destui terapeuți. Am început să scriem propoziții pe bandă de hârtie fiindcă îi plăcea să citească. Progresa bine, dar voiam să vedem și mai mult progres în vorbire și înțelegere. Am mers la seminarii despre cum să faci școală acasă cu copiii cu

„înzestrări" speciale. Am aflat că sunt mulți alți copii cu dizabilități pe care părinții îi învață acasă cu succes! Începutul a fost un succes răsunător pentru JT: a învățat să memoreze cuvinte scurte și a învățat sunetele alfabetului. Îi plăcea muzica și învăța totul foarte repede.

După trei ani în care a fost bolnav în fiecare primăvară, am realizat că are alergii de sezon. Mulți ani am încercat să găsim o rezolvare, dar fără succes. După ce am făcut tot ce am putut în limitele omenești, ne-am rugat să primim niște răspunsuri reale. Am decis să ne bazăm pe puterea lui Dumnezeu.

DEVENIND LUPTĂTORI

În momentele acelea ne întrebam dacă ar trebui să ne luptăm pentru un miracol. Mulți ne-au spus să îl acceptăm pe JT așa cum este, fiindcă copiii cu sindromul down sunt atât de drăguți. Dar, la mulți dintre cei ce mi-au spus așa, nu le plăcea să îl aibă pe copilul meu prin preajmă. Eram într-o luptă „contra curentului", contra ideilor preconcepute și a etichetelor impuse de societate.

Am încercat orice, i-am dat vitamine, l-am dus la doctori - dar ei nu știau ce să ne spună. Am căutat peste tot, am epuizat toate resursele și nu am găsit o soluție pentru fiul nostru. Asta era o adevărată luptă! David din Biblie s-a luptat mai întâi cu un leu și cu un urs, și apoi cu uriașul Goliat. Aceea a fost lupta lui cea mai mare. Ne simțeam ca și David: lupta aceasta era mult peste puterile noastre.

L-am întrebat pe Domnul dacă suntem egoiști că alergăm după un miracol și dacă suntem nerecunoscători pentru darul ce ni L-a dat El. M-am rugat împreună cu soțul meu, și AMÂNDOI am simțit că Dumnezeu ne spune să căutăm miracolul și Dumnezeu îl va vindeca pe JT, care atunci avea 8 ani.

Am auzit că unii oameni au fost vindecați de sindromul down și am început să căutăm mărturiile lor. Am găsit un interviu din aprilie 2009 cu un slujitor al Domnului care spunea că a fost răpit la cer, și William Seymour (de la Trezirea Spirituală „Azusa Street" - 1904-1906) i-a spus să se roage pentru copii, în special pentru copiii cu sindromul down, și ei vor fi vindecați! Am început să plâng. „Asta este pentru noi!" Am căutat să vedem unde îl putem găsi pe acest credincios ca să se roage pentru JT. Cu bucurie am aflat că era la numai 45 de minute de noi. Am mers la biserica lui în octombrie, 2012. S-a rugat pentru JT, iar noi am primit tot ce a spus. S-a rugat ca el să fie perfect sănătos, şi cromozomii să fie numai câţi trebuie. S-a rugat ca el să cânte laude şi a cerut ca să îi dea Dumnezeu ungerea să fie un lider cu muzica de închinare. Apoi s-a rugat ca el să călătorească în lume ca un semn şi o minune a harului lui Dumnezeu. Ne-a spus să ne umplem casa cu cântări de laudă şi închinare şi să declarăm versete din Scriptură. Eram foarte aproape de linia de sosire... sau cel puţin aşa am crezut.

După 10 luni eram puţin descurajată şi l-am întrebat pe acest slujitor al Domnului de ce nu am primit încă miracolul. Am citit undeva că miracolele au loc imediat după rugăciune, sau în câteva ore. Am crezut Cuvântul şi am văzut câteva schimbări la JT, dar nu era complet liber de sindromul down. El ne-a spus că Cuvântul Domnului va aduce roadă dacă noi credem şi continuăm să declarăm vindecare completă peste JT, să avem privirea aţintită asupra Cuvântului Domnului şi să nu lăsăm îndoiala să îşi facă loc - fiindcă suntem într-o luptă a credinţei. Cât de adevărat!

VISE DIN CER

Apoi am avut un vis foarte simbolic. Se făcea că mă antrenam să particip la o cursă de maşini şi aveam o maşină de concurs de culoare roşie. Soţul meu şi cu JT erau cu mine. Ne-am oprit la locul unde urma să fie cursa de maşini, şi un ofiţer mi-a amintit că trebuia să repar un cauciuc. M-a întrebat dacă am reparat cauciucul şi dacă am obţinut permisiunea scrisă să depăşesc maşinile care merg mai încet. A dispărut şi apoi s-a întors şi mi-a dat biletul cu permisiunea. Înainte să pornesc pe autostradă, două fete m-au ajutat să blochez uşile şi să închid ferestrele. La întoarcerea acasă, am ales un alt drum decât cel pe care mergeam de obicei.

Iată cum am înţeles eu visul acesta. Ştiam că va fi o cursă intensă şi cursa era pentru miracolul lui JT. Dumnezeu ne-a arătat calea să depăşim obstacolele prin cuvântul Său scris, şi îngerii ne ajută pe cale. Am înţeles că roşu semnifică înţelepciune, deci Dumnezeu ne-a dat înţelepciunea Lui să ne ajute în această cursă, fiindcă vom merge pe un drum diferit de cel pe care am mers până acum.

La scurt timp am fost contactată de o doamnă, lideră a unei echipe de rugăciune (life team), care mi-a spus că cunoaşte un grup de părinţi care cred în miracole pentru copiii lor născuţi cu defect din naştere. Ea m-a întrebat dacă vreau să fac parte din acest grup. I-am răspuns că o să mă rog pentru aceasta, dar deocamdată nu vreau.

În dimineața aceea, Domnul mi-a dat următorul verset: *Să ținem FĂRĂ ȘOVĂIRE la mărturisirea nădejdii noastre, căci credincios este CEL ce a făcut făgăduința* (Evrei 10:23). Dumnezeu mi-a dat versetul acesta fiindcă știa că voi avea nevoie de el în perioadele grele. Din fericire, noi nu mai umblăm prin vedere, ci prin credință, ceea ce înseamnă ca mai întâi **credem** și **apoi** vedem! Știu că Dumnezeu Își ține cuvântul și veghează asupra lui să îl ducă la îndeplinire.

Apoi am avut un alt vis. Se făcea că eram cu JT la piscina YMCA, dar au venit acolo o mulțime de sportivi în canoe olimpice și nu am mai putut înota. Ei au început să pedaleze pe lângă noi și a trebuit să ieșim din apă. Nu știam că aveau un concurs chiar acolo. Apoi au dat un anunț public pentru înscrierea la antrenamente și au anunțat că au nevoie de patru oameni în fiecare echipă. M-am înscris și eu. Am fost pusă într-o echipă cu alte trei persoane pe care nu le cunoșteam. M-am dus să îi dau ceva lui JT să mănânce și apoi să găsesc pe cineva care să aibă grijă de el ca să mă întorc la canoe. Când m-am întors, am văzut pe trei doamne de la o biserică unde am mers înainte, dar ele erau în altă echipă. Două dintre ele mi-au spus că au participat și înainte la acest fel de concurs și le-a plăcut foarte mult! M-am așezat jos. Ni s-a spus să ne ridicăm și să stăm împreună cu echipa noastră. Am găsit un loc aproape de echipa mea, dar totuși nu stăteam împreună cu ei.

Știam că visul era de la Dumnezeu, dar atunci nu i-am înțeles semnificația. Înțelegeam doar că este un concurs al credinței, și noi pedalăm împreună.

La sfârșitul lunii decembrie m-a contactat din nou lidera grupului de rugăciune și m-a întrebat dacă m-am rugat cu privire la grupul de părinți de care mi-a vorbit. Am auzit înăuntrul meu o voce: „Da, acceptă!" și am răspuns: „Da, vreau să fac parte din grupul acela."

Atunci am înțeles semnificația visului. Suntem o echipă de credincioși, într-o călătorie a credinței. Nu locuim aproape unii de alții, de aceea nu putem sta împreună, dar pedalăm împreună, în aceeași direcție și cu același scop. Ce plan măreț a pregătit Dumnezeu!

SĂ NE RIDICĂM PENTRU LUPTĂ

La scurt timp după ce am intrat în echipa de vindecare numită Echipa Avalanşa (Team Avalanche), am trecut printr-o luptă grea. Am intrat în echipă în decembrie, 2013. Pe 2 ianuarie m-am trezit descurajată, şi gândurile mele îmi spuneau că nimic nu merge bine. Simţeam că nu eram bună de nimic, dar eram hotărâtă să nu vorbesc despre îndoielile mele fiindcă ştiam că o să îmi revin cumva.

Am învăţat din cursul Tehnician de Vindecare Divină (Divine Healing Technician) de Curry Blake, că este posibil să avem credinţă în inimă, chiar dacă în minte avem îndoială. Biblia spune că gura vorbeşte din prisosul inimii. Nu voiam să dau voce îndoielii, chiar dacă îi auzeam gândurile în mintea mea. Cuvintele pe care le vorbesc conţin viaţa şi moartea.

Acum trebuia doar să găsesc o metodă să ies din starea aceasta de descurajare care a venit peste mine dintr-o dată, fără nici un motiv. Am deschis televizorul şi m-am uitat la o emisiune creştină. Era vorba despre miracole şi mesajul lor mi-a răcorit sufletul. După aceea m-am decis să mă ridic împotriva descurajării, să Îl cred pe Dumnezeu pe cuvânt şi să cred că El va face cumva să împlinească ce promite. Am văzut că, mai ales când eram obosită, aveam nevoie să meditez la Cuvântul Scripturii şi să ascult cântări de laudă ca să mă ridic din nou. Câteodată telefonam sau trimiteam un text la o prietenă creştină sau la cineva din grupul de părinţi ca să se roage pentru mine, fiindcă aşa ne ajutăm unii pe alţii. Mi-am dat seama cât este de important să avem în jurul nostru oameni care gândesc la fel, care vorbesc cuvinte pline de credinţă.

Am învăţat că pot să înving descurajarea dacă nu mă mai compar cu alţii şi dacă meditez la Cuvântul Domnului care îmi reînnoieşte mintea. Am ascultat muzică de închinare, mesaje de încurajare şi nu am lăsat nici un gând de depresie şi îndoială să îşi facă loc în mintea mea. Am ales să îmi disciplinez imaginaţia să fie plină de imagini cu trăsăturile fiului meu când va fi vindecat, nu cu ceea ce vedeam cu ochii fireşti. Am pus versete peste tot prin casă şi declaram confesiuni de credinţă. Am învăţat ce înseamnă să „faci orice gând rob" ascultării de Christos. Meditam tot mai mult asupra bunătăţii lui Dumnezeu şi a faptului că El vrea ca JT să fie liber! El este Domn peste toate şi chiar sindromul down trebuie să se plece înaintea lui Isus. El a luat deja sindromul down rob şi a triumfat peste el!

Un lucru care m-a ajutat mult a fost încurajarea primită de la părinţii din echipă. Mă încuraja să ştiu că ei se roagă pentru JT. Cineva a spus în timpul rugăciunii că vede cum Dumnezeu îi re-formează legăturile creierului. Altcineva a spus că a avut o viziune cu JT coborând pe nişte scări, total vindecat! Iar altcineva a spus că Dumnezeu i-a arătat că JT are o dragoste pentru oameni şi că va aduce pe mulţi la Isus!

Echipa aceasta de părinţi a fost cea mai bună alegere pe care am făcut-o. Este încurajator să fii înconjurat de alţii care „pedalează" împreună cu tine şi se luptă lupta credinţei ALĂTURI de tine. Suntem ca o armată care s-a unit să se roage unii pentru alţii. Echipa aceasta a venit în viaţa noastră când ne pierdusem speranţa şi aveam nevoie de suport în rugăciune. Ne-au încurajat, s-au rugat pentru noi şi au fost alături de noi. Echipa are un singur scop: să vadă oamenii vindecaţi, în special vindecaţi de probleme care se credea că sunt imposibil de vindecat!

DUMNEZEUL NOSTRU ESTE MAI MARE
De multe ori te simţi singur şi este aşa de bine să ştii că alţii înţeleg prin ce treci. Noi ne-am umplut inima de Cuvântul Domnului şi declarăm acest Cuvânt zilnic, iar schimbările au început să apară tot mai repede.

Aici sunt câteva dintre versetele pe care ne bazăm şi pe care le mărturisim cel mai frecvent: Isaia 53:5, 2 Petru 2:24, Evrei 10:23, Psalmul 103:3, Iosua 1:8, Romani 4:17.

SCHIMBĂRI ÎNCEPÂND CU IANUARIE, 2014
Iată câteva dintre schimbările pe care le-am văzut de când ne-am însoţit cu echipa de vindecare.

Schimbări cognitive: am remarcat că, „dintr-o dată," JT poate să citească cursiv şi are o dorinţă de a învăţa. Rezultatele la testele de stat arată că a sărit peste aproape doi ani de studii. Este excelent la jocurile de memorie. Am văzut că Îl iubeşte pe Domnul Isus cu adevărat; de câte ori ascultăm muzică de închinare, el începe să cânte prin toată casa. Îşi ia chitara, trage de coarde, şi Îi cântă lui Isus. Am văzut abilităţi de gândire avansate, cum ar fi de exemplu că inventează cântece, estimează timpul, vorbeşte mai mult şi formează propoziţii. A început să interacţioneze tot mai mult cu cei din jur. Este tot mai independent; ne ajută prin casă și are grijă de el însuși. Am observat că poate urma direcții complicate și își amintește unde și-a pus lucrurile. Își îmbogățește vocabularul ascultând la video-uri și repetând cuvintele pe care le aude sau le memorează, iar acum spune cuvintele care urmează înainte să le audă.

Schimbări fizice: forma feței i s-a schimbat. Podul nasului a început să se ridice și ochii și-au schimbat forma. Maxilarul e mai proeminent. Dinții nu mai sunt unii deasupra altora, ci au migrat la locul lor fiindcă maxilarul și-a schimbat forma. Capul i-a devenit mai oval, nu mai e așa rotund. A crescut 2 inch și jumătate și s-a îngrășat opt pounds. Alții au început să ne spună că s-a schimbat și că arată „normal".

De când am intrat în echipa de rugăciune Team Avalanche și am ascultat studiile lui Curry Blake, am înțeles că avem puterea lui Christos în noi datorită lui Isus. Reînnoirea minții prin Cuvântul lui Dumnezeu este esențială pentru miracolul fiului nostru. Cuvântul a devenit viu și lucrător și ne-a schimbat viețile!

Această poezie mi-a dat-o Dumnezeu în timp ce mă rugam.

Vino la MINE - ai încredere:
EU voi împlini ce tu îți dorești așa de mult.
Am deschis un drum - dar tu nu l-ai găsit
până când ai văzut că ușa sunt EU!
Nu va fi greu - nimic nu e prea greu
pentru MINE.
Crede-Mă,
cu dragoste am pregătit lucruri bune
pentru tine
și pentru ei!
Nu te mai întrista
nu te neliniști,
Ziua e aproape de sfârșit
EU voi veni în întâmpinarea ta
Ca soarele
La răsărit.

Am aflat că Isus este vindecătorul adevărat! Orice altceva te ajută să te menţii, dar nu ajunge la rădăcina problemei. Isus aduce viaţă şi ne eliberează complet de toate simptomele oricărei boli!

Avem biruinţa când nu ne mai uităm la ce vedem cu ochii aceştia, ci declarăm vindecare completă, şi simptomele pleacă! Declarăm Cuvântul lui Dumnezeu şi suntem de acord cu Dumnezeu. Am ajuns să credem Cuvântul mai presus de orice simptome ar apărea în faţa ochilor noştri. Ştim că preţul a fost deja plătit de Isus.

Dacă citeşti aceste rânduri şi ţi s-a dat o veste sau un diagnostic teribil, te rog să înţelegi că nu e de la Dumnezeu. El vrea să îl elibereze pe copilul tău de toate simptomele oricărei boli. A plătit pentru vindecarea copilului tău în urmă cu 2000 de ani pentru ca el să nu mai fie oprimat cu această boală. Există speranţă; vindecarea este posibilă. Dacă alegi să mergi pe drumul acesta al credinţei, Dumnezeu te va ajuta să învingi! Aşteaptă-te la opoziţie, dar aminteşte-ţi că toate lucrurile sunt cu putinţă la Dumnezeu! Crede vestea Domnului!

Întrebarea #7

„Dar dacă planul lui Dumnezeu pentru copilul meu nu este să îl vindece?
Oare eu caut vindecare din mândrie omenească?
Oare arăt lipsă de respect faţă de suveranitatea lui Dumnezeu?"

Isus ne-a arătat cel mai bine cum să respectăm suveranitatea lui Dumnezeu. Isus nu a considerat bolile şi infirmităţile ca parte a „planului suveran a lui Dumnezeu." El le-a privit ca pe lucrări ale duşmanului, ca pe o răzvrătire *împotriva* suveranităţii lui Dumnezeu. Suveranitatea lui Dumnezeu - adică autoritatea Lui de Împărat - este respectată când ascultăm poruncile Lui şi ne încredem în promisiunile Lui.

Vă puteţi imagina că veţi sta înaintea lui Dumnezeu în ziua judecăţii şi veţi spune: „Eu nu am ascultat poruncile pentru că Tu eşti suveran şi oricum faci ce vrei?" Nu are nici un înţeles. Ce are înţeles este să Îl lăsăm pe Regele Isus să fie Domnul nostru suveran, iar noi să ascultăm de poruncile Lui, care includ porunca de a „vindeca bolnavii".

A mustrat Domnul Isus pe cineva care a venit la El pentru vindecare spunându-le că vin din mândrie omenească? Le-a spus Isus că arată lipsă de respect? Le-a spus El vreodată să nu caute vindecare cu atâta insistenţă, să nu decidă în locul lui Dumnezeu fiindcă El ştie mai bine de ce le-a dat boală? Dimpotrivă, El ne-a încurajat să venim la El oricând avem nevoie de harul Lui.

Iată un exemplu de lipsă de respect şi de a decide în locul altuia: dacă mă duc la un prieten acasă pe neaşteptate, fără ca ei să mă invite, şi să îi spun că o să stau cu ei acolo o perioadă şi ei trebuie să îmi plătească toate cheltuielile. Dar nu e lipsă de respect dacă mă duc acasă la părinţi, de sărbători, când ei de abia aşteaptă să vin, şi au pregătit deja o cameră pentru mine. Dacă mă duc la părinţi, arăt că am încredere în dragostea lor şi îi cred pe cuvânt. Aşa este Dumnezeu: El deja a plătit „cheltuielile" pentru vindecarea noastră şi ne-a invitat să venim şi să o primim prin credinţa în Isus Christos. Nu e lipsă de respect să primesc ce mi-a pregătit. Vindecarea a fost decizia Lui, nu a mea.

Dumnezeu porunceşte ucenicilor să vindece bolnavii. Dumnezeu L-a trimis pe Isus Christos să fie lovit, biciuit şi prin rănile Lui să aducă vindecare pentru trupurile noastre. Deci dacă vindecarea bolnavilor este ideea lui Dumnezeu, cum arăt lipsă de respect pentru El? Nu noi am inventat ideea că Dumnezeu este vindecătorul nostru. Aşa S-a revelat El nouă în Biblie.

Dumnezeu nu aşteaptă că noi să încercăm să descoperim printre gândurile Lui nenumărate care ar fi „planul Lui suveran secret" pentru bolile copiilor noştri, şi apoi să acţionăm numai în funcţie de acel plan. El aşteaptă ca noi să fim împlinitori ai Cuvântului scris, care arată clar planul Lui. Este lipsă de respect să nu facem ce ne spune El prin Cuvânt, să nu ascultăm poruncile Lui, să nu credem în promisiunile Lui că El o să vindece bolnavii - şi să ţinem mai departe de părerile noastre teologice. Dacă căutăm vindecarea cu insistenţă nu este lipsă de respect, este ascultare şi supunere!

CAPITOLUL 10
Dumnezeu este tăria noastră

Băiat. 1 an. Germania
Diagnostic: sindromul down

Aș vrea să încep istoria lui Gabriel cu seara de Crăciun din 2013 când am aflat cu bucurie că sunt însărcinată. Pe atunci Dumnezeu era pentru mine ca un fel de Moș Crăciun.

Multe dintre dorințele mele trimise lui „Dumnezeu - Moș Crăciun" s-au împlinit în anul acela. M-am căsătorit, în sfârșit, cu un bărbat creștin. Am rămas însărcinată, cu toate că doctorii au spus că tuburile falopiene îmi sunt închise și nu pot rămâne însărcinată pe cale naturală. Din nefericire am pierdut prima sarcină, dar apoi i-am spus lui Dumnezeu că îmi doresc să rămân din nou însărcinată, și în seara de Crăciun am aflat că dorința mi-a fost îndeplinită. Soțul meu și cu mine eram foarte bucuroși. Eu eram puțin temătoare fiindcă tocmai am pierdut un bebeluș, dar I-am spus din nou lui Dumnezeu că îmi doresc un bebeluș sănătos.

PRIMĂVARĂ CU NORI

Într-o zi frumoasă de primăvară, în aprilie, 2014, această din urmă dorință a fost acoperită de nori. Îmi amintesc că am plecat din apartamentul nostru din Berlin rugându-ne ca totul să fie bine la ecografia 3D; ne țineam de mână și ne bucuram de lumina soarelui.

În camera de așteptare, în timp ce completam formularele pentru ecografie, am văzut un cuplu care tocmai pleca: amândoi aveau un zâmbet larg și se uitau fericiți la imaginile de ecograf cu bebelușul lor. Mă gândeam nerăbdătoare că și noi vom fi la fel ca ei în curând.

Eram puțin îngrijorată pentru că, la ultima ecografie, doctorul nu i-a văzut stomacul bebelușului nostru, dar ne-a spus că probabil e din cauză că tocmai și-a golit vezica. Tot atunci a văzut că mâinile și picioarele îi sunt cam scurte, dar asta nu era o problemă fiindcă atât soțul meu cât și eu suntem scunzi.

Doctorul s-a uitat la bebeluş şi ne-a spus nişte cuvinte pe care mi le amintesc şi acum: „Deci aţi semnat pe formular că doriţi să păstraţi bebeluşul chiar dacă are sindromul down. Vreţi să aflaţi alte detalii despre bebeluş?"

Am uitat că semnasem afirmativ pe formular rubrica cu întrebarea dacă vom continua o sarcină cu sindromul down; mai târziu ne-am uitat şi într-adevăr semnasem. Soţul meu şi cu mine suntem amândoi creştini şi în favoarea vieţii, deci nu am fost surprinsă că am semnat afirmativ, dar m-a surprins felul în care doctorul ne-a dat vestea diagnosticului. L-am întrebat despre celelalte detalii. Ne-a spus că vede o gaură în inimă, care probabil va necesita operaţie, după naştere. Ne-a arătat că stomacul era mai mic decât mărimea normală şi că esofagul era de asemenea mai scurt. Ne-a arătat că nasul nu avea încă osul format. A văzut de asemenea nişte pete albe pe ficat, fruntea plată şi gâtul gros. Ne-a spus că mâinile şi picioarele scurte sunt de asemenea detalii care confirmă sindromul down.

Am încercat să fiu tare, să nu plâng, şi m-am rugat să nu aibă dreptate. Am văzut deja un miracol prin faptul că am rămas însărcinată. Acesta era chiar doctorul care mi-a spus că nu pot rămâne însărcinată pe cale naturală, numai dacă merg la o clinică, fiindcă am endometrioză.

Am vrut să venim la acelaşi doctor ca să vadă miracolul că am conceput un copil fără să mergem la clinică. Voiam ca el să vadă puterea lui Dumnezeu. Acum el ne spunea că bebeluşul nostru primit ca un miracol are aceste semne, şi că el era 99% sigur că va avea sindromul down.

I-am amintit că ne-a spus şi înainte lucruri care nu s-au adeverit. Înainte de a rămâne însărcinată, soţul meu i-a spus că noi vom fi dintre cei 1%, vom crede că Dumnezeu ne vindecă şi că pot rămâne însărcinată. De data aceasta doctorul ne-a spus că putem face amniocenteză sau un test de sânge care să verifice diagnosticul. Amniocenteza ar fi putut cauza pierderea sarcinii, iar testul de sânge ar fi fost prea costisitor, aşa că am decis să nu mai facem nici o verificare fiindcă oricum vom păstra sarcina.

Pe atunci credeam că Dumnezeu vindecă uneori, dar nu întotdeauna. De asemenea, cum am spus înainte, Îl vedeam pe Dumnezeu ca pe Moş Crăciun. Îmi era greu să înţeleg de ce treceam prin situaţia aceasta.

Am decis să nu mai credem în superstiția că nu e bine să îi dai un nume bebelușului înainte de a se naște. Voiam ca oamenii să vadă că bebelușul nostru are valoare. L-am numit Gabriel - care înseamnă „Dumnezeu este tăria mea" sau „Bărbat puternic a lui Dumnezeu".

ADN-UL ESTE LINIA DE DESPĂRȚIRE

Am scris mesaje la toți cei ce am crezut că o să se roage pentru vindecarea lui Gabriel. Le-am spus să nu se roage să se facă „ce vrea Dumnezeu," ci să Îi ceară direct lui Dumnezeu „vindecare completă" (atunci credeam că trebuie să Îi cerem la Dumnezeu). Mulți oameni spun să se facă „ce vrea Dumnezeu," fiindcă nu vor să ceară vindecare, de teamă că nu se va schimba nimic. Doream ca oamenii să se roage în mod specific pentru vindecare. La momentul acela mă bazam pe versetul care spune: nu aveți pentru că nu cereți; de asemenea, mă bazam pe istoria acelui om care a mers la vecinul lui să ceară pâine și a primit, pentru că a cerut cu insistență. Le-am spus oamenilor să bată la ușa lui Dumnezeu cu insistență pentru vindecarea lui Gabriel.

De aici au pornit câteva discuții cu privire la voia lui Dumnezeu. Unii din familie și dintre prieteni nici nu ne-au răspuns la cererea pentru rugăciune. Mai târziu ei ne-au spus că nu le venea să creadă că le-am cerut să se roage așa ceva, fiindcă sindromul down este o binecuvântare de la Dumnezeu. Alții ne-au scris că se vor ruga pentru vindecarea organelor interne, dar ei nu cred că este voia lui Dumnezeu să îi schimbe ADN-ul.

Am citit despre sindromul down pe internet și nu am văzut nimic care să semene cu o binecuvântare pentru Gabriel. Apoi am căutat pe internet vindecare de sindromul down. Am găsit câteva mărturii despre alți bebeluși care au fost diagnosticați înainte de naștere, dar diagnosticul s-a schimbat prin rugăciune și ei s-au născut complet sănătoși. În felul acesta am cunoscut o familie din Australia, care, de asemenea, urmau să aibă un copil căruia i s-a dat diagnosticul de sindromul down - dar ei au respins acest diagnostic. Am început să ne rugăm împreună cu această familie pentru vindecarea băieților noștri. Ne scriam zilnic și ne încurajam unii pe alții, fiindcă treceam prin situații asemănătoare și aveam credință pentru vindecare completă.

DESCOPERIND VOIA LUI DUMNEZEU

Am avut îndemnul să citesc toate cuvintele lui Isus înregistrate în Biblie. Am avut o Biblie unde cuvintele lui Isus erau scrise cu roşu, deci le-am găsit uşor. Am citit rugăciunea Tatăl Nostru. O ştiam pe de rost, dar de data aceasta am văzut ceva nou. Scria acolo foarte clar: „Facă-se voia Ta, precum în cer, aşa şi pe pământ". Dumnezeu nu are două „voi" separate: una pentru cer şi alta pentru pământ. În cer nu este sindromul down. Deci cum poate veni sindromul down din cer (de la Dumnezeu) când cerul nu are de unde să ni-l dea? Dacă sindromul nu este în cer, atunci nu ar trebui să fie nici pe pământ.

Nu am mai avut nici o îndoială că Dumnezeu vrea să vindece sindromul down. Ştiam acum că voia Lui este să avem sănătate completă în această viaţă pe pământ.

Am căutat pe internet şi am găsit John J Lake Ministries. Am vizionat Tehnician de Vindecare Divină (Divine Healing Technician) pe You Tube şi am cunoscut alţi părinţi care credeau de asemenea în vindecare completă pentru copiii lor. Ascultând seria Tehnician de Vindecare Divină, am remarcat versetul „Prin rănile Lui aţi fost tămăduiţi." Deşi soţul meu şi cu mine am fost creştini de ani de zile, doar acum vedeam pentru prima dată aşa de clar Cuvântul lui Dumnezeu. Am început să ne rugăm pentru oamenii bolnavi. În loc să spunem: „Sper să te faci bine în curând", acum ne rugam pentru ei.

Dar era greu să mă uit la persoanele cu sindromul down. Nu am putut să mă rog pentru vindecarea lor. Mă cuprindea o frică şi mă rugam: „Te rog, Doamne, nu Gabriel" - fiindcă duşmanul îmi tot şoptea că sindromul down nu se poate vindeca, că asta e prea greu pentru Dumnezeu.

Am avut o lună la dispoziţie până la următoarea ecografie, şi în timpul acesta am postit şi ne-am rugat împreună cu câteva persoane din biserica noastră. Diaconii s-au rugat pentru noi şi m-au uns cu uleiul ungerii. Aveam credinţă că Gabriel a primit vindecare completă. Apoi am mers la ecograf. Prima schimbare a fost că doctorul nu a mai văzut gaura din inima lui Gabriel. L-am strâns pe soţul meu mai tare de mână şi I-am mulţumit lui Isus. Apoi doctorul ne-a spus că vede o gaură, dar este aşa de mică că de abia se vede. A spus că probabil nu va fi nevoie de operaţie! Doctorul a rămas convins totuşi că are sindromul down fiindcă a văzut celelalte semne.

Am mai făcut câteva ecografii până la sfârşitul sarcinii, şi la fiecare mă aşteptam să aud că Gabriel e complet sănătos. Dar nu a fost aşa. Semnele au rămas şi au mai apărut şi altele. Un alt semn a fost limba proeminentă. Altul a fost că lichidul amniotic era scăzut - un semn că probabil placenta nu funcţiona bine. Am continuat să ne bazăm pe Cuvântul lui Dumnezeu. Am cerul altora să se roage ca lichidul amniotic să crească. Am vrut să avem o naştere naturală pentru Gabriel.

PUTEREA SE ARATĂ

Conform ecografelor eram la 2 săptămâni şi jumătate înainte de naştere şi lichidul amniotic încă era scăzut, iar Gabriel nu se dezvolta şi nu creştea în greutate. Ni s-a spus că probabil va cântări 1900-2000 de grame şi ni s-a recomandat inducerea naşterii. A fost una dintre cele mai grele decizii, dar am hotărât să facem aşa cum ni s-a recomandat. Am avut un travaliu dureros, dar după 12 ore am născut fără cezariană. Când l-au cântărit pe Gabriel, avea 2560 de grame - o greutate normală pentru vârsta gestaţiei lui. Acesta este încă un exemplu că nu putem să ne încredem întotdeauna în ce indică aparatele medicale.

M-am întristat când, pe baza semnelor observate, ni s-a confirmat diagnosticul de trisomie 21. Voiam să mă ridic de pe masa de naştere, să îl iau pe Gabriel în braţe şi să-l fac bine.

Am continuat să declarăm viaţă peste el şi să credem Cuvântul care spune că Gabriel este complet vindecat. Razele X au confirmat că stomacul este normal şi esofagul este de asemenea normal. Un alt test a arătat că are auzul bun. Ne-am bucurat şi aşteptam cu nerăbdare să vedem mai mult cer pe pământ.

AM AFIRMAT CUVÂNTUL ÎN FAŢA CONFIRMĂRII DIAGNOSTICULUI

Am rămas în spital cu Gabriel timp de o săptămână. În ziua când urma să mergem acasă, am primit confirmarea testului ADN. Rezultatele ne-au fost prezentate de o doctoriţă aşa-zis „creştină". Ea ne-a spus că era de aşteptat ca analizele de sânge să confirme ceea ce arătau semnele exterioare. I-am spus că Gabriel e deja vindecat prin rănile lui Isus şi noi vom vedea că îşi primeşte vindecarea. Ea a răspuns că crede în Dumnezeu, dar nu e sigură dacă Dumnezeu mai vindecă şi în zilele noastre. De abia aşteptăm să îi arătăm că Dumnezeu a pregătit într-adevăr vindecare pentru toţi.

Suntem mulțumitori pentru fiecare succes pe care îl vedem în fiul nostru. Am învățat de la prieteni să nu îl comparăm pe Gabriel cu alți copii, nici măcar cu alți copii cu trisomie 21. Stăm pe Cuvântul Domnului care spune că Gabriel este 100% vindecat și nu acceptăm o vindecare parțială. Isus a plătit pentru vindecarea completă a lui Gabriel!

ÎNCEPE VINDECAREA

Am văzut o vindecare parțială în Gabriel și suntem foarte mulțumitori, dar de abia așteptăm să vedem vindecarea completă pentru care a plătit Isus, să vedem confirmarea testului de sânge că nu mai are trisomie 21. Până atunci vom sărbători fiecare succes a lui Gabriel. La început nu putea să sugă la piept, apoi l-am alăptat cu ajutorul unei pâlnii pentru supt, iar la două luni a început să se alăpteze normal fără pâlnie. Încă se mai alăptează și acum ca un campion! La 6 luni am început să îi dăm mâncare solidă; începutul a fost mai dificil și scuipa mâncarea afară din guriță. Acum înghite aproape toată mâncarea de bebeluși ce i-o dăm.

La început era ca un tăiețel moale când îl țineam sus, dar la o lună și jumătate și-a ținut capul sus și s-a întors de pe burtică, pe spate. Fizioterapeuta este uimită de puterea ce o are în picioare și că partea de sus a corpului se întărește de asemenea. La început nu își focaliza privirea, dar apoi a început să urmărească totul cu privirea și să zâmbească la oricine se uită la el. Își mișca mâinile și picioarele la întâmplare, dar acum își folosește degetele și mâinile ca să prindă obiecte și să se joace. La șapte luni și jumătate a început să pronunțe unele consoane și să se rostogolească ca să ajungă unde vrea.

Vom sta mai departe pe Cuvântul lui Dumnezeu și vom cere ca tot ce a furat diavolul de la Gabriel și de la noi să ne fie dat înapoi. Isus a plătit prețul, și noi îl vom vedea pe fiul nostru complet vindecat fără nici un efect lăsat de cromozomul în plus. Acum nu ne mai temem să ne rugăm pentru cei la care le-a fost furată vindecarea dată de Isus. Este încă greu să ne uităm la adulți sau copii mai mari care au sindromul down, dar acum știm că avem cheile Împărăției ca să le aducem libertatea. Așa cum am cerut și noi altora să se roage pentru Gabriel, acum și noi ne rugăm pentru ca alții să trăiască în vindecare divină. În felul acesta ne iubim aproapele ca pe noi înșine.

În ziua când am aflat despre diagnosticul lui Gabriel, L-am întrebat pe Dumnezeu de ce, și L-am rugat disperată să facă ceva. Mi-au venit în minte cuvintele: „Aşteaptă-te la măreţie." După ce am auzit aceste cvinte, m-am gândit: cum poate fi asta măreţie? M-am rugat iarăşi, în speranţa că Dumnezeu va face ceva. Acum ştiu că Dumnezeu deja a făcut ceva, a făcut totul, iar cuvintele acelea se refereau la măreţia lucrării lui Isus. Vedem măreţia lui Dumnezeu în Gabriel şi o vom vedea în întregime aici pe pământ aşa cum este deja în cer.

Întrebarea #8

„Pot să mă rog pentru vindecare chiar dacă soția sau soțul meu nu este credincios?"

Categoric, da! Credința ei/lui în Christos ți-ar fi de folos și te-ar încuraja, dar dacă nu, trebuie să te încurajezi în Domnul.

Rugăciunea ta pentru copil are aceeași putere, indiferent dacă soția sau soțul este credincios, sau nu. S-ar putea să îți fie mai greu, dar aceasta nu influențează impactul spiritual al rugăciunilor tale. Declarațiile tale au putere spirituală pentru că ești una cu Christos, nu pentru că ești una cu soția/soțul tău.

CAPITOLUL 11
Asta, da!

Fată. 14 ani. SUA
Dignostic: sindromul down

2001 a fost anul în care am experimentat schimbări majore: de la bucuria de a afla că am o sarcină normală, la o serie de diagnoze neaşteptate şi apoi la un mod nou de viaţă, cu multe schimbări. Încercam să fim optimişti, ca să ne pierdem mintea. Eram creştini, credeam în minuni, dar nu ştiam cum să stăm tari şi cum să luptăm ca să obţinem o minune. Nu ştiam despre puterea cuvintelor vorbite sau despre autoritatea spirituală a credincioşilor. Biserica la care mergeam atunci credea în vindecare divină, dar nu în vindecare pentru defectele din naştere. De fapt, când am vorbit deschis despre aceasta, am fost privită ca o persoană cu o credinţă ciudată.

CĂDEREA
Ni s-au dat tot felul de prognoze negative. La început doctorul ne-a spus că şansele de a avea un copil cu sindromul down sunt de unu la sută, deci eram aproape siguri că vom avea un copil normal, mai ales că ne-am rugat pentru aceasta.

Îmi amintesc cât am fost de descurajată şi dezamăgită. Toate speranţele şi visele mele s-au prăbuşit. După câteva zile în care nu-mi venea să cred, şi plângeam, am ajuns la concluzia că ne vom încrede în Dumnezeu pentru fetiţa noastră. Ni s-a oferit opţiunea să o dăm pentru adopţie dacă responsabilitatea de a o creşte era prea mare pentru noi. Bineînţeles că nu am acceptat; am îndrăznit să credem într-un miracol (Psalmul 127:3).

Era greu să fiu lângă alte mame cu copii de aceeaşi vârstă cu fetiţa noastră. Toţi spuneau cu bucurie cum bebeluşul lor se rostogoleşte, sau face un lucru sau altul. Am început să Îl întreb pe Dumnezeu: De ce? De ce a trebuit să mi se întâmple mie? Erau ceilalţi părinţi preferaţii lui Dumnezeu?

M-am lăsat de servici ca să stau acasă cu fetiţa, fiindcă nu a fost primită la nici un cămin. Am început să caut peste tot o rezolvare. Am găsit mărturia unui băiat numit Richard, din Florida, care a fost retardat mintal, dar s-a vindecat în mod miraculos. Am contactat-o pe mama lui. Ea m-a încurajat, dar nu a avut prea mult cu ce să mă ajute.

I-AM GĂSIT PE CEI DE O CREDINȚĂ

În 2009, am aflat despre un grup de creștini cu o credință care aduce rezultate; am aflat despre lucrarea încheiată a Domnului Isus, și despre voia Lui să ne vindece. Am fost uimită să aflu că El vrea să o vindece pe Vicky, că infirmitatea nu era voia Lui.

Într-o zi, în 2013, am auzit un mesaj care menționa miracolele făcute de tehnicienii de vindecare divină de la JGLM (John J. Lake Ministries - JLM.org). De la o persoană la alta, am ajuns să fiu prezentată la Margaret, la Sherry și la echipa de rugăciune a părinților.

Într-un moment de haos și dezamăgire totală, aveam nevoie să fiu conectată cu oameni de o credință, care înțeleg prin ce trec. A fost un privilegiu deosebit să ajung să fac parte din această echipă de rugăciune.

Am fost încurajată, echipată și ajutată. Pentru prima dată în 15 ani am putut spune: „Asta, da! Asta da, credință!" Simt că vorbim aceeași limbă. Povara e mai ușoară și puterea de a sta în picioare e mai mare. Ei mă înțeleg fiindcă au aceeași țintă ca și mine.

Este uimitor să vezi pe toți acești părinți, mame și tați, luptând cu același scop în minte; binele copiilor lor este motivul tuturor rugăciunilor. E ceva puternic, e contagios! Oamenii aceștia sunt plini de speranță, nu cedează la nimic. Ne îndreptăm spre ceva mult mai mare decât ne imaginăm. Nu mă mai simt singură și izolată. Simt că aparțin unui grup care are un scop măreț. Cuvântul lui Dumnezeu a devenit viu.

Sindromul down nu mai este un obstacol de neînvins. S-a plătit un preț mare și s-a plătit în întregime. Isus a plătit pentru sindromul acesta cu rănile de pe trupul Lui, când a fost biciuit. Prin aceste răni care i-au tăiat spatele, noi am fost vindecați (1 Petru 2:24).

Este minunat să descopăr că Cuvântul lui Dumnezeu (ce spune El) dăinuieşte pe veci în ceruri (Psalm 119:89) şi că noi, ca şi copii ai lui Dumnezeu, avem dreptul să facem Cuvântul Tatălui nostru să dăinuiască şi aici pe pământ.

Cu bucurie am aflat că nu trebuie să mai fiu de acord cu ce spune lumea despre fiica mea, ci pot alege să fiu de acord cu Cuvântul lui Dumnezeu, cu ce spune El despre ea.

Mărturisesc şi declar Psalmul 91:1-16, mă rog Isaia 54:13-17, Efeseni 1:3; 18-22 şi Efeseni 3:14-20.

Mă uit în fiecare seară la mesaje video cu Curry Blake, de la John J. Lake Ministries. Mesajul intitulat „Cum să primeşti de la Dumnezeu" (How to Receive from God) m-a ajutat să devin perseverentă în ceea ce spune Cuvântul despre mine. De asemenea, m-a ajutat mult mesajul „Demolarea tradiţiilor false cu privire la vindecarea divină" (Killing the Sacred Cows Concerning Divine Healing), „Secretele vindecării divine" (Divine Healing Secrets), „7 secrete ale puterii spirituale" (7 Secrets to Spiritual Power) şi multe altele. Mărturiile lui Curry sunt de asemenea foarte încurajatoare. El trăieşte ceea ce predică. Nu sunt doar vorbe goale.

Când am văzut fotografii cu fiica lui Margaret pe internet, m-am bucurat de schimbările ce au avut loc în ea. Mi-a dat speranţă. E bine să vezi cum alţi părinţi mărturisesc despre schimbările din copiii lor. E adevărat! (Marcu 16:17-18) Aceste semne îi urmează pe cei ce cred.

Din când în când mă descurajez pentru că duşmanul se împotriveşte, dar îmi aduc aminte că nu sunt singură, că Isus este întotdeauna cu mine. El deja a pregătit o cale de ieşire. Acest grup de credincioşi se unesc în rugăciune pentru mine dacă am nevoie. Cum scrie în Iacov 4:6-7, împotriviţi-vă diavolului şi el va fugi. Îmi aduc aminte că ascultarea de Dumnezeu înseamnă să cred cuvântul şi să îl împlinesc - adică să fac ce spune. Încă învăţ cum să stau tare, să nu mă îndoiesc de promisiunile lui Dumnezeu. Uneori lucrurile nu arată aşa cum mă aştept, dar mă decid de fiecare dată să îmi pun atenţia asupra a ceea ce Dumnezeu a spus în Cuvântul Lui.

De când am intrat în echipa de rugăciune, am avut multe visuri și viziuni cu Vicky complet vindecată, fără nici o urmă de sindrom. O dată am văzut-o într-un vis având o conversație foarte clară.

Iată câteva schimbări pe care le-am văzut la ea în ultima vreme:

- Ochii ei sunt mai mari și podul nasului începe să se ridice.

- Baza gâtului se subțiază tot mai mult.

- Spune mai multe cuvinte și le pronunță tot mai clar.

- Comportamentul i s-a îmbunătățit. Acum stă și ascultă o poveste întreagă și face exerciții de matematică în minte.

Suntem plini de speranță și entuziasmați, nu numai pentru Vicky, dar pentru toți copiii din echipă, pentru care ne rugăm cu regularitate.

Întrebarea #9
„Pot să fiu eficient în rugăciunea pentru vindecarea copilului meu chiar dacă sunt descurajat sau am problemele mele de sănătate?"

V-a descurajat Isus, sau v-ați uitat voi în altă parte decât la Christos, încercând să găsiți încurajare altundeva? Nu lăsați lucrarea dușmanului împotriva voastră sau a altora să vă spună cine sunteți.

Dușmanul încearcă să se folosească de căderile voastre ca să distrugă mesajul evangheliei din mintea voastră. El șoptește: „Vezi, Scriptura spune că Dumnezeu te poartă întotdeauna triumfător în carul Lui de biruință, dar tu încă suferi de depresie." Trebuie să învățați să puneți adevărul evangheliei deasupra problemelor. „Încă mă mai lupt cu depresia, DAR este scris: Dumnezeu mă poartă întotdeauna triumfător în carul Lui de biruință prin Isus Christos!" Dușmanul se va lupta mult să vă înșele cu privire la identitatea voastră în Christos, dar trebuie să învățați să vă încredeți în Cuvânt mai presus de orice sentimente de teamă și de orice circumstanțe. Rugăciunea voastră este eficientă pentru că Domnul Isus a stabilit deja rezultatul rugăciunii prin lucrarea Lui care este completă. Dacă sunteți descurajat sau aveți probleme de sănătate - aceasta arată că încă învățați cum să umblați în victorie cu Isus, dar aceasta nu schimbă cu nimic lucrarea Lui, care este deja încheiată, rezultatul este deja stabilit.

Bolnavii nu se vindecă fiindcă voi vă simțiți puternici. Ei se vindecă fiindcă Isus a suferit rănile în trupul Lui. Deci emoțiile voastre - pozitive sau negative - nu vindecă pe nimeni și nu împiedică pe nimeni să fie vindecat.

Bolnavii nu se vindecă pentru că voi aveți sănătate perfectă. Ei se vindecă fiindcă Isus a suferit rănile în trupul Lui. Deci starea de sănătate din trupul vostru - bună sau rea - nu vindecă pe nimeni și nu oprește pe nimeni să fie vindecat.

Sunteți calificați să aduceți vindecare copilului vostru datorită lucrării lui Christos pentru voi și pentru copiii voștri. Nimic nu poate schimba ce Isus deja a împlinit!

CAPITOLUL 12
Vestea Domnului

Băiat. 1 an. Olanda
Diagnostic: sindromul down

Am fost creștină toată viața (am mers la biserică de la vârsta de 5 ani) și am avut parte de multe binecuvântări: multe vise au devenit realitate, multe dificultăți au fost rezolvate supranatural, am avut multe lupte și multe victorii. Dar nu am știut că cea mai dificilă și dureroasă situație din viața mea urma să apară.

În urmă cu 9 ani am întâlnit un om minunat. Ne-am căsătorit la 3 ani după ce ne-am cunoscut. A fost mai mult decât un vis. Inima îmi era plină de bucurie. Familia și prietenii au fost martori la această binecuvântare pregătită de Dumnezeu pentru mine.

Am încercat să rămân însărcinată, dar aveam 35 de ani când m-am căsătorit și, după un timp, am constatat că soțul meu avea ceva probleme de infertilitate. Ne-am hotărât să nu mai pierdem vremea și să facem un tratament, cu credința că Dumnezeu poate folosi ceea ce știința a achiziționat în acest domeniu. Am încercat inseminare artificială timp de un an fără succes, apoi doctorii au sugerat o procedură mai eficientă: ICSI (un fel de fertilizare in vitro). La prima încercare am rămas însărcinată (aveam 38 de ani), și aceasta a fost împlinirea unei proorocii ce mi-a fost dată cu patru ani înainte de a rămâne însărcinată, și care spunea:

„*Vei rămâne însărcinată și vei avea un băiețel*" (exact cum mi-am dorit în secret de mult timp).

Perioada sarcinii a fost o binecuvântare. Mă simțeam bine, eram bucuroasă, plină de energie și mai frumoasă ca oricând. Oamenii care mă vedeau îmi spuneau: „Parcă strălucești!" Eram într-adevăr fericită.

Fiul meu a venit pe lume cu trei săptămâni înainte de termen, în ianuarie. Toată familia a alergat împreună cu mine la spital, și în scurtă vreme mi-au adus copilul să îl văd. Era un vis împlinit. Dar parcă simțeam că ei erau cumva întristați. M-am gândit că poate fiindcă totul s-a petrecut așa în grabă și pe neașteptate. Toți am fost puțin speriați și obosiți.

SE IVEȘTE UN NOR NEGRU

După ce familia a plecat, soțul meu mi-a spus că trebuie să vorbească cu mine despre ceva „foarte serios". Apoi mi-a spus: „Doctorii au spus că bebelușul nostru are caracteristicile sindromului down." Am început să tremur cu tot trupul. Eram pe un pat de spital, nu puteam să mă mișc și nu puteam să respir, iar durerea fizică de la cezariană îmi era intensificată de această veste rea. Durerea din suflet era mai mare decât am simțit-o vreodată.

M-am uitat la băiețelul meu care dormea lângă mine. Nu putea fi adevărat. Nu el. Nu noi.

Testele făcute la începutul sarcinii au arătat că probabilitatea ca să fie un copil cu sindromul down sau cu alt defect este redusă. Am hotărât să nu mai facem alte teste. Acum ne întrebam cum a fost posibil ca bebelușul nostru să aibă aceste probleme?

Am chemat-o pe doctorița de gardă de la pediatrie în seara aceea. A venit lângă mine și mi-a spus: „...dar e așa de frumușel!" - apoi m-a întrebat: „Nu ai știut dinainte?"

Au venit și alții din familie să ne viziteze și m-au făcut să plâng. Nu pot descrie disperarea ce o simțeam.

Soțul meu a aflat diagnosticul la 45 de minute de la naștere. Un doctor l-a chemat deoparte și i-a spus ce a observat el, apoi a încheiat cu aceste cuvinte: „Dar acum poți să te duci cu doamna asistentă să vezi cum îl spală pe bebelușul vostru." Soțul meu mi-a spus mai târziu că tot ce simțea era o tristețe adâncă și că nu s-a putut bucura cum ar fi vrut „de fiecare secundă a acestei prime băițe, în care, pentru prima dată, îl puteam ține în mâinile mele pe copilul nostru."

Bebelușul nostru, Baby F,[6] a stat în spital 10 zile. Nivelul de oxigen din plămâni i-a scăzut dintr-o dată, au presupus că inima nu îi funcționează (pentru că a avut găuri în inimă) și au mai suspectat că ar avea o problemă la ficat. La vârsta de o săptămână, testul de sânge a confirmat că s-a născut cu trisomie 21. A fost cea mai grea zi din viața mea.

Nu am mai putut alăpta. Nu puteam mânca, nu puteam dormi, nu mă puteam pieptăna și, mai ales, nu mă puteam opri din plâns. Mergeam să mă culc, dar auzeam în mijlocul nopții o voce care îmi tot repeta în minte: „Are sindromul down". Dimineața mă trezeam, dar nu îmi dădeam seama dacă am dormit fiindcă aveam coșmaruri, sau deliram.

Am primit ajutor de la doctorii psihologi; am început să iau medicamente de depresie. Dar totuși... durerea era de nesuportat. Era mai mult decât puteam să duc.

Și unde era Dumnezeu? Nu vedea ce se întâmplă? Era voia Lui să trecem prin toată această tristețe și lacrimi?

Oamenii au încercat să ne ajute spunându-ne cuvinte ca acestea: „Ați fost binecuvântați de Dumnezeu - copilul vostru e un înger," sau „Dumnezeu nu vă dă o povară mai mare decât puteți duce," sau câteodată ne spuneau despre unul sau altul cu sindrom, care învață destul de bine la școală, sau chiar are servici. Dar când ceream mai multe detalii, aflam că persoanele acestea „de succes" încă aveau multe dificultăți în viața lor. Nimic nu mă liniștea. Acele „exemple bune" nu mi-au adus nici o schimbare. Și, de fapt, noi I-am cerut lui Dumnezeu un fiu, nu „o povară". Fiul nostru NU era o povară, dar boala aceea era.

> *Cine este tatăl acela dintre voi, care, dacă-i cere fiul său pâine, să-i dea o piatră? Ori, dacă cere un pește, să-i dea un șarpe în loc de pește? Sau, dacă cere un ou, să-i dea o scorpie?* (Luca 11:11-12)

---

[6] Unii dintre părinți au ales să nu menționeze numele copilului ca să îi protejeze identitatea

Simțeam în tot acest timp că ni s-a furat ceva. Bucuria de a avea un copil nu se potrivea cu acea tristețe, disperare, confuzie și vinovăție pe care o simțeam tot timpul (fiindcă mă gândeam că poate este din cauza vârstei mele, sau a problemei de infertilitate a soțului meu, și că nu ar fi trebuit să încercăm să avem un copil). În loc să am bucuria de a *da viață* unui copil, simțeam că *viața cumva s-a sfârșit.*

Regret nespus ce am făcut în perioada aceea: am căutat pe internet informații despre s.d. fiindcă nu știam nimic despre această infirmitate și nu aveam pe nimeni apropiat care să fie într-o situație asemănătoare. Dar... cu cât citeam mai mult, cu atât deveneam mai disperată.

Am ajuns la capătul puterilor într-o după-amiază de vineri când stăteam pe balcon și am avut următorul gând: „Vreau să mor - mai bine să mor decât să trăiesc așa. Nu mai pot... pur și simplu nu mai pot."

Dar în același moment am avut un alt gând: „Asta este așa de greșit... Dumnezeu mi-a dat un soț minunat, un copil, o familie pe care mi-am dorit-o așa de mult timp... și acum vreau să mor?" Nu avea nici un înțeles.

Mă mai încurajam puțin când mergeam la biserică. Soția păstorului, o femeie plină de credință, mi-a spus că nu poate fi voia lui Dumnezeu ca eu să mă simt atât de disperată și fără speranță. Eram de acord cu ea, dar ce trebuia să fac? Să accept situația? Aceasta părea să fie singura cale posibilă.

SE IVEȘTE LUMINA ZORILOR

Soția păstorului s-a rugat și a auzit că Dumnezeu îi spune că nu a fost vina sau greșeala niciunuia dintre noi, ci că toată această situație va fi folosită spre slava Lui. Exact așa le-a spus Domnul Isus ucenicilor despre orbul din naștere când ei au întrebat de ce s-a născut cu defect:

> *Când trecea, Isus a văzut pe un orb din naștere. Ucenicii Lui L-au întrebat: „Învățătorule, cine a păcătuit: omul acesta sau părinții lui, de s-a născut orb?" Isus a răspuns: „N-a păcătuit nici omul acesta, nici părinții lui; ci s-a născut așa, ca să se arate în el lucrările lui Dumnezeu. (Ioan 9:1-3)*

Ea a venit apoi la mine și mi-a spus: „Voia lui Dumnezeu este să îl vindece pe copilul tău." Eram șocată și primul gând a fost: „Cred că ea nu își dă seama ce vorbește, încă nu înțelege ce este sindromul down."

A mai venit o persoană din biserică la noi și ne-a spus cuvinte profetice despre vindecare; era tot ce îmi doream să aud, dar totuși... îndoiala era în inima mea.

În timpul serviciului de biserică, cineva a venit la noi cu următoarea profeție:

> *„Fiica mea, Eu îi schimb înfățișarea copilului tău...*
> *Pentru că EU SUNT Dumnezeu, Eu sunt Creatorul și Eu pot să fac orice...*
> *Oamenii se vor uita la el și vor spune: Acesta nu e el... el nu mai e la fel. Acesta nu e el – acesta e un alt copil."*

Nu pot să spun ce încurajată m-am simțit în ziua aceea. Rugăciunea mea a fost rostită într-o profeție - mă rugasem și Îi cerusem lui Dumnezeu să nu lase ca fiul meu să aibă fața, vocea, trupul și mintea acestei infirmități.

> *După cum pentru mulți a fost o pricină de groază - atât de schimonosită Îi era fața, și atât de mult se deosebea înfățișarea Lui de a fiilor oamenilor.* (Isaia 52:14)

Versetul acesta a vorbit inimii mele: „Dacă înfățișarea lui Isus a fost atât de desfigurată, că nu mai arăta ca un om, asta putea însemna că El a purtat înfățișarea și celelalte simptome ale sindromului când a suferit pedeapsa aceea oribilă." Începeam să înțeleg.

Au trecut trei luni de când am auzit cuvintele Domnului, dar inima mea era încă plină de teamă. De câte ori vedeam pe cineva cu s.d. pe stradă, la televizor sau într-o revistă, mă cuprindea teama că fiul meu va deveni ca ei.

Dar aveam un verset în minte tot timpul:

Dumnezeu a uns cu Duhul Sfânt și cu putere pe Isus din Nazaret, care umbla din loc în loc, făcea bine, și vindeca pe toți cei ce erau apăsați de diavolul; căci Dumnezeu era cu El. (Fapte 10:38)

Isus a trăit pe acest pământ și a făcut „bine" - situația fiului meu era opusul a ceea ce este „bine". Dacă Isus este același ieri, astăzi și întotdeauna, El întotdeauna face ce este „bine". Mai aveam un verset:

Vestea, pe care am auzit-o de la El și pe care v-o propovăduim, este că Dumnezeu e lumină, și în El nu este întuneric. (1 Ioan 1:5)

Boala aceasta este opusul „luminii", atât pentru cei ce se nasc cu ea cât și pentru familiile lor. Aduce durere, suferință, și incertitudine.

SĂ ÎNCEAPĂ VINDECAREA!
Într-o sâmbătă, după-amiaza, eram foarte disperată, mergând dintr-o cameră în alta și gândindu-mă că sunt nebună și îi înnebunesc și pe alții. În momentul acela am auzit o voce în mintea mea care îmi spunea: „Du-te și caută pe internet: Vindecare miraculoasă de sindromul down - dar caută în engleză." (Am căutat și înainte dar în limba mea natală care este portugheza și nu am găsit nimic.)

De data aceasta am găsit câte ceva pe internet, dar singurul mesaj consistent a fost blog-ul lui Margaret care avea și fotografii cu fetița ei. Ea a exprimat în cuvinte exact ceea ce simțeam eu, inclusiv dorința de a vedea fața copilului schimbată.

Am luat legătura cu câteva dintre persoanele de contact postate pe blog-ul ei. Unii mi-au răspuns, alții nu. Dar o persoană de acolo mi-a fost de mare ajutor; s-a rugat cu noi și ne-a spus că o cunoaște pe Margaret, că tot ce a scris este adevărat și fetița ei într-adevăr se schimbă. El s-a rugat cu mine, cu soțul meu și cu fiul nostru câteva luni de zile, dar eu tot voiam să o cunosc pe Margaret personal. Margaret, cu siguranță, știa cum mă simțeam și, mai ales știa ce doream eu pentru copilul meu. Ea a scris despre toate acestea.

Într-o zi, am reușit să o contactez pe
Margaret. Atât ea cât și ceilalți părinți
din echipa de rugăciune mi-au vorbit
frumos, m-au încurajat și m-au primit
cu brațele deschise în călătoria pentru
vindecarea fiului meu (de fapt această
călătorie începuse dinainte de a se
naște, dar eu nu mi-am dat seama).

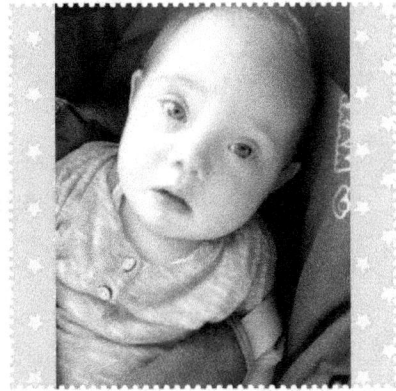

Călătoria spre vindecare împreună cu
acești părinți a început în urmă cu 7
luni, și de atunci:

- Ni s-a spus că fiul nostru nu va fi în stare să stea în funduleț fără
  suport înainte de a avea un an. A stat în funduleț la 11 luni.

- Găurile din inimă nu mai sunt o problemă. Una e complet închisă;
  cealaltă este așa de mică încât doctorul a spus că nu cauzează nici o
  dificultate și se va închide în câteva luni. (Când a avut 18 zile, un
  doctor ne-a spus că șansele de a necesita operație la inimă înainte de
  3 luni sunt extrem de ridicate.)

- Clinica de sindromul down care îl verifică anual, a scris un raport
  (inclus la finalul acestei mărturii) în care descrie dezvoltarea lui de
  până acum ca fiind „excelentă".

- Este inteligent, interacționează cu oamenii, e plin de viață, de bucurie.
  Este deștept, activ și, trebuie să spun că este și foarte frumos.

- Ficatul și întreg sistemul digestiv funcționează perfect.

Vom continua să luptăm până îl vedem pe fiul nostru eliberat de fiecare caracteristică a sindromului. Cred cu toată inima că voia lui Dumnezeu pentru el este 100% eliberare de această experiență. Am văzut mântuirea adusă în viața lui prin Isus, prin jertfa Lui la locul de biciuire, prin sângele Lui sfânt vărsat pentru noi, să ne aducă mântuire și vindecare.

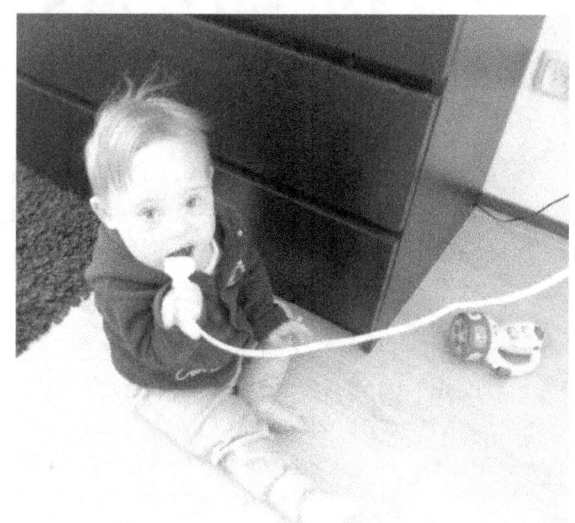

Vestea Domnului este o veste bună.

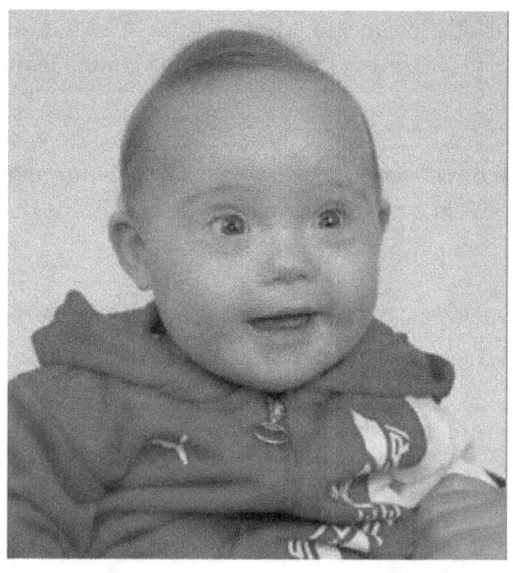

Dar El era străpuns pentru păcatele noastre, zdrobit pentru fărădelegile noastre. Pedeapsa, care ne dă pacea, a căzut peste El, și prin rănile Lui suntem tămăduiți. (Isaia 53:5)

ÎȚI MULȚUMESC, TATĂ!

ÎȚI MULȚUMESC, ISUS!

ÎȚI MULȚUMESC, DUHULE SFÂNT!

Eu sunt de la început, și nimeni nu izbăvește din mâna Mea; când lucrez Eu, cine se poate împotrivi? (Isaia 43:13)

Raportul original de la doctor

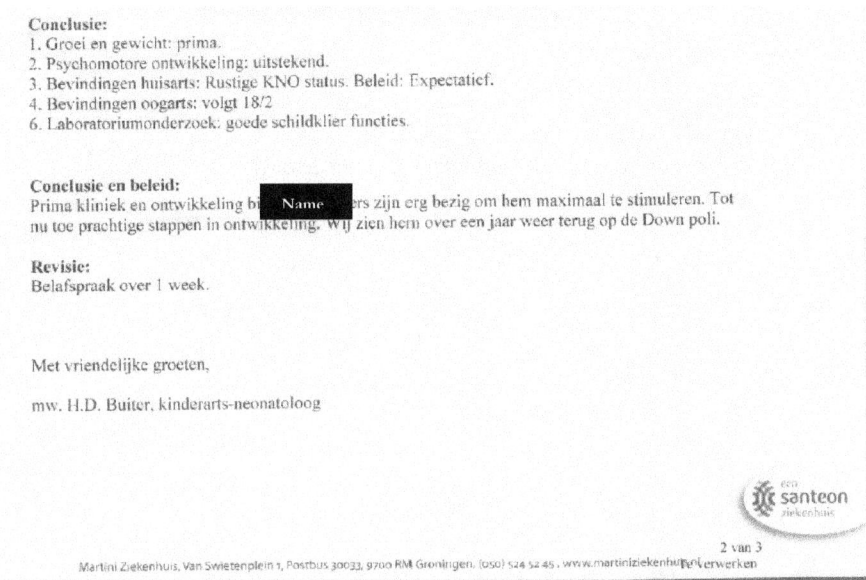

Conclusie:
1. Groei en gewicht: prima.
2. Psychomotore ontwikkeling: uitstekend.
3. Bevindingen huisarts: Rustige KNO status. Beleid: Expectatief.
4. Bevindingen oogarts: volgt 18/2
6. Laboratoriumonderzoek: goede schildklier functies.

Conclusie en beleid:
Prima kliniek en ontwikkeling bij Name rs zijn erg bezig om hem maximaal te stimuleren. Tot
nu toe prachtige stappen in ontwikkeling. Wij zien hem over een jaar weer terug op de Down poli.

Revisie:
Belafspraak over 1 week.

Met vriendelijke groeten,

mw. H.D. Buiter, kinderarts-neonatoloog

2 van 3
Martini Ziekenhuis, Van Swietenplein 1, Postbus 30033, 9700 RM Groningen. (050) 524 52 45, www.martiniziekenhuis.Verwerken

Traducerea raportului în limba română

Traducerea ultimei părți a raportului scris de un spital responsabil pentru
urmărirea dezvoltării generale a lui (NUMELE) și prevenirea oricăror
complicații în viitor. Acest raport a fost scris în inauarie, 2015.

CONCLUZIE:
1. Creșterea și greutatea: foarte bune
2. Dezvoltarea psiho-motorie: excelentă
3. Remarcile doctorului ORL: nas - gât - urechi sănătoase; urmărire:
   previzibilă
4. Remarcile doctorului oftalmolog: verificare la 18.5 luni
5. Rezultatele de laborator: glanda tiroidă funcționează bine

CONCLUZIE ȘI URMĂRIRE:
Condiția clinică și dezvoltarea - foarte bune. Părinții învață să îi stimuleze
dezvoltarea la maxim. Până acum se văd pași minunați în dezvoltare.

Următoarea vizită va fi peste un an (ianuarie, 2016) la policlinica de sindromul down.

Verificare: programarea unei consultații prin telefon într-o săptămână

Cu respect,
H.D.Buiter, doctor pediatru la secția nou născuți

Întrebarea #10
„Țepușul apostolului Pavel - nu este aceasta dovada că Dumnezeu nu alege întotdeauna să vindece?"

Chiar dacă aș vrea să mă laud, n-aș fi nebun, căci aș spune adevărul; dar mă feresc, ca să n-aibă nimeni despre mine o părere mai înaltă decât ce vede în mine, sau ce aude de la mine. Și ca să nu mă umflu de mândrie, din pricina strălucirii acestor descoperiri, mi-a fost pus un țepuș în carne, un sol al satanei, ca să mă pălmuiască, și să mă împiedice să mă îngâmf. De trei ori am rugat pe Domnul să mi-l ia. Și El mi-a zis: „Harul Meu îți este de ajuns; căci puterea Mea în slăbiciune este făcută desăvârșită." Deci mă voi lăuda mult mai bucuros cu slăbiciunile mele, pentru ca puterea lui Christos să rămână în mine. (2 Corinteni 12:6-9)

Se vehiculează numeroase speculații referitoare la țepușul lui Pavel, dar avem suficiente motive să credem că nu a fost o boală, o infirmitate sau o problemă cu ochii. Mai întâi, Pavel spune clar că a fost un mesager al lui satan care îl persecuta (îl pălmuia). Cuvântul folosit în greaca originală pentru „sol" (mesager) se referă întotdeauna la o persoană: fie om, fie înger. Apoi, expresia „țepuș în carne" este o referință biblică folosită în Vechiul Testament pentru persecutori. Pavel era familiar cu Vechiul Testament și cu această expresie, și el a fost cel mai persecutat dintre toți apostolii.

Acest mesager al lui satan i s-a dat datorită „strălucirii acestor descoperiri," ca Pavel să nu devină îngâmfat. Pavel a fost convertit și ucenicizat de Însuși Domnul Isus cel Înviat. Pavel a vizitat al treilea cer unde a văzut și a auzit lucruri despre care oamenilor nu le este permis să vorbească. El a scris aproape două treimi din Noul Testament.

Am o veste bună! ***Până când nu veți scrie aproape două treimi din Noul Testament, nu vă calificați să primiți țepușul lui Pavel - oricare ar fi fost acest țepuș!***

Isus Christos a purtat păcatele noastre la cruce, și a purtat bolile și infirmitățile noastre la locul unde a fost bătut și biciuit. Dar El nu a purtat încercările și persecuțiile în locul nostru. Pe acelea noi trebuie să le purtăm și putem să facem aceasta fiind convinşi că harul lui Dumnezeu este întotdeauna „de ajuns".

CAPITOLUL 13
Declarăm viață

Fată. Bebeluş. Anglia
Diagnostic: sindromul down

„Prin rănile Lui, **ea** e vindecată." Isaia 53:3

Cred aceasta cu toată inima. De ce? Pentru că cred că Biblia este inspirată de Dumnezeu. Nu provin dintr-o familie creştină şi aceasta este o învăţătură nouă pentru mine, dar are înţeles în inima mea. Ştiu că Dumnezeu este real şi a pregătit o cale de vindecare pentru orice fel de defecte, diformităţi şi anormalităţi.

Călătoria noastră a început când eram însărcinată în 17 săptămâni şi ni s-a dat vestea că fetiţa noastră are diagnosticul de sindromul down. Ne-am întristat, ne-am agitat, dar ştiam că nu este voia lui Dumnezeu ca ea să trăiască cu acest diagnostic. De obicei, oamenii îmi spun: „O, ea e adorabilă," sau „Copiii cu sindromul down sunt atât de iubitori." Da, probabil că ei sunt adorabili şi iubitori, dar eu ştiu că diagnosticul nu e de la Dumnezeu. Este vreun fel de sindrom down în cer? Cum poate veni de acolo dacă nu se găseşte acolo? Exact!

Ştiu că ea va fi complet vindecată şi eliberată de acest diagnostic. Asta nu înseamnă că nu am „zile rele". Mă gândesc şi eu la lucrurile la care se gândesc probabil toate mamele care au un copil cu dizabilităţi - „Care e viitorul ei? Ce o să facă după ce noi murim? O să fie o povară pentru fratele ei mai mare?..." Dar toate aceste întrebări pornesc din perspectiva că nu va fi vindecată. Aceasta nu se poate întâmpla pentru că Cuvântul lui Dumnezeu nu se întoarce fără rod ci va împlini ce a plănuit Dumnezeu (Isaia 55:11). Scrie peste tot în Biblie că Dumnezeu vrea atât de mult să vindece pe copilul tău 100%, fie că e vorba de un defect din naştere grav, sau de o răceală! Am lângă mine tot timpul o listă cu versete din Scriptură şi le ştiu pe de rost. Când încep să le citesc şi să meditez la ele, gândurile mele se schimbă: am speranţă şi ştiu în adâncul inimii că vindecarea ei va fi o realitate.

Nu am spus nimănui de diagnostic cât am fost însărcinată. *„Viața și moartea sunt în puterea limbii*, de aceea soțul meu și cu mine declarăm numai „viață" peste ea. Tot timpul declarăm peste ea versete de vindecare, în fiecare zi, și avem pace știind că „S-a sfârșit," că lucrarea lui Isus de vindecare e încheiată și fetița noastră e deja vindecată.

Doctorii au spus că probabil nu voi putea să o alăptez pentru că avea probleme cu reflexul de înghițire, dar o alăptez. Au spus că s-ar putea să se dezvolte cu întârziere, dar se dezvoltă normal. Doctorii spun acum că progresează bine și trece prin toate etapele de dezvoltare la timp. Râde, zâmbește, își ține capul sus, începe să se rostogolească; e încă mică, are numai 5 luni. Are într-adevăr trăsăturile sindromului down, dar câteodată mă uit la ea și văd fetița fericită și zâmbitoare pentru care Isus a murit ca ea să fie așa. Am numit-o Chavah (Ava) care este cuvântul ebraic pentru Viață.

Întrebarea #11

„Trebuie să aşteptăm ca Dumnezeu să hotărască timpul potrivit pentru vindecare? Dacă Dumnezeu ar fi vrut să îl vindece pe copilul meu, nu L-ar fi vindecat deja?"

Dumnezeu nu stă în cer uitându-Se la calendarul cu planificări, să îţi spună să mai aştepţi cu vindecarea până joia viitoare! Isus Christos, în care vedem imaginea perfectă a Tatălui, a fost mereu chemat, fără nici o planificare, să vină şi să vindece oamenii. El niciodată nu a spus: „Îmi pare rău, încă nu e timpul potrivit pentru Dumnezeu. Mai stai bolnav până anul viitor, de Paşte. Atunci vin din nou la Ierusalim şi o să vedem dacă atunci e timpul potrivit pentru Dumnezeu." De asemenea, Isus nu a spus: „De ce vii la Mine să te vindec? Dacă Dumnezeu nu voia să fi bolnav, te-ar fi vindecat până acum." Isus nu a spus aşa ceva! El a demonstrat că Dumnezeu nu aşteaptă un timp potrivit când să lucreze. El aşteaptă ca un copil al lui Dumnezeu să acţioneze în credinţă, aşteaptă să aibă pe cineva pe pământ care e „lucrător împreună cu Dumnezeu" şi prin care El să poată lucra!

Timpul lui Dumnezeu pentru vindecarea copilului tău a fost cu 2000 de ani în urmă când Isus a purtat toate bolile şi durerile noastre în trupul Lui, la locul unde a fost biciuit şi rănit. A plătit un preţ mare să aducă vindecare completă copilului tău. Acum ne-a încredinţat tot „pachetul" cu tot ce a obţinut pentru noi: Împărăţia! (Mântuire, vindecare, eliberare!) Tu şi eu suntem cei care aducem „livrarea la domiciliu" a acestui pachet pentru copiii noştri. Dumnezeu nu aşteaptă „timpul potrivit".

El a spus: *„La vremea potrivită, te-am ascultat, în ziua mântuirii, te-am ajutat. Iată că **acum** este vremea potrivită; iată că acum este ziua mântuirii."* (2 Corinteni 6:2)

„Mântuire" înseamnă mult mai mult decât iertarea păcatelor. Înseamnă eliberare de cel rău... de orice este rău. „Mântuire" înseamnă salvat, vindecat, întreg şi ocrotit de orice rău.

Timpul potrivit al lui Dumnezeu pentru mântuire este ACUM. Timpul potrivit al lui Dumnezeu pentru vindecarea copilului tău este ACUM! Mesajul vestit de noi - nu este că Împărăţia lui Dumnezeu va veni cândva, în viitor. Mesajul nostru este că Împărăţia lui Dumnezeu este aici, este „aproape", este lângă noi. Noi nu spunem: „Cine se va sui în cer? (Să pogoare adică pe Christos din cer)." Totuşi mulţi creştini vorbesc ca şi cum vindecarea noastră este încă sus în cer! Am o veste bună: perdeaua dinăuntrul templului s-a rupt în două, de sus până jos! Aţi văzut vreodată o piscină supraterană gonflabilă, plină cu apă? Dacă cineva taie cu cuţitul peretele lateral, toată apa se revarsă pe pământ imediat. Tot aşa, Duhul Sfânt şi toate binecuvântările care sunt în Dumnezeu au fost revărsate în credincioşii Lui!

Proclamăm pe Isus Christos ca Domn ACUM! El are toată autoritatea ACUM! El este cu noi ACUM! Noi suntem ambasadori ai lui Christos ACUM! Avem Împărăţia ACUM! Deci îi poruncim diavolului şi lucrărilor lui să plece ACUM pentru că diavolul a fost deja învins şi lucrările lui au fost distruse. Lucrarea lui Christos este încheiată şi noi o proclamăm ACUM!

CAPITOLUL 14
Luptăm lupta cea bună

Băiat. 1 an. SUA
Diagnostic: sindromul down

Cu aproape doi ani în urmă, la ecografia de 20 de săptămâni, doctorii au observat semnele sindromului down la copilul nostru. Cu greu m-am stăpânit să nu plâng. Aceasta era prima mea sarcină, primul nostru copil. Cum s-a putut întâmpla aşa ceva?

Deşi credeam în vindecare divină, n-am fost niciodată bolnavă grav, nici n-am avut pe nimeni apropiat să sufere de o boală gravă. Deci nu m-am gândit prea serios la vindecare. Soţul meu şi cu mine am refuzat să facem alte teste şi am decis să ne rugăm la Dumnezeu. La naştere au făcut alte teste şi au confirmat diagnosticul de sindromul down. Am plâns două luni încontinuu. Simţeam că e sfârşitul lumii pentru mine. Am căutat pe internet răspuns la întrebarea „de ce" s-a întâmplat aceasta? Ce păcate aveam în viaţa mea? Ce am făcut greşit? Ce ar fi trebuit să fac altfel? Am găsit un website (a lui Margaret) despre cum Dumnezeu poate să vindece anormalităţi cromozomiale, şi sufletul meu a săltat de bucurie - da, Dumnezeu poate!

După multe căutări am ajuns la concluzia că nu aş fi putut face nimic să previn aceasta şi că este un atac al duşmanului în viaţa noastră. Alţi creştini m-au întrebat: „De ce se întâmplă lucruri rele la atâţia oameni buni? Tot timpul eu fac numai bine, şi primesc rău." Cred că asta se întâmplă din cauza atacurilor duşmanului nostru. Dacă nu ai fi mare sau puternic în Împărăţia lui Dumnezeu probabil că diavolul nu te-ar lovi aşa.

Credinţa mea s-a întărit mult de când am participat în această echipă de rugăciune. Biblia are multe versete despre vindecare şi despre autoritatea dată nouă de Dumnezeu să vindecăm. Am învăţat că trebuie să am credinţă, să cred - nu în ceea ce spun doctorii, ci în ceea ce spune Cuvântul. Iar Cuvântul spune că pedeapsa care ne aduce pacea a fost asupra lui Isus, şi „prin rănile Lui suntem tămăduiţi." (Isaia 53:5)

Mă rog pentru fiul meu și pentru alții cât pot mai mult și stau în credință că el e vindecat. Rugăciunile mele sunt categorice.
Fiul nostru s-a născut cu două găuri în inimă și a fost monitorizat de doctorul cardiolog. La vizita de 12 luni ni s-a spus că una dintre găuri s-a închis complet și totul arată bine. Ni s-a spus că nu va mai avea probleme cu inima și că totul e bine. Laudă Domnului!

El s-a născut cu un rinichi mărit și cu vezica mărită și mergeam la urologie cu regularitate. La 9 luni ne-au spus că trebuie să facă chirurgie exploratorie (cu anestezie generală) ca să vadă cum pot să trateze rinichiul și vezica. Am decis în familie că nu vom face operația. Am stat în credință pentru vindecarea lui și, după patru luni, la următoarea vizită, ne-au spus că atât rinichiul cât și vezica arată perfect normal. Îți mulțumim, Isus!

Vrem să vă spunem că noi locuim în Washington, DC, și îl ducem pe copilul nostru la cei mai buni doctori - pentru că vrem ca și ei să vadă ce lucrări face Dumnezeu. Toți doctorii care l-au văzut până acum au spus că este remarcabil ce se întâmplă. Mulți dintre prietenii noștri și chiar unii din familie nu știu de diagnosticul lui și nu i-am auzit să spună că el e diferit de ceilalți copii în vreun fel.

Știu că încă mai sunt lupte de luptat. Când israeliții au plecat din Egipt, au crezut că au ajuns direct acasă, în libertate, dar încă au mai fost lupte în drumul spre casă. Toate aceste lupte cer credință; uneori am credință, alteori nu. Echipa de rugăciune Team Avalanche a stat alături de mine și ei au avut credință pentru mine când eu nu am avut. Am învățat multe din această situație. Cuvântul Domnului spune că „cei ce se încred în Domnul nu vor fi dați de rușine". Noi știm că voia lui Dumnezeu este să vindece. Isus a vindecat pe oricine a avut nevoie de vindecare. Deci noi ne bazăm pe Cuvântul Domnului și ne așteptăm să vedem manifestarea completă a vindecării în copiii noștri (care va fi foarte curând) și Dumnezeu va primi toată slava ce o merită!

Întrebarea #12

„Cum să răspund familiei şi prietenilor care îmi spun că nu îmi accept copilul aşa cum este şi că mă ascund de realitate?"

Înainte de a le spune ceva, trebuie să laşi ca evanghelia să aducă libertate în inima ta. Nu trebuie să îţi laşi inima influenţată de opiniile altor oameni. Nu trebuie să te aperi dacă cineva are o opinie diferită. Renunţă la idolatria de sine şi la dorinţa de a primi închinare de la alţii prin faptul că ei trebuie să fie de acord cu tine. Stabileşte în inima ta cine eşti tu cu adevărat şi fii convins de credinţa ta în Isus Christos.

După ce inima ta e liberă, vei putea răspunde într-un mod în care dragostea şi adevărul lui Dumnezeu vor fi revărsate din tine ca să zidească pe cei din familie şi pe prietenii cu care vorbeşti. De aceea este atât de important să rezolvi problemele din inima ta mai întâi, ca să nu te trezeşti că dai răspunsuri corecte şi biblice dar cu o atitudine ce arată că ei te enervează sau că te temi de ce spun ei.

Vorbirea voastră să fie totdeauna cu har, dreasă cu sare, ca să ştiţi cum trebuie să răspundeţi fiecăruia. Coloseni 4:6

Iată câteva moduri de a răspunde:

- Spune-le mărturia ta, şi începe cu: „Şi eu credeam la fel ca tine înainte, dar Dumnezeu mi-a schimbat gândirea. Vreau să-ţi spun ce am învăţat...."

- Dacă ei te acuză, schimbă subiectul: „Dacă aşa crezi despre mine, atunci mă judeci greşit." Nu le datorezi un răspuns.

- Răspunde cu o întrebare: „Tu crezi că eu nu îl iubesc pe copilul meu şi nu îl accept dacă cred că Dumnezeu vrea să îl vindece? Crezi că părinţii care îşi duc copilul la doctor ca să îi vindece nu îi iubesc? Pentru mine Dumnezeu este foarte real şi ştiu că El poate să vindece. Ai avut vreodată o minune în viaţa ta?"

Uneori oamenii te acuză că te ascunzi de realitate pentru că ei văd o altă realitate decât tine. Poţi folosi această oportunitate ca să împărtăşeşti evanghelia și să predici despre Împărăția lui Dumnezeu. Fă-l pe diavol să plătească! De fiecare dată când cineva amintește de diagnosticul celui rău peste copilul tău, proclamă evanghelia! Adu-i pe oameni la mântuire și vindecă-i! Diavolul va începe în curând să își reconsidere poziția și va vedea că are multe de pierdut dacă îl mai apasă pe copilul tău cu această boală!

Poate că unii din familia ta sau dintre prietenii apropiați se împotrivesc credinței tale pentru vindecare și încearcă să te descurajeze să nu mai crezi în promisiunile lui Dumnezeu. Nu trebuie să te lași influențat. Lumina din tine este mult mai puternică decât întunericul din ei. Totuși, chiar dacă umblarea ta în plinătatea lui Isus Christos devine tot mai stabilă, este bine să te întâlnești cu alții care cred la fel ca tine și care te pot încuraja în alergarea ta.

Dumnezeu ne spune să ne ferim de oamenii care Îi neagă puterea. El ne avertizează că oamenii vor fi *„vânzători, obraznici, îngâmfați; iubitori mai mult de plăceri decât iubitori de Dumnezeu;* **având doar o formă de evlavie dar tăgăduindu-i puterea. Depărtează-te de oamenii aceștia.**" (2 Timotei 3:4-5) Deci dacă Dumnezeu îți spune să te ferești de anumiți oameni, trebuie să îți evaluezi relațiile bazat pe misiunea ta de acum - ca să te concentrezi asupra eliberării copilului tău. Să nu te simți vinovat că îți reorganizezi relațiile ca să te ajute în misiunea ta pentru Împărăție. Oricum, nu uita că de multe ori apărarea cea mai bună este un atac! Fii pregătit să folosești fiecare ocazie când cineva menționează diagnosticul copilului tău, ca să vorbești despre Domnul și Gloria Lui!

CAPITOLUL 15
Am descoperit adevărul după o deviere prin „Olanda"

Băiat. 5 ani. Canada
Diagnostic: sindromul down

În urmă cu 5 ani i-am spus fiului nostru Lucas bun venit în această lume! Primele cuvinte declarate peste el au fost ale doctorului, care a spus: „Are sindromul down," ale unui lucrător social care ne-a dat o poezie scrisă de Emily P. Kingsley: „Bine aţi venit în Olanda," şi ale unor prieteni care au încercat să ne trezească la realitatea că - dacă ne-am imaginat bebeluşul nostru ca pe o vacanţă de vis în „Italia" - ei bine, am aterizat în „Olanda", şi cel mai bine ar fi să încercăm să vedem lucrurile bune din această nouă destinaţie. Eu şi cu soţul meu exact aşa am făcut, am început să numărăm binecuvântările venite prin acest bebeluş preţios ce îl ţineam în braţe.

În următoarele luni am încercat să nu ne pierdem mintea gândindu-ne ce înseamnă diagnosticul acesta pentru noi - dacă a fost o pedeapsă meritată, sau o binecuvântare deghizată. Am încercat să sărbătorim fiecare lucru pe care Lucas îl putea face. Dar pentru el? Ce însemna acest diagnostic pentru Lucas?

În următorii ani am observat întârzieri mari în motricitatea fină şi grosieră, în vorbire şi în alte aspecte ale dezvoltării, dificultate în respiraţie, reflux gastro-esofagian dureros, dezordini senzoriale şi tulburări autistice. Serviciile specializate şi doctorii l-au ajutat pe Lucas şi pe noi să facem faţă situaţiei, dar nu au promis niciodată că îl pot face să fie „complet bine".

SPERANŢE MAI BUNE ADUSE DE PROMISIUNI MAI BUNE
Scriptura spune că Isus a purtat suferinţele noastre, şi „durerile noastre le-a luat asupra Lui" şi „prin rănile Lui suntem tămăduiţi." (Isaia 53:4,5) Atunci de ce încă mai suferea Lucas de infirmitate? Scriptura mai spune că diavolul „*nu vine decât să fure, să junghie şi să prăpădească,*" dar Isus a venit ca să ne dea viaţă - viaţă „*din belşug*". (Ioan 10:10)

Atunci ne-am întrebat: de ce nu vine Isus din cer să se atingă de Lucas și să îi dea viață din belșug? Am găsit răspunsul în Psalmul 115:16, care spune că *„cerurile sunt ale Domnului, dar pământul l-a dat fiilor oamenilor"* să îl stăpânească.   Trebuie să învățăm să stăpânim pământul prin puterea și dragostea lui Isus Christos.

De unde știm că avem autoritate? Pentru că Isus a spus: *„Iată că v-am dat putere (autoritate) să călcați peste șerpi și peste scorpii, și peste toată puterea vrăjmașului: și nimic nu vă va putea vătăma."* (Luca 10:19) Nu mai trebuie ca Isus să coboare iarăși din cer; El trăiește în noi, în credincioși! El a făcut tot ce noi nu am fi putut face pentru mântuirea, vindecarea și eliberarea noastră, și apoi a venit să locuiască în noi, prin Duhul Lui cel Sfânt, ca să ne ajute să facem tot ce putem noi face ca să aducem mântuire, vindecare și eliberare pentru noi și pentru alții.

Soțul meu și cu mine L-am luat pe Isus ca exemplul nostru, și Scriptura ca Adevărul absolut. Am declarat că deși infirmitatea și durerea în trupul fiului nostru sunt reale, ele nu sunt realitatea finală. Adevărul este că infirmitatea și boala nu au dreptul să rămână fiindcă Isus l-a declarat pe copilul nostru liber de ele. Acesta este adevărul în lumea spirituală - iar noi îl aducem în lumea naturală până când devine o realitate și aici. Cum? Scriptura spune că credincioșii *„își vor pune mâinile peste bolnavi, și bolnavii se vor însănătoșa."* (Marcu 16:18) Tot ce avem de făcut este să credem într-adevăr pe Dumnezeu că lucrarea de vindecare e deja încheiată, și să aducem pe pământ, prin credință, vindecarea plătită de Isus prin jertfa Sa, când a fost biciuit cu brutalitate și crucificat pentru vindecarea și mântuirea copilului nostru. Dumnezeu nu Își va schimba părerea cu privire la eliberarea lui Lucas.

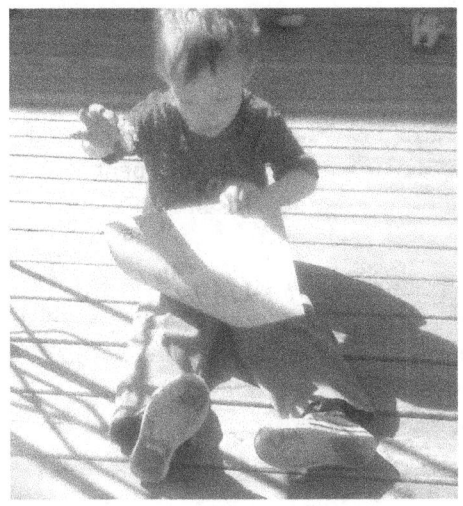

Cam de o jumătate de an ne-am rugat cu pasiune pentru băiețelul nostru și i-am invitat și pe alții să se roage cu noi. Ne punem mâinile peste el cu credința că Dumnezeu vrea ca el să fie „complet bine" și că Domnul deja a pregătit o cale pentru el să fie vindecat. Am poruncit refluxului gastro-esofagian și problemelor senzoriale să plece, în Numele lui Isus, și după o luptă înainte și înapoi, acum putem spune că mănâncă regulat o varietate de mâncăruri și am uitat cum este mirosul de vomitat de pe hăinuțele lui. De curând, educatoarea de la grădiniță ne-a spus că Lucas parcă „a prins viață," și, într-adevăr, am observat că de vreo două luni nu mai are acea privire „pierdută" și că abilitatea lui de a înțelege și de a interacționa cu alții este tot mai bună. A început să facă ce i se spune. Vorbește tot mai multe cuvinte și iese din „lumea lui proprie." Privește la fața oamenilor fără dificultate. A primit un premiu la grădiniță (High Flyer Award) pentru că a citit tot alfabetul. Este în general un copil fericit și își dorește să interacționeze și să se joace cu alții mai mult ca înainte.

Din perspectiva noastră omenească, Lucas mai are mult de mers până să ajungă la nivelul normal de dezvoltare pentru vârsta lui. Totuși, vindecarea și eliberarea lui sunt o realitate care este completă în domeniul spiritual - noi nu ne vom opri până când el primește tot ce Mântuitorul nostru a plătit ca el să aibă. Nu este vorba de noi, cât de bine sau cât de greu ne descurcăm să avem grijă de un copil cu handicapuri; este vorba de inima lui Dumnezeu și de această nedreptate în viața lui Lucas. Dacă eu aș fi asuprită cu o infirmitate, mi-aș dori mult ca cineva care are puterea și autoritatea să mă elibereze - să vină și să mă vindece, sau cel puțin să încerce.

Vacanța noastră în „Olanda" a devenit pentru noi o călătorie în căutarea Adevărului. În această călătorie am descoperit că nu întotdeauna ne încredem în Dumnezeu cum am dori, dar cu cât cunoaștem mai bine inima lui Dumnezeu și învățăm cine suntem noi - o creație nouă în Isus Christos, cu atât mai mult umblăm prin credinţă. Prin puterea Duhului lui Dumnezeu care locuieşte în noi, continuăm să declarăm viaţă şi vindecare peste băiatul nostru şi ne aşteptăm să îl vedem „complet bine", aşa cum a plănuit Isus ca el să fie. Cu cât declarăm versete din Scriptură peste Lucas mai stăruitor şi mai convingător în fiecare zi, cu atât vedem rezultate mai bune, pentru că Dumnezeu este credincios şi împlineşte ce a spus. (Psalmul 138:8)

Nu mai repetăm minciunile şi blestemele vrăjmaşului trimise prin diagnosticuri şi predicţii medicale. Nu mai spunem cuvinte de teamă, de renunţare sau de vinovăţie, şi refuzăm să acceptăm infirmitatea şi să pretindem că totul e bine. În loc de toate acestea, noi vorbim Cuvântul lui Dumnezeu, Adevărul Lui, şi El vine cu credincioşie să împlinească ce a promis. Vor urma tot mai multe veşti bune despre Lucas, datorită lui Isus!

Vedem îmbunătăţiri în fiecare zi. Când mergea la culcare, obişnuia să se învârtească, să se legene violent stând în funduleţ, să îşi dea cu capul de perete şi să se izoleze. În urmă cu două săptămâni m-a luat de mână pentru prima data să îl duc în camera lui la culcare, şi de atunci, în fiecare seară, l-am pus la culcare ţinându-l de mână şi cântând lângă pătuţul lui! Nu îşi mai găseşte confort în izolare şi violenţă, ci îşi găseşte confort în braţele mele!

În ultima săptămână am observat îmbunătăţiri în abilităţile sociale, lucruri care le-a făcut pentru prima data. Am avut o petrecere de familie cu multe persoane prezente, şi el a mers la fiecare şi i-a salutat cu un zâmbet. I-a strigat pe nume pe fratele lui mai mic şi pe sora lui mai mare (a repetat după mine, dar sora lui a fost impresionată să vadă că o cheamă pe nume, că o recunoaşte). Îi ţine pe alţi copii de mână. A iniţiat conversaţia de câteva ori, spunând: „Salut, ce faci?" Când i-a căzut papucul din picior, s-a oprit şi a încercat să îl pună la loc. A mers să îşi ia jacheta şi papucii când a vrut să iasă afară, în loc să meargă în picioarele goale. A început să pună lucrurile la loc - i-a căzut haina de pe spătarul scaunului şi el a încercat să o pună la loc - începe să îi pese de ce se întâmplă în jurul lui şi de oamenii din jurul lui! Iese din lumea lui de izolare, iese din captivitate! Lăudat să fie Domnul!

Întrebarea #13

„Este un act de necredinţă să îmi duc copilul la doctor, la terapeut sau să îi dau medicamente? Poate aceasta să împiedice vindecarea divină?"

În primul rând, nu există pastile destul de mari ca să-L poată opri pe Dumnezeu să îţi vindece copilul. Nu există doctori destul de mari ca să-L poată opri pe Dumnezeu să îţi vindece copilul. De fapt, când este vorba de defecte din naştere, doctorii sunt primii care recunosc că acestea numai printr-o minune se pot vindeca! In Christos eşti liber să crezi în Dumnezeu, să creşti în asemănarea cu Christos şi să faci ce îţi spune conştiinţa cu privire la medicamente, doctori şi fizioterapie. În orice moment, dacă copilul tău are nevoie de tratament medical şi nu vezi vindecare supranaturală, dă-i copilului ajutorul de care are nevoie. Nu-l face să sufere ca să îţi dovedeşti credinţa. Dumnezeu vrea să ne facem bine!

Unii creştini care cred ce spune Dumnezeu despre vindecarea bolnavilor, au o poziţie radicală *împotriva folosirii oricărui* tratament medical şi a doctorilor. Credincioşii au libertatea să ia această decizie pentru ei înşişi, dar nu să îşi impună ideile asupra altora, fiindcă atunci ei fac greşeala de a impune „ca învăţături nişte porunci omeneşti." (Matei 15:9) Isus Christos i-a trimis pe ucenicii Lui gata echipaţi să vindece bolnavii prin puterea supranaturală şi autoritatea Împărăţiei lui Dumnezeu. Totuşi, El *nu interzice* tratamentul medical şi doctorii - pentru cei ce au nevoie. De fapt, El foloseşte mersul la doctor ca o ilustraţie: *„Nu cei sănătoşi au trebuinţă de doctor, ci cei bolnavi."* (Matei 9:12)

Nu cunosc decât o singură situaţie în Scriptură unde Dumnezeu nu este de acord cu cineva care a căutat ajutor medical. Este vorba de Asa - Dumnezeu îl mustră pe Asa pentru că a mers la doctori. „În al treizeci şi nouălea an al domniei sale, Asa s-a îmbolnăvit de picioare aşa încât avea mari dureri; chiar în timpul boalei lui, n-a căutat pe DOMNUL, ci a întrebat pe doctori." (2 Cronici 16:12) La o citire atentă a acestui pasaj vedem că problema lui Asa nu a fost în principal că a mers la doctori, ci *de ce* a mers la doctori. Inima lui s-a împietrit atât de mult împotriva lui Dumnezeu încât nu L-a căutat pe Domnul nici măcar atunci când situaţia a fost disperată. Asa a mers la doctori din mândrie şi răzvrătire, fiindcă era hotărât să arate că nu are nevoie de Dumnezeu.

Noi credem în Isus Christos şi ne încredem în Dumnezeu în orice situaţie. Stăm fermi în credinţă pentru vindecare completă, şi în autoritate pentru minuni supranaturale. În această umblare, dacă trebuie să mergi la doctor, fii la fel ca Ezechia care a cântat laude în timp ce a urmat un „tratament" cu smochine. Când Ezechia era aproape de moarte, el a declarat: *„Domnul m-a mântuit!"* (Isaia 38:20) Ca răspuns la credinţa lui Ezechia că Domnul L-a mântuit, Dumnezeu i-a arătat proorocului Isaia *un tratament medical: „Să se aducă o turtă de smochine, şi s-o întindă peste bubă; şi Ezechia va trăi."* (Isaia 38:21) A fost un act de credinţă pentru Ezechia să pună o turtă de smochine peste bubele lui! Totuşi, toată lauda pentru vindecare este a lui Dumnezeu şi numai a Lui!

În lucrarea noastră de slujire noi nu facem nici un fel de comentarii cu privire la doctori, la tratamente medicale, sau la fizioterapie. Nu dăm nici un fel de recomandări. În Statele Unite este ilegal ca cineva, care nu este licenţiat în domeniu, să dea astfel de recomandări. Noi ne concentrăm asupra lui Isus Christos, nu asupra tratamentelor sau sfaturilor medicale - acestea sunt domeniul doctorilor. Isus nu i-a trimis pe ucenicii lui să împartă medicamente sau să dea lecţii de nutriţie şi gimnastică. Noi am fost trimişi de Isus Christos să eliberăm prezenţa Împărăţiei lui Dumnezeu prin miracole care îi lasă pe doctori fără cuvinte!

În ce priveşte ajutorul medical (inclusiv doctori, operaţii sau terapie) noi încurajăm pe toţi să Îl urmeze pe Isus Christos conform Cuvântului lui Dumnezeu şi conform conştiinţei lor, fără să se simtă obligaţi să se justifice la nimeni. Noi trăim pentru Dumnezeu, ştiind că Dumnezeu ne-a dat nouă ca părinţi - nu la alţii, nu la echipa de rugăciune Team Avalanche, nu la predicator, nu la doctor - responsabilitatea pentru copiii noştri.

Dacă eşti părinte trebuie să realizezi că tu ai responsabilitatea finală pentru binele copiilor tăi. Dar mai mult decât responsabilitate, tu ai harul şi puterea lui Dumnezeu, care este medicul cel mai bun şi poate să facă mult mai mult decât orice doctor, prin puterea care lucrează în noi!

CAPITOLUL 16
Tot mai aproape de refacerea completă

Fată. 5 ani. SUA
Diagnostic: sindromul down

Eram la spital în camera de recuperare după ce am născut cu operaţie cezariană. Doctorul meu era creştin şi a venit să îmi spună că bebeluşul meu are diagnosticul de sindromul down. S-a rugat imediat peste mine o rugăciune pe care am respins-o; cuvintele nu veneau de la Dumnezeu, deşi intenţia lui era bună. Apoi un doctor pediatru, nou venit în spital, mi-a spus că fiica mea are semnele sindromului down, dar testul de sânge va dovedi ceea ce presupun ei. Un medic stagiar care era cu ei, a urmărit conversaţia şi ochii i s-au umplut de lacrimi. Încă nu o văzusem pe fetiţa mea, dar am decis în acel moment să nu primesc această veste, şi nici în ziua de astăzi nu o primesc. Eu primesc numai o singură veste şi îmi pun încrederea în ea: este vestea Domnului.

PRIVIND ÎN URMĂ LA PERIOADA DE SARCINĂ

Îmi amintesc vizita la doctor în al doilea trimestru de sarcină, când mi s-a spus că excesul de piele de pe ceafă arată că fetiţa mea are şanse ridicate de a avea sindromul down. Am vrut să fiu tare în momentul acela şi nu am reacţionat în nici un fel la ce a spus doctorul, aşa că el a repetat totul, încercând să fie mai convingător. Ştiam că Dumnezeu a planificat acest copil să aibă viaţă, şi sindromul nu era în planul Lui. Doctorul era creştin şi mi-a dat o broşură cu gânduri biblice pentru „mamele în devenire"; a însemnat pagina cu sindromul down. Nici până astăzi nu am citit acea pagină. Nu voiam să fiu consolată pentru că în mintea mea, dacă acceptam să fiu consolată, însemna că acceptam diagnosticul. Îmi doream planul lui Dumnezeu pentru această fetiţă pentru că ştiam că e un plan bun pentru viaţa ei. În drum spre casă mi-am amintit de o conversaţie cu Dumnezeu când eram însărcinată într-o lună. I-am spus lui Dumnezeu: „Simt că ceva nu e în regulă cu sarcina aceasta, corpul meu îmi spune că ceva nu e în regulă." El mi-a răspuns în duhul meu foarte clar şi tare: „Tu întotdeauna te-ai încrezut în tine însăţi şi în abilităţile tale... dar acum vreau să înveţi să Te încrezi în Mine." Am ţinut acest adevăr aproape de inima mea în cursul lunilor de nesiguranţă ce au urmat.

Soțul meu și cu mine am mers de câteva ori într-o altă localitate, la un specialist care avea aparatură mai avansată decât a doctorului nostru. Îmi amintesc prima noastră vizită acolo. Soțul meu și cu mine am refuzat categoric sa facem avort. Așteptasem 10 ani să avem acest bebeluș și fiecare părticică din mine era împotriva avortului din mai multe puncte de vedere. El ne-a spus că avem 30% probabilitate să pierdem sarcina, apoi ne-a vorbit timp de 45 de minute despre fiecare problemă care ar putea afecta sarcina. Am plecat de acolo foarte triști. Am închis ușa la mașină și am plâns tot drumul spre casă. Când m-am oprit din plâns, am decis împreună să ne rugăm pentru vindecare completă. Dar, la acel moment în viața noastră, nu știam exact cum să ne rugăm pentru vindecare. Am crescut într-o biserică plină de Duhul Sfânt, care credea în vindecări, dar am trăit cu impresia că Dumnezeu e Suveran și tot ce se întâmplă e pentru că așa a vrut El. Aceasta nu aduce prea multă putere în domeniul rugăciunii. Mulți ani mă rugasem ca voia Lui să se facă în anumite situații din viața mea, dar credeam că trec prin greutăți pentru că El vrea să mă apropii de El. DA, El întotdeauna a adus ceva bun în orice situație rea și Îi mulțumesc că El ne dă o cunună împărătească în locul cenușii. (Isaia 61:3) Dar cred că atunci Îl țineam pe Dumnezeu într-o cutie, când de fapt planul Lui era mult mai măreț - fiindcă El e Bun. El e un Tată iubitor care are numai lucruri bune pentru copiii Lui.

 Nu am spus la nimeni din familie sau dintre prieteni despre sarcină sau despre diagnostic, cu excepția părinților noștri. La fel ca mama, mâncam bine în timpul sarcinii, dar nu mă îngrășam. Chiar la 7 luni, nimeni nu își putea da seama că eram gravidă. Aceasta a fost important pentru mine fiindcă doream să aud o Singură voce - vocea lui Dumnezeu. Dumnezeu a început să răspundă dorinței mele de a cunoaște adevărul despre vindecare divină. În acest timp am crescut în Domnul și m-am luptat în rugăciune, alături de mama mea, care se ruga zilnic pentru mine și pentru viața și sănătatea fetiței mele.

Soțul meu a avut un rol important; el a fost ca o stâncă, și a pus tot timpul să ascultăm muzică de laudă și închinare. Cred că aceasta a adus o dorință de a avea o relație apropiată cu Dumnezeul meu, să Îl cunosc și să Îl doresc mai presus de orice. Fără să îmi dau seama, închinarea a fost cea mai bună metodă de a avea biruință în perioada aceea. Dumnezeu îmi devenise atât de drag. Noaptea, când mă trezeam, aveam în minte o cântare de laudă și biruință. Cântarea era compusă pe baza versetului din Marcu 11:23. *„Adevărat vă spun* că, dacă va zice cineva muntelui acestuia: Ridică-te și aruncă-te în mare, și dacă nu se va îndoi în inima lui, ci va crede că ce zice se va face, va avea lucrul cerut." Dumnezeu a început să mă învețe cum să vorbesc muntelui și cum să cred că Cuvântul Lui este adevărat.

„El ne-a înviat împreună (cu Christos), și ne-a pus să ședem împreună în locurile cerești, în Christos Isus." (Efeseni 2:6)

CREȘTINISMUL NORMAL

În timpul lunilor de sarcină am fost disperată să cunosc un alt aspect a lui Dumnezeu. L-am cunoscut ca Mângâietor și ca Prieten. El a fost real pentru mine de când eram mică, și lupta aceasta cu defectul genetic ne era familiară pentru că am avut un frate născut cu o boală genetică rară care a murit în adolescență.

Mă simțeam binecuvântată că L-am cunoscut pe Dumnezeu ca Minunat Sfetnic și am umblat zilnic cu El, dar am fost hotărâtă să Îl cunosc pe Dumnezeul mare și puternic din Biblie. Am văzut multe miracole când eram copil, și știam că Dumnezeu *poate* dar nu știam dacă *vrea*. Deci am pornit într-o călătorie spirituală: vreau să Îl cunosc pe Dumnezeul cel Puternic, și voi continua în eternitate să descopăr tot mai multe aspecte ale persoanei Lui Mărețe.

Am început să învăț de la pastori și autori care cred că vindecarea este moștenirea credincioșilor, și că vindecarea divină este parte dintr-o viață „normală" de creștin. Am început să îmi schimb gândirea să se alinieze la Cuvântul care spune că voia lui Dumnezeu este *întotdeauna* să vindece. Am petrecut multe ore citind și vizionând mărturii de vindecare, și chiar am studiat on-line la un colegiu biblic despre vindecarea divină. A fost important pentru mine să am oameni în jurul meu care cred că vindecarea nu este doar posibilă, dar este promisă în Cuvânt. Doream să trăiesc viața din belșug pe care Dumnezeu a promis-o credincioșilor Lui.

REFACERE COMPLETĂ

Fiindcă nu știam încă exact cum să mă rog pentru fetița mea, L-am întrebat pe Domnul: „Cum vrei să mă rog?" Răspunsul a venit imediat printr-un cuvânt care mi-a umplut sufletul: „Refacere completă". Așa m-am rugat peste Hanna în acești cinci ani. Dumnezeu a confirmat mesajul câteva zile mai târziu când am citit despre cei zece leproşi în Luca 17. Toţi au fost vindecaţi, dar cel cu inima mulţumitoare a fost „mântuit", complet refăcut - trup, suflet şi duh. Cu lacrimi în ochi am decis în acel moment că nu voi căuta doar să o văd pe Hanna „curăţată" - sau, în cazul ei, să mă rog doar pentru îmbunătăţire în diferite aspecte. Am dăruit-o pe Hanna lui Dumnezeu în întregime, pentru vindecare şi refacere completă: trup, suflet şi duh, aşa cum a fost planul original al lui Dumnezeu. Acest verset descria exact cum trebuie să ne fie inima. Dumnezeul nostru iubeşte o inimă mulţumitoare şi eu vreau să am o astfel de inimă la fel de mult cum vreau ca Hanna să fie vindecată.

> *Unul din ei, când s-a văzut vindecat, s-a întors, slăvind pe Dumnezeu cu glas tare. S-a aruncat cu faţa la pământ la picioarele lui Isus, şi I-a mulţumit. Era Samaritean. Isus a luat cuvântul, şi a zis: „Oare n-au fost curăţiţi toţi cei zece? Dar ceilalţi nouă, unde sunt? Nu s-a găsit decât străinul acesta să se întoarcă şi să dea slavă lui Dumnezeu? Apoi i-a zis: „Scoală-te şi pleacă; credinţa ta te-a mântuit."* (Luca 17:15-19)

În timpul acesta, Cuvântul a devenit foarte preţios pentru mine. Cel mai adesea vorbeam cu Dumnezeu, şi El cu mine, în timp ce făceam curăţenie sau conduceam maşina. Îmi amintesc că L-am întrebat: „Ce trebuie să fac?" El mi-a răspuns: „Să stai în picioare" (Efeseni 6:13). Nu am ştiut ce înseamnă să rămân în picioare şi m-am rugat vreo săptămână pentru revelaţie. În drum spre serviciu, cineva de la radioul creştin a vorbit aşa: „Ţi-a spus Dumnezeu să stai în picioare? Atunci am un verset pentru tine." Ea a continuat: „1 Samuel 12:16 spune: *Acum mai aşteptaţi* (în engleză „staţi în picioare") *aici, ca să vedeţi minunea pe care o va face DOMNUL sub ochii voştri.* Toată fiinţa mi s-a umplut de puterea acelui verset.

Am mers la specialist în fiecare lună, şi de fiecare dată îmi făcea o scanare detaliată a sarcinii, de o oră sau două. Veştile erau tot mai bune; doctorul nu a mai văzut nici un defect la inimă şi ne-a spus că fetiţa noastră are o inimă perfectă. Excesul de piele şi fluid de pe ceafă a dispărut, şi măsurătorile arătau că dimensiunile sunt normale. La ultima vizită, dimensiunile capului erau de asemenea normale, dimensiunile picioarelor şi a mâinilor erau normale, iar doamna care făcea scanările, ne-a spus: „Aveţi un bebeluş perfect." Doctorul s-a bucurat să vadă schimbările, iar soţul meu şi cu mine eram încurajaţi şi îi dădeam laudă Domnului pentru bunătatea Lui faţă de noi. Acestea au fost lucrurile principale folosite de Dumnezeu în viaţa noastră ca noi să credem şi să rămânem în picioare bazaţi pe Cuvânt.

SOSIREA LUI HANNA

Istoria aceasta nu se sfârşeşte cu naşterea lui Hanna - ci este doar prima parte a ceea ce Dumnezeu a început să lucreze încă din pântece. Îmi amintesc cum, după o săptămână de la naştere, doctoriţa pediatru ne-a sunat şi ne-a spus: „Trebuie să veniţi la cabinet să discutăm rezultatele de la testul ADN." Am sunat-o pe mama şi i-am spus plângând: „Nu pot să merg acolo... pur şi simplu nu pot."

Vestea bună este că am trecut peste momentele de descurajare. Adevărul nu este, dragii mei, ceea ce vedem sau citim pe un raport medical. Singurul adevăr este Cuvântul lui Dumnezeu şi pe el ne bazăm ca să ne ridicăm şi să rămânem în picioare. În căutarea mea după Dumnezeul cel Măreţ am ajuns să înţeleg un adevăr şi mai profund - El vrea să fie Măreţ în mine. Efeseni 1:19 spune că El vrea să înţelegem *„care este faţă de noi, credincioşii, nemărginita mărime a puterii Sale, după lucrarea puterii tăriei Lui."* Cine sunt eu ca Dumnezeul şi Creatorul universului să vrea să fie puternic în şi prin mine? Am început să înţeleg identitatea mea în Christos. *„Dacă este cineva în Christos, este o făptură nouă. Cele vechi s-au dus: iată că toate lucrurile s-au făcut noi."* (2 Corinteni 5:17) Trebuia să înţeleg anumite lucruri pe care Dumnezeu le-a stabilit în domeniul spiritual. Primul era duhul pe care El l-a pus în mine când L-am primit pe Christos în viaţa mea. Acest duh este nou şi perfect în orice fel şi este noua mea identitate - aceasta am devenit eu. Călătoria la care am pornit datorită fetiţei mele m-a ajutat să îmi reînnoiesc mintea la Cuvântul lui Dumnezeu şi să o aliniez la Duhul Sfânt care locuieşte în mine. Nu trebuie să ascult de emoţiile şi gândurile mele. Ascult ce spune Dumnezeu în Cuvântul Lui, ascult gândurile şi emoţiile Lui, şi le aliniez la Duhul Sfânt din mine pentru ca acest Cuvânt să fie exprimat în gândurile, emoţiile şi chiar în trupul meu. Nu am încredere în emoţiile mele şi am învăţat să fac orice gând rob ascultării de Christos! Eu aleg ce vreau să fac: dacă vreau să trăiesc prin perspectiva simţurilor şi a realităţii fizice, sau prin perspectiva adevărului Cuvântului lui Dumnezeu, şi să văd în fiecare zi cu ochii spirituali.

REALITATE sau ADEVĂR

Vreau să vă spun despre câteva realităţi din viaţa lui Hanna, care reflectă adevărul Cuvântului. În numai 5 ani de când o avem pe fetiţa noastră, am văzut lucruri incredibile. Am mers la vizitele medicale când a fost important - nu neapărat că a fost important pentru Hanna, ci pentru documentarea vindecării şi revelarea adevărului la toţi cei ce îi cunosc situaţia. Nu uitaţi că vindecarea este pentru slava lui Dumnezeu şi pentru ca alţii să Îl cunoască pe Christos, să cunoască puterea lucrării Lui încheiate la cruce şi viaţa din belşug pe care El ne-o dă prin Duhul Sfânt care locuieşte în noi.

- Gaura din inima lui Hanna nu s-a închis la naştere. Am mers de câteva ori la un specialist de inimă în primii ei ani de viaţă. Am continuat să declarăm Cuvântul Domnului şi viaţă peste ea. La ultima vizită ni s-a spus că gaura s-a închis, şi, *dacă vrem,* putem veni la un control după un an, dar după aceea să nu ne mai pierdem vremea cu aceasta.

- Pentru că s-a născut înainte de termen, a avut un hemangiom. Orice părinte care se uită la imaginile de pe internet cu hemangiom, este şocat. În cazul ei, era ca o tumoare roşie crescută peste ochiul stâng. Am fost trimişi la un specialist care făcea măsurători la fiecare două luni. Doctorii ne spuneau realitatea: că va continua să crească până la vârsta de un an, apoi, încet-încet, se va micşora până pe la vârsta de doisprezece ani. Dar noi ştiam că Dumnezeu ne dă autoritate asupra tuturor lucrurilor. Am început să îi vorbim acestei tumori, în Numele lui Isus. După a doua sau a treia vizită la doctor, nu a mai crescut, apoi, adevărul Cuvântului care spune că „Prin rănile Lui, Hanna este vindecată," a făcut ca acea tumoare urâtă să se micşoreze. Când am sărbătorit prima ei zi de naştere, de abia se mai vedea.

  „Iată că v-am dat putere să călcaţi peste şerpi şi peste scorpii, şi peste toată puterea vrăjmaşului: şi nimic nu vă va putea vătăma." (Luca 10:19)

- În familia noastră nu am obişnuit să citim pe internet sau în cărţi despre copiii cu sindromul down şi capacitatea lor mintală. Noi credem şi stăm în picioare bazaţi pe Cuvântului adevărului. La 2 ani, Hanna a avut o evaluare pentru vorbire, şi rezultatele au arătat că are capacitatea de înţelegere a unui copil de 4 ani. În fiecare zi declar peste ea aşa: „Tu eşti înainte şi nu în urmă, tu eşti prima, nu ultima, tu eşti un copil al Regelui Regilor şi tu ai mintea lui Christos." Dumnezeu spune în Cuvântul Lui, în 1 Corinteni 2:16: *„Cine a cunoscut gândul*

Domnului, ca să-I poată da învățătură?" Noi însă avem gândul lui Christos. Ne bazăm în fiecare zi pe ce gândește El despre dezvoltarea minții ei. La doi ani știa alfabetul - literele mari și mici, culorile, formele geometrice și peste 30 de cuvinte scurte pe care le-a memorat și le putea citi la prima vedere.

- Când Hanna a avut trei ani, am mers la ultima sesiune de fizioterapie la Easter Seals. Cel ce conducea programul era și el în sala de gimnastică și se uita la ea cum se joacă și cum numește toate culorile mingiuțelor de plastic din groapa cu mingiuțe. L-a întrebat pe soțul meu dacă are mozaicism - care înseamnă că nu fiecare celulă e afectată de cromozomul în plus. Soțul meu a spus că nu, iar el a zis că ar trebui să mai facem un test de sânge că ea este așa de înalt funcțională. Da, vedem în continuare cum fiecare celulă devine perfectă.

- „Realitatea" că unii copii cu diagnosticul de sindromul down au nivel scăzut de fier și probleme cu tiroida, a încercat să vină împotriva lui Hanna. Îmi amintesc că vreo 9 luni i-am tot dat suplimente de fier. Nu îmi plăcea să îi dau aceste suplimente iar nivelul de fier a crescut doar foarte puțin așa că nu i-am mai dat. După șase luni am mers pentru vizita anuală. Doctorița a fost surprinsă că nivelul de fier este normal și m-a întrebat ce am făcut. Medicului stagiar stătea lângă ea și lua notițe. Eu am răspuns: „Nu i-am mai dat nici un supliment și am vorbit nivelului de fier și i-am spus să crească în Numele lui Isus." Ea a zâmbit stânjenită și a spus: „Atunci fă tot așa că e bine." Adevărul este că Dumnezeu are vindecare și reîntregire completă pentru copiii noștri. Cuvântul Lui spune în Ioan 10:10 astfel: *„Hoțul nu vine decât să fure, să junghie și să prăpădească. Eu am venit ca oile să aibă viață, și s-o aibă din belșug."*

- Partea mea preferată din istoria lui Hanna, care are documentație medicală clară, este despre dinții ei. La un control anual am întrebat despre dinții canini care încă nu au crescut, deși avea 4 ani. Doctorița mi-a arătat radiografia și mi-a spus că nu are dinții canini. Am întrebat: „Dar caninii de adult vor crește, așa-i?" Ea mi-a arătat pe radiografie dinții de adult care erau în gingie, și mi-a spus că cel mai probabil nu va avea nici caninii de adult pentru că nu se văd în gingii. Când am pus-o pe Hanna în maşină să mergem acasă, am anulat raportul doctoriţei şi m-am rugat pentru dinţii şi pentru gura lui Hanna. Le-am spus dinţilor canini să se formeze şi să crească în Numele lui Isus. În următoarele luni am uitat complet de această situaţie până când, într-o zi, când plecam acasă după o vizită la mama, ea a pus-o pe Hanna în scaunul ei auto şi a exclamat: „Hanna! Îţi creşte un dinte!" Deci nu ne încredem în realitatea din lumea fizică, ne încredem numai în Adevărul absolut.

- Anul viitor Hanna merge la grădiniţă. Educatoarea a spus că e pregătită, are cunoştinţe din toate materiile şi are un vocabular uimitor. Ne-a recomandat să o punem într-o clasă normală, cu program normal şi fără ajutor special.

- Majoritatea oamenilor la care le spun despre Hanna vor să ştie dacă are trăsături de sindromul down. Nu a avut niciodată exces de piele pe partea din spate a gâtului pentru că vindecarea divină a început încă din pântece. Are mâinile şi picioarele de lungime normală şi este proporţionată. Rubricile de creştere arată tot timpul că are o creştere normal, şi doctorul ne spune mereu că e o fetiţă înaltă. Singurul lucru pe care oamenii îl observă este că arată obosită; eu zâmbesc, dar nu spun nimic, fiindcă Cel ce a început această lucrare bună în ea e credincios să o ducă la bun sfârşit.

- Schimbările fizice din Hanna sunt importante, dar la fel de importante sunt schimbările din mintea mea. Înainte, îmi era greu să mă uit la persoane cu sindromul down. Duşmanul folosea aceste imagini împotriva mea - mi le aducea mereu în minte. Acum, când văd adulţi sau copii cu sindromul down, inima îmi este plină de compasiune şi dragoste pentru ei şi doresc ca ei să aibă vindecare completă. Teama a dispărut şi a fost înlocuită cu dragostea lui Dumnezeu, pentru slava Lui.

CEL MAI MULT AŞ VREA SĂ ŞTIŢI ACEASTA

Dragii mei, dacă aş putea fi lângă voi, acum, v-aş spune: „Adevărul nu este ceea ce vedeţi cu ochii; adevărul este în Cuvântul lui Dumnezeu şi se va manifesta când mânuiți sabia Cuvântului în mijlocul circumstanțelor." Nu privim cu ochii trupești - noi suntem într-o luptă în care privim prin perspectiva spirituală și vedem lucrurile de pe pământ așa cum sunt în cer (precum în cer, așa și pe pământ). Am învățat că aceasta este o luptă în care noi avem deja biruința. Este o sărbătoare a bucuriei cu laude la adresa Domnului și Regelui nostru și învățăm ce înseamnă să ne odihnim în Domnul. Am avut ocazia să văd în Cine îmi pun încrederea și cine sunt eu cu adevărat în Domnul. Sunt zile când trebuie să îi amintesc dușmanului cine sunt eu, și atunci fie mă urc în mașină, fie caut un „loc de întâlnire" undeva, în casă, și spun cu voce tare: „Ai uitat cine sunt eu?" Apoi încep să declar cine este Domnul pentru mine, ce spune El despre mine în Cuvânt, și ce spune El despre Hanna. Eu cred că dușmanul este îngrozit fiindcă el cunoaște viitorul pregătit de Dumnezeu pentru copiii noștri, știe ce potențial au ei în Împărăție, de aceea planul lui este mereu să distrugă, să fure și să omoare.

Cuvântul lui Dumnezeu a devenit atât de prețios pentru mine în această călătorie. Am subliniat în Biblie toate versetele despre vindecare. Stau în picioare datorită acestor Scripturi și le declar peste Hanna. Aș dori să vă amintesc încă câteva versete care m-au însoțit de la început în această călătorie, în speranța că vă vor aduce și vouă încurajare.

Niciodată nu s-a pomenit, nici nu s-a auzit vorbindu-se, și ... nici n-a văzut vreodată ochiul așa ceva: anume ca un alt dumnezeu afară de Tine să fi <u>făcut</u> asemenea lucruri pentru cei ce se încred în El. (Isaia 64:4)

El nu s-a îndoit de făgăduința lui Dumnezeu, prin necredință, ci, întărit prin credința lui, a dat slavă lui Dumnezeu, deplin încredințat că El ce făgăduiește, poate să și împlinească. (Romani 4:20-21)

Dar să ceară cu credință, fără să se îndoiască deloc: pentru că cine se îndoiește, seamănă cu valul mării, turburat și împins de vânt încoace și încolo. Un astfel de om să nu se aștepte să primească ceva de la Domnul, căci este un om nehotărât și nestatornic în toate căile sale. (Iacov 1:6-8)

Întrebarea #14

„Pastorul bisericii noastre NU crede că Dumnezeu vrea să îl vindece pe copilul nostru cu defect din naștere. El crede că noi am fost aleși special să avem un copil cu sindromul down, dar noi nu vedem asta ca pe un dar special. Credeți că pastorul are dreptate?"

Din nefericire, chiar și pastorii pot să greșească. Fiecare pastor dorește să facă ce este bine, dar vindecarea defectelor din naștere este un domeniu în care mulți pastori greșesc (poate majoritatea). Deci cum să îi răspunzi pastorului?

Dacă el nu se roagă cum ai vrea tu să se roage, și dacă te simți jignit de cuvintele lui, atunci răspunsul tău va fi influențat de aceste sentimente. Deci înainte de a te adresa în vreun fel pastorului, te încurajez să te adresezi mai întâi inimii tale. Uneori ne purtăm rău cu pastorii pentru că ei nu fac ceea ce ne așteptăm noi să facă, în loc să îi privim cu dragostea lui Christos și să vedem că ei sunt una cu Christos. Renunță la așteptările tale, la dezamăgirile tale, la dorința de a arăta că ai dreptate, la dorința de a fi recunoscut și ajutat - renunță la toate acestea. *„Scoate întâi bârna din ochiul tău, și atunci vei vedea deslușit să scoți paiul din ochiul fratelui tău."* (Matei 7:5)

De fiecare dată când prezint un seminar pe unde călătoresc, le spun oamenilor: „Dacă ați venit aici dintr-o altă biserică, vă rog să nu mergeți înapoi cu o atitudine nepotrivită și să începeți să îi spuneți pastorului și celorlalți că ei greșesc. Mergeți acolo și aduceți roadă. Luați ceea ce ați învățat și ajutați-i pe alții. Eliberați-i și încurajați-i. Ridicați-i pe ceilalți, nu pe voi înșivă." Trebuie să respectăm faptul că liderii bisericii locale fac tot ce pot să își ducă la îndeplinire chemarea de a veghea asupra turmei Domnului cu integritate - în funcție de cât de bine înțeleg ei Cuvântul lui Dumnezeu.

După ce l-ați lăsat pe Duhul Sfânt să se adreseze oricăror dezamăgiri și jigniri din inima voastră, sunteți într-un loc mult mai potrivit pentru a privi înainte. Pastorul vostru are responsabilitatea înaintea lui Dumnezeu să ajute biserica să înțeleagă Domnia lui Isus Christos, ceea ce include Domnia lui Isus Christos peste defectele din naștere și peste toate bolile - pentru ca el și biserica să poată demonstra cu viața lor Domnia lui Isus. Dacă ei încă nu sunt pregătiți să conducă spiritual în domeniul vindecării divine, credeți că ar dori să învețe? Oricum, Dumnezeu v-a dat *vouă* lucrarea de agenți ai Împărăției Lui ca să îl vindecaţi pe copilul vostru. Dacă credeţi că El v-a dat şi lucrarea de a-l ajuta pe pastor, atunci mergeţi înainte.

Foarte puţini pastori cred că Dumnezeu vindecă defectele din naştere. Unii pastori vor fi inspiraţi de credinţa voastră şi vor sta alături de voi ca să aduceţi vindecare copilului vostru. Dacă e aşa, atunci puteţi să îi oferiţi pastorului această carte ca punct de pornire, ca să înţeleagă cum vedeţi voi vindecarea.

Totuşi, unii pastori mai degrabă argumentează împotriva credinţei voastre. Nu trebuie să vă pierdeţi energia argumentând cu nimenea, în special cu pastorul vostru. Trebuie să înaintaţi în lucrurile despre care sunteţi convinşi - chiar dacă să staţi în picioare de unii singuri!

În acest caz, dacă aveţi nevoie de îndrumare spirituală, va trebui să căutaţi ajutor altundeva. Dar Conducătorul şi Ajutorul vostru spiritual cel mai înalt este Isus Christos Însuşi, şi mângâierea Duhului Sfânt.

Multe dintre familiile care au contribuit la această carte, stau în picioare de unii singuri pentru vindecarea copilului lor. Chiar dacă prietenii, pastorii şi bisericile nu au aceeaşi credinţă că Dumnezeu vindecă defectele genetice, totuşi părinţii aceştia merg înainte. Cuvântul lui Dumnezeu le-a dat tăria de a continua fără şovăire.

Depune sămânţa în Duhul, perseverează, şi nu îţi pierde curajul! La timpul recoltei, tu şi copilul tău veţi culege o recoltă bogată pentru Împărăţie!

Mulţi vor vedea lucrul acesta, se vor teme, şi se vor încrede în Domnul. (Psalmul 40:3)

CAPITOLUL 17
Un porumbel din cer

Băiat. 5 ani. Noua Zeelandă
Diagnostic: sindromul down

Jonah William Farrell şi-a făcut intrarea în lume pe 10 iunie, 2009, la ora 5.45 pm. Când s-a născut, mi-a venit în minte numele Jonah, cred că de la Duhul Sfânt, pentru că nu ne-am gândit la acest nume înainte. Jonah înseamnă „un porumbel". A fost o naştere normală şi naturală, la noi acasă, iar Jonah a avut o greutate perfectă de 7 lbs şi 7 oz (3.37 kg), cu scorul Apgar 9/10. S-a alăptat cu uşurinţă. Singurul lucru care mi s-a părut diferit a fost că podul nasului era plat. În următoarele săptămâni am văzut că nasul îi era foarte înfundat şi limba îi era lungă ca la o şopârlă.

AU URMAT LACRIMILE
Plunket este o organizaţie în Noua Zeelandă care monitorizează nou născuţii pentru creştere şi sănătate. Ei au preluat dosarul lui Jonah de la moaşă la 6 săptămâni. Asistenta de la Plunket a fost îngrijorată de tonusul lui muscular scăzut. Eu nu am fost îngrijorată. „Fiecare bebeluş se dezvoltă în ritmul lui, nu-i aşa?" mă gândeam eu. La 10 săptămâni, o prietenă mi-a spus că ea lucrează cu copii cu sindromul down şi Jonah „arată" ca ei.

În ziua următoare l-am dus pe Jonah la o doctoriţă. Ea ne-a dat bilet de trimitere la un doctor pediatru care să se ocupe de tonusul lui muscular scăzut, dar ne-a spus că nu crede deloc că are sindromul down. După două zile ne-am dus la doctorul pediatru, care a zâmbit neîncrezător când i-am spus de sindromul down. „Nu prea cred," ne-a spus el. L-a examinat pe Jonah şi a decis să facă un test de sânge şi de cariotip, pentru orice eventualitate. El a spus că crede că este doar o uşoară hipotonie musculară. Oh, ce uşurare!

După trei săptămâni eram din nou în cabinetul doctorului pediatru împreună cu Jonah (dar fără soţul meu, fiindcă totul era bine, nu?) Atunci am auzit cuvintele ce mi-au sfâşiat inima: „Îmi pare rău, Angela, dar Jonah are într-adevăr sindromul down." Tot ce am putut spune a fost: „Glumiţi?" Apoi am început să plâng. M-am uitat la bebeluşul meu, care era în scaunul auto lângă mine. Nu-mi venea să cred. L-am luat în brațe și l-am strâns tare, de parcă voiam cu orice preț să îl ocrotesc.

A plouat torențial tot drumul spre casă, ca o reflecție a ceea ce era înăuntrul meu. Când am ajuns acasă m-am aruncat în brațele soțului meu și am plâns amândoi. Am stat până târziu în seara aceea citind tot ce am putut găsi despre sindromul down. Majoritatea documentelor enumerau efectele negative ale cromozomului în plus. M-am speriat. Am încercat să dorm, dar m-am tot răsucit de pe o parte pe alta. Până la urmă am ajuns pe podea, în camera de oaspeți, plângând fără oprire. Nu mă simțeam în stare să fac față la toate acestea. Mă temeam de tot ce s-ar putea să sufere bebelușul meu. Atunci am strigat la Dumnezeu și L-am rugat să îl ia pe Jonah la El, să îl scape pe Jonah și pe noi de lupta unei vieți cu sindromul down. Jonah avea 14 săptămâni când ni s-a dat diagnosticul de trisomie 21.

SINDROMUL „ÎN FAVOAREA SINDROMULUI"

Următoarele zile au fost un coșmar. Am încercat să nu îmi pierd mintea, dar am fost foarte aproape. Așa ceva nu trebuia să i se întâmple bebelușului nostru, sau nouă. Din cauza durerii emoționale mi-am blocat toate emoțiile, și apoi am observat că și Jonah a făcut la fel. El a fost la început un bebeluș fericit și interactiv, dar acum era ca o mică statuie. Am decis să „uit" de toate și să îl las să fie iarăși Jonah cel de dinainte. Dacă mama și-a revenit, și spiritul lui Jonah și-a revenit. Dar pentru mine lupta era tot acolo, înăuntrul meu.

Am citit o carte care m-a ajutat să înțeleg diagnosticului lui Jonah. Niciodată nu mi-a trecut prin minte că Dumnezeu ar vrea să îl vindece, de aceea am încercat să găsesc modalități de a accepta infirmitatea. Toată lumea mi-a spus că sindromul down este un „dar de la Dumnezeu," că numai oamenii speciali primesc copii speciali, și tot felul de fraze din acestea. A devenit ca o lege că lucrurile acestea trebuie doar acceptate cum sunt. Nu mă înțelegeți greșit. Oamenii cu dizabilități nu trebuie discriminați sau considerați mai jos decât alții în nici un fel. Societatea contemporană încearcă să îi învețe pe oameni să accepte, dar aceasta nu se întâmplă în realitate - dovada este rata de peste 90% a întreruperii sarcini în cazul unui diagnostic de sindrom down.

Această propagandă de a accepta situația unei dizabilități este larg răspândită în biserică, așa că noi am mers pe linia ei. M-am implicat în tot felul de activități legate de sindromul down ca să mă fac pe mine însămi să accept. Am mers atât de departe că am scris blog-uri pentru cei nou veniţi la „Revista asociaţiei pentru sindromul down din Noua Zeelandă," m-am întâlnit cu familii care aveau copii cu sindromul down şi am participat la marşuri pentru viaţă. Am ajuns să fiu membră într-un grup care a iniţiat proceduri legale împotriva guvernului din Noua Zeelandă pentru un program naţional de scanare. Am protestat împotriva acestui program pentru că era o operaţiune eugenetică de căutare a bebeluşilor nenăscuţi cu sindromul down ca să se facă presiuni asupra părinţilor pentru întreruperea sarcinii. Ca parte a acestui grup am fost şi la televiziune împreună cu familia mea, la actualităţi. Dar grupul nostru nu era în favoarea vieţii pentru toţi copiii nenăscuţi, era doar în favoarea celor cu sindromul down.

Jonah a fost ales pentru un poster cu reclamă la sindromul down. Purta un tricou pe care scria: „Eu sunt formidabil cu cromozomul meu în plus!" Dar în adâncul sufletului mă simţeam ca o ipocrită pentru că mă uitam la el şi mă gândeam ce bine ar fi să NU aibă acest cromozom. Plângeam înăuntrul meu şi îmi doream să îl văd normal. Reacţia mea la aceste sentimente a fost să mă implic şi mai mult în proiecte legate de sindromul down, încercând astfel să scot sentimentele acelea afară din sufletul meu.

Acum mă gândesc că am irosit atâţia ani din viaţa lui. Nu ar fi trebuit să acceptăm şi să promovăm boala aceasta. Ar fi trebuit să eliberăm captivii. Osea 4:6 spune: *„Poporul Meu piere din lipsă de cunoştinţă."* Fiul nostru era distrus de o boală numită sindromul down. Viitorul lui Jonah i-a fost deturnat, iar mintea şi trupul lui au fost luate ostatice din cauza lipsei noastre de cunoştinţă în ce priveşte vindecarea şi adevărul Bibliei.

Am făcut greşeala să credem ceea ce se spune, în general, în biserică: „Dumnezeu vindecă numai pe unii oameni, şi numai ocazional," sau „Boala este un dar de la Dumnezeu să ne smerească şi să ne înveţe." Acum ştim că acestea sunt minciuni la fel de mari ca cea din Geneza, când şarpele i-a zis femeii: *„Hotărât, că nu veţi muri."* (Geneza 3:4) Ca familie, suntem recunoscători toată veşnicia că Dumnezeu nu S-a spălat pe mâini de necredinţa şi încetineala noastră în a cerceta Scripturile. Dacă am fi cercetat, am fi văzut noi înşine ce spun ele despre vindecarea divină.

TREZIREA DIN SOMN

Corespondam prin e-mail cu o doctoriță respectabilă cu privire la problemele de sănătate ale fiului nostru mai mare, Samuel (cu ceva timp înainte a fost diagnosticat cu astm sever şi alergii la mâncare şi la mediul înconjurător). Când ea a aflat că suntem credincioşi, m-a mustrat că eu caut ajutor la oameni, nu la Dumnezeu. M-am simțit ofensată şi m-am gândit la orice motiv de sub soare ca să mă justific. Dar Îi mulțumesc lui Dumnezeu că, la scurt timp, El ne-a umilit şi ne-a convins, atât pe Chris cât şi pe mine, să citim cartea electronică despre vindecarea divină ce ne-a trimis-o doctorița (***Vindecarea bolnavilor*** de T. L. Osborn).

Am promis unul altuia să citim câte un capitol în fiecare seară şi să ne rugăm cu privire la ce citim. Tot ce pot spune este: UIMITOR! Cartea aceasta a adus schimbări uimitoare în familia noastră, nu numai în domeniul vindecării, dar ne-a ajutat să ne curățim viața şi să ne apropiem de Dumnezeu. Este trist că am crezut o minciună în loc să credem Cuvântul lui Dumnezeu. Ne-am mulțumit cu mai puțin decât avea El să ne ofere. Am fost atraşi de minciuna bisericilor moderne care spun că „vindecarea este numai pentru câțiva oameni, aleşi special" şi că boala este, adesea, un „dar de la Dumnezeu."

Citind acea carte şi cercetând Scripturile, am ales să Îl credem pe Dumnezeu de acum înainte, şi să nu ne mai încredem în ce simțim noi sau în ce spun oamenii. Am ştiut că Dumnezeu nu ne-a revelat aceasta numai pentru Samuel, ci şi pentru Jonah. Chris a început să se roage pentru Jonah imediat, dar eu încă mă luptam cu mine însămi ca să cred. În mintea mea, vindecarea cromozomilor era diferită de vindecarea altor boli. Mă simțeam ipocrită fiindcă am spus altora ce minunat este să ai un copil cu sindromul down, dar în adâncul inimii uram faptul că fiul nostru era prins în capcana aceasta. Îmi doream nespus că el să fie liber. În cele din urmă, într-o zi de vineri, în februarie, 2014, când Chris mi-a vorbit foarte categoric despre vindecarea lui Jonah, m-am supărat tare şi m-am certat cu el, deşi noi rareori ne-am certat. După aceea am discutat din nou vreme îndelungată şi ne-am rugat. Toate argumentele mele cădeau la pământ. Eram încă agitată când m-am dus pe internet să caut „Vindecare pentru sindromul down." Mulțumim Domnului că am aflat un blog cu o mărturie de vindecare pentru defectele genetice.

Am contactat pe cei de la organizația John J. Lake Ministries, care ne-au făcut legătura cu Margaret. Dumnezeu ne-a confirmat că suntem pe calea cea bună. Întotdeauna am crezut că în cer Jonah va fi vindecat și va fi exact ca noi toți. Această credință m-a ajutat să fac față diagnosticului și luptelor zilnice din viața noastră. Deci, dacă va fi vindecat în cer, este clar că trupul lui nu e cum trebuie aici pe pământ.

Știu că unii nu sunt de acord că sindromul down este o „boală", dar când ne uităm la definiția din dicționar pentru „boală" vedem că de fapt asta este. Dicționarul definește cuvântul „boală" astfel: „un organ, o parte, o structură sau un sistem al corpului care nu sunt în ordine sau funcționează incorect din cauza unor erori genetice sau de dezvoltare, a unei infecții, a unei otrăvi, din cauza unei deficiențe sau a unui dezechilibru de nutriție, din cauza toxicității, sau din cauza altor factori de mediu nefavorabili; maladie; neputință; suferință."[7]

Isus a venit să elibereze captivii de boli și infirmități. Fiecare lovitură de bici care L-a zdrobit, înseamnă: *„prin rănile Lui sunteți tămăduiți". „El este același ieri, azi și în veci."* Deci Jonah ar trebui să fie - și poate să fie eliberat și tămăduit. Ne-am unit cu alți credincioși să proclamăm această promisiune. În credință, l-am declarat vindecat, indiferent de ce vedeam cu ochii aceștia. Stăm ferm convinși pe promisiunea lui Dumnezeu (care nu poate să mintă) și îl declarăm vindecat.

VINDECAT PENTRU TOTDEAUNA

Acum observăm cu bucurie manifestarea în trup a vindecării lui Jonah. Ne-am rugat la fel pentru Samuel cu privire la alergii, la eczemă și la astm - care au încercat să îl distrugă. Ce bucurie avem toți când el ține pisica în brațe sau savurează feliile de roșii proaspete de pe sandwich, apoi mănâncă doi-trei căpșuni - toate acestea ar fi fost urmate de o vizită la urgențe din cauza reacției alergice severe.

La Jonah, am văzut imediat o schimbare în temperament, în abilitatea de a comunica și în dorința de a vorbi. Forma ochilor i s-a schimbat, grăsimea și pielea în exces de pe gât s-au diminuat, i s-a format marginea osoasă a liniei

---

[7] *http://dictionary.reference.com/browse/disease*

sprâncenelor. Vom vedea mult mai multe schimbări. Avem o pisică şi am numit-o Rafe, care înseamnă „Dumnezeu a vindecat." Pentru că El a vindecat... pe toţi!

Înainte credeam că trebuie să aşteptăm ca Dumnezeu să aducă vindecare, dar, de fapt, în tot acest timp El aştepta ca noi să declarăm şi să aducem vindecarea pe care Domnul Isus a ispăşit-o pentru băieţii noştri, când a fost biciuit şi lovit.

Când Jonah a fost conceput, eu avem 29 de ani şi, conform statisticilor, aveam 1 şansă din 1890 de a avea un bebeluş cu sindromul down. Obişnuiam să mă gândesc că Dumnezeu a îngăduit aşa, dar acum ştiu că Dumnezeu nu este autorul bolilor. Sindromul a fost o intenţie rea din partea duşmanului, ca să îl ţină pe fiul nostru în capcana unui trup şi a unei minţi care nu funcţionează în armonie cu spiritul lui. Dar acum Dumnezeu a schimbat totul spre bine.

Vindecarea băieţilor mei va fi o mărturie despre realitatea lui Dumnezeu şi despre dorinţa Lui ca noi toţi să trăim vindecarea divină ce ne-a adus-o la toţi prin rănile de bici care i-au tăiat spatele Fiului Lui când a fost biciuit şi lovit în drumul spre cruce. La fel ca în cazul lui Iosif din Biblie, ceea ce duşmanul a intenţionat spre rău, Dumnezeu a schimbat în bine - pentru mântuirea multor vieţi şi pentru eliberarea captivilor. Amin!

STĂM ÎN PICIOARE SINGURI PÂNĂ CÂND ALŢII STAU ALĂTURI DE NOI

După ce am cunoscut adevărul despre vindecarea divină şi după ce am început să trăim conform acestui adevăr, cel mai greu a fost faptul că nu am avut suport din partea familiei, a prietenilor şi, surprinzător, nu am avut suport nici din partea credincioşilor - a Trupului lui Christos. Am fost acuzaţi că nu îl iubim şi nu îl acceptăm pe copilul nostru. Aceasta este o acuzaţie aşa de urâtă şi complet neadevărată. Dacă un copil are cancer şi părinţii vor ca el să fie eliberat de această boală, asta nu înseamnă că ei nu îl iubesc şi nu îl acceptă. În realitate, celulele de cancer nu fac parte din fiinţa copilului, aşa cum nici cromozomul 21 în plus nu face parte din fiinţa unui copil care are sindromul down. Tot la fel şi eu îl iubesc pe copilul meu, de aceea îl vreau vindecat.

Un părinte iubitor vrea numai binele copilului său. Când copilul suferă, durerea şi suferinţa părintelui sunt şi mai mari. Dacă cineva vrea să vadă ce îl așteaptă în viață pe un copil cu sindromul down, să se ducă pe internet și să caute toate efectele nedorite ale cromozomului 21. Și-ar dori ei aceasta pentru copiii lor? Și-ar dori ei aceasta pentru ei înșiși? Ar trebui să ne iubim aproapele ca pe noi înșine și să îl eliberăm pe aproapele nostru dacă este în captivitate.

Îl iubesc și îl accept pe Jonah, dar resping dezordinea și răul cauzat în trupul lui de cromozomul în plus. Aleg să fiu Isus pentru fiul meu și să îl eliberez. Da, Isus, care i-a vindecat pe toți cei ce au venit la El, CHIAR acest Isus a venit să locuiască în mine - acest Isus care niciodată nu a spus: „Îmi pare rău, dar nu e timpul potrivit pentru vindecarea ta," sau „Tocmai am vorbit cu Tatăl și nu te pot vindeca pentru că El a pus această boală pe tine să te învețe perseverență și răbdare," sau „Văd că tu nu ai nici o boală acuma, dar fiindcă ai un pic de mândrie, îți dau lepră ca să înveți ce înseamnă umilința." Nu! Isus, care a revelat voia perfectă a Tatălui, a vindecat ÎNTOTDEAUNA, și nu a spus NICIODATĂ: Nu te vindec. Nici nu a dat NICIODATĂ vreo boală nimănui. Biserica greșește grav când Îl acuză pe Dumnezeu de ceva așa de urât ca boala, infirmitatea, accidentele etc. Înțeleg că este un mod de gândire care aparent îi ajută pe oameni să treacă peste greutăți, dar haideți să gândim logic: dacă un părinte s-ar purta cu copilul lor așa cum mulți creștini presupun că Dumnezeu se poartă cu noi, atunci copilul le-ar fi luat de serviciile sociale și părintele ar fi pus în închisoare. Cum ar putea un Dumnezeu iubitor, un Tată care ne învață să fim buni, care dă daruri bune copiilor Lui, să dea VREODATĂ boală sau infirmitate? Răspunsul este: El nu poate face așa ceva. Am auzit-o pe o mamă înflăcărată de adevărul lui Isus, spunând: „Nu există nici o notă de subsol la Psalmul 103:3 care să spună că El ne vindecă toate bolile, cu excepția sindromului down." Nu. El ne vindecă TOATE bolile.

Întrebarea #15

„Este posibil să aduc vindecare nepoților mei, chiar dacă ei locuiesc departe de mine?"

Adevărat vă spun că, dacă ați avea credință cât un grăunte de muștar, ați zice muntelui acestuia: „Mută-te de aici acolo," și s-ar muta; nimic nu v-ar fi cu neputință. (Matei 17:20)

Isus a vindecat persoane la distanță de mai multe ori; un exemplu este slujitorul sutașului Roman. (Matei 8:13)

Dacă ești născut din nou, Domnul Isus Christos - care stă pe tronul Lui de Împărat în Ceruri, având toată autoritatea în cer și pe pământ - locuiește în tine ca să Își împlinească voia Lui prin tine. Christos are toată autoritatea peste tot în cer și oriunde pe pământ! Deci nu este nici un loc în care prezența Lui să nu poată ajunge și să nu poată acționa prin credința ta.

Aceasta se poate face numai prin Duhul lui Dumnezeu, prin credință. În zilele noastre, tehnologia adesea face posibil contactul la distanță, de exemplu prin telefon sau internet. Eu m-am rugat pentru vindecarea multor oameni prin telefon și am văzut pe mulți vindecați în acest fel. Dar, în familia noastră, fiul meu deține recordul pentru rugăciunea „la distanță." Eram într-o biserică de chinezi de aici din America, și unii dintre cei de acolo aveau aplicația skype descărcată pe I-Pad. Fiul meu s-a rugat pe skype pentru un domn în vârstă din China care avea o durere de dinți și de gingii teribilă, și a fost vindecat instantaneu! E minunat că putem folosi internetul pentru aceasta, dar sunt sigur că Dumnezeu poate face aceleași lucruri fără ajutorul internetului.

Un alt mod în care se poate aduce vindecarea la distanță, este prin rugăciunea peste o batistă. Așa a vindecat apostolul Pavel. (Faptele Apostolilor 19:11-12) Puneți-vă mâinile peste o batistă, sau o haină și declarați viață peste această haină ca și cum ar fi persoana pentru care vă rugați. Apoi trimiteți haina la persoana bolnavă. Pentru copii, rugați-vă peste pălăriuțe, tricouri sau animăluțe de pluș, apoi trimiteți-le.

Distanța dintre voi și cei pentru care vă rugați poate, de fapt, să fie un mare avantaj! Aveți o oportunitate mai bună să vă țineți privirea ațintită asupra lui

Isus, să umblaţi „prin credinţă", fără să vă fie distrasă atenţia şi fără să umblaţi „prin vedere." Pentru că defectele nu sunt înaintea ochilor voştri tot timpul, le puteţi vedea cu ochii spirituali: ca pe lucrarea unor diavoli care au fost învinşi şi care nu se pot opune mâinii Atotputernicului Dumnezeu! Lucrările defectelor din naştere nu pot opri lucrarea de vindecare a lui Dumnezeu, aşa cum nici întunericul nu poate opri lumina când aceasta străluceşte!

Deci priviţi ţintă la Isus Christos. Staţi înaintea tronului de har ca să primiţi ajutor şi să revărsaţi vindecare. Fiţi încrezători că Dumnezeu vă aude vocea şi lucrează prin voi!

CAPITOLUL 18
Bunica și bunicul au descoperit aur

Băiat. 2 ani. SUA
Diagnostic: sindromul down

Călătoria noastră a început la 10 decembrie, 2013, când ni s-a născut al doilea nepoțel. Am mers la spital să o vedem pe fiica noastră și pe noul membru al familiei. Am intrat în salon și l-am văzut pe bebelușul nostru: cu părul negru închis și pielea albă - exact ca mămica lui! L-am luat în brațe și i-am dat un pupic pe frunte. La scurt timp doctorul pediatru ne-a spus să eliberăm salonul că trebuie să vorbească cu părinții. Am ieșit pe hol, dar știam ce avea doctorul să le spună.

Înainte să ajung la spital, fiica mea mi-a trimis o poză cu ea și bebelușul. M-am uitat și am observat că ceva este „diferit," dar nu am spus nimic. Am alungat acele gânduri.

Așteptând pe hol, gândurile mi-au venit din nou în minte, și le-am alungat din nou. Am început să mă rog și să declar Cuvântul lui Dumnezeu peste copilaș, deși încă nu mi-a spus nimeni nimic despre el. Am mers înapoi în salon, dar am intrat prea repede, fiindcă doctorul era încă acolo. Am văzut-o pe fiica mea plângând, cu inima zdrobită. Am mai așteptat pe hol puțin, apoi doctorul ne-a făcut semn că putem intra. El a plecat. M-am dus lângă pat, unde fiica mea îl ținea în brațe pe bebelușul ei. Ea ne-a spus că doctorul crede că are sindromul down. Nu pot spune exact ce am simțit, dar știam că diavolul cumva a venit în familia noastră încercând să fure și să distrugă viața acestui bebeluș.

Fiica mea avea ochii umflați de plâns și lacrimile îi curgeau pe obraji. Soțul ei încerca să o liniștească. El spunea că bebelușul e bine așa cum e, că ei oricum o să îl iubească. Ea spunea că asta nu e corect, că e josnic. El a întrebat-o de ce spune așa, și ea a replicat: „Nu e bine, e nedrept și e josnic pentru că asta vine direct din iad!" Cuvintele ei mi-au rămas în minte până acum.

LACRIMI DE BIRUINȚĂ

Când am auzit-o vorbind așa, am știut că trebuie să acționăm imediat pentru ca lucrul acesta josnic și nedrept să fie remediat. M-am rugat peste bebeluș de când a fost în pântecele mamei lui. Am declarat Cuvântul când i-am văzut poza și când am așteptat pe hol. Dar, când am auzit cuvintele fiicei mele, parcă diagnosticul a devenit ceva real și de neschimbat. În inima mea știam că Isus este Vindecătorul și Cuvântul Lui este Adevărul, dar nu am auzit ca cineva să fi fost vindecat de acest diagnostic. Dar, pe de altă parte, știam că, ***chiar dacă nu am auzit ca cineva să fi fost vindecat de această boală, nu înseamnă că e imposibil.***

Eram creștină de peste treizeci de ani și cunoșteam Scripturile despre vindecare. Am văzut de multe ori cum Dumnezeu a vindecat oamenii, inclusiv pe mine. Eu însămi am pus mâinile peste oameni și ei s-au vindecat. Știam bine despre jertfa de ispășire de la cruce. Dar acum trebuia să pun toate deoparte și să văd ce spune Cuvântul despre situația noastră. Cuvântul a fost întotdeauna o bază solidă în inima și mintea mea. Știam că, indiferent de ce urmează, trebuia să aflu mai întâi ce spune Cuvântul despre situația mea. Aveam o misiune clară.

Înainte să plecăm de la spital, fiica mea s-a uitat la tatăl ei și a spus: „Tu ești un om de credință. Acum spune-mi cum rezolvi asta?" Da, cel puțin știa că vom fi alături de ea. De când era mică ne-a văzut de multe ori că trăim în Cuvânt și că Dumnezeu Își împlinește Cuvântul prin viața noastră. Am declarat din nou Cuvântul lui Dumnezeu peste ea, peste soțul ei și peste nepoțelul nostru. Tatăl ei i-a spus: „El e vindecat. Mă auzi? E vindecat!" Ea a fost de acord, a zâmbit puțin și s-a liniștit cu aceste cuvinte. Ne-am îmbrățișat, ne-am sărutat și ne-am despărțit.

Am plâns tot drumul spre casă. Eram copleșită. Simțeam că asta este prea mult. Cum s-a putut întâmpla așa ceva? Noi suntem creștini. Fiica mea a fost creștină de la 4 ani. A mers la biserică de când avea o lună. A fost implicată în biserică, a mers la taberele de vară și la excursiile cu tineretul. A mers chiar și într-o misiune în Peru când a avut 17 ani. A fost întotdeauna un copil ascultător. Nu am avut niciodată probleme cu ea. Nici măcar când a fost adolescentă. Este o fată bună, deșteaptă, atentă și are o dragoste sinceră pentru oameni. Cum s-a putut întâmpla așa ceva?

Am ajuns acasă, dar atât eu cât şi soţul meu eram tăcuţi. Ne-am pus în pat şi ne uitam la tavan. Plângeam. El a căutat pe internet în speranţa că va găsi ceva îndrumare. Nu a găsit nimic, şi asta este trist. Ne-am rugat înainte să mergem la culcare. Ne-am rugat cu credinţă, ca întotdeauna, dar nu ştiam ce să facem mai departe, simţeam că lipseşte o verigă.

Următoarea zi am mers la lucru, ca de obicei. Am încercat să îmi pun rimel pe gene, dar am renunţat pentru că nu mă puteam opri din plâns. Recitam versete şi Îi aminteam lui Dumnezeu ce a promis El. El a spus că nimic nu este imposibil sau prea greu pentru Domnul. (Matei 19:25, Geneza 18:14, Isaia 50:2) El a mai spus: „Cine a crezut în ceea ce ni se vestise?" (Isaia 53:1) Care veste o să credem? Am spus: Eu cred vestea Ta, nu raportul doctorului. Am spus că este uşor pentru Dumnezeu să îndepărteze cromozomul în plus din trupul nepoţelului meu. Sigur că a fost o zi grea pentru mine, dar tot timpul am avut Cuvântul pe buze şi în minte. Ori de câte ori au venit gânduri de necredinţă, le-am alungat cu Cuvântul. Nu a fost uşor, dar nu am renunţat.

Am plâns? Da. Dar am auzit cu mult timp în urmă pe un predicator spunând ceva ce mi-a rămas în minte. El a spus că dacă treci printr-o situaţie devastatoare în viaţa ta, să te ţii tare de Cuvânt, în orice fel poţi. Nu îţi plânge de milă, dar **dacă te trezeşti că plângi, să plângi în credinţă!** Vorbeşte numai adevărul Cuvântului, chiar dacă îl vorbeşti printre lacrimi! Această îndrumare m-a ajutat de foarte multe ori în viaţă.

AM DESCOPERIT AUR

Când s-a întors soţul meu de la lucru, s-a uitat din nou pe internet să vadă dacă găseşte ceva care să ne ajute. A căutat mult timp şi, când a fost gata să plece la culcare, a găsit un website numit healingforchromosomes.com (vindecare pentru cromozomi). Nu ştiu cum de nu l-a găsit în seara dinainte, dar nu contează. A găsit ceea ce căuta… a găsit veriga lipsă. UIMITOR!!!! Mesajul a fost trimis direct de Dumnezeu. A început să citească cu voce tare despre vindecarea divină şi cum Domnul a vindecat diferite simptome de s.d. la copii ca şi nepotul nostru. A citit mai departe despre o fetiţă pe care Domnul o vindecă tot mai mult în fiecare zi. Era înălţător. Am început să plângem cu lacrimi de bucurie. Am mai găsit pe cineva ca şi noi, care a primit un diagnostic devastator, dar care, la fel ca noi, nu se mulţumeşte cu nimic altceva decât vindecare totală, un copil normal - aşa cum este voia lui Dumnezeu!!

Am citit toate mărturiile de pe pagina aceea, apoi le-am recitit de mai multe ori. Ceva în spiritul nostru a început să se schimbe. Am descoperit aur! Persoana care a scris acest blog era uimitoare. Cuvintele ei arătau tărie, încredere în Cuvânt şi în faptul că Dumnezeu va face totul exact cum a spus. Cuvintele ei erau ca un izvor de apă răcoritoare.

Am găsit în josul paginii nişte link-uri cu învăţăturile lui Curry Blake. Am început imediat să ascultăm aceste mesaje. Am găsit aur din nou!! De două ori într-o săptămână!! Nu mai puteam de bucurie. Mesajele acelea ne-au adus eliberare şi ne-au hrănit credinţa pentru vindecarea nepoţelului nostru. Soţul meu şi cu mine am trăit până atunci ca într-un „lagăr" al creştinismului, unde am fost antrenaţi să trăim „într-un anumit fel," să trăim o viaţă aproape perfectă dacă vrem să primim ceva de la Dumnezeu. Trebuia să fim atenţi să nu călcăm pe alături. Nu mă înţelegeţi greşit, noi chiar trebuie să trăim o viaţă care este plăcută Domnului, dar am fost învăţaţi, în mod greşit, că trebuie să o facem prin puterile noastre. Da, cunoşteam versetele din Efeseni 2:8,9 care spun că *„prin har aţi fost mântuiţi, prin credinţă. Şi aceasta nu vine de la voi; ci este darul lui Dumnezeu. Nu prin fapte, ca să nu se laude nimeni."* Dar noi credeam că, dacă facem multe fapte bune: dăm zeciuială, facem dărnicie, nu avem gânduri de ură faţă de nimeni, vorbim frumos, gândim curat, trăim corect - vom fi ocoliţi de orice „rău" în viaţă, vom fi protejaţi.

Vă amintiţi de timbrele blue chip şi de timbrele verzi? (Acum puteţi ghici ce vârstă am!) Îmi amintesc că trebuia să le lipesc într-o carte de timbre pe care mama o ducea la magazin şi primea în schimb produse de acolo. Vă amintiţi? Cam aşa înţelegeam eu şi soţul meu „faptele bune" - ca pe timbrele de schimb, ca pe o cale de ieşire din dificultate. Aducem fapte bune înaintea lui Dumnezeu ca să obţinem în schimb ceva de la Dumnezeu, de exemplu vindecare sau rezolvarea problemelor.

De aceea, când s-a născut nepoţelul nostru, primul lucru la care m-am gândit a fost dacă am făcut ceva rău, sau dacă am uitat să fac o faptă bună. Unde am greşit? Unde şi cum am deschis o uşă pentru diavol să aducă boală şi infirmitate? Era extenuant!! Mulţumim Domnului că după numai câteva zile am găsit mina de aur!

Am ascultat multe mesaje de Curry Blake și ne-am dat seama cât de neclare (dacă nu complet greșite) au fost majoritatea învățăturilor pe care le-am ascultat timp de peste 30 de ani. Am învățat și lucruri bune: de exemplu să punem Cuvântul Domnului înainte de orice. Să veghem asupra gurii noastre. Să spunem numai ce spune Cuvântul. Nu ne ascundem de realitate pretinzând că nu avem nici o problemă - dar nu preamărim aceste probleme, nu ne temem de ele și nu vorbim numai despre ele. Îl preamărim pe Dumnezeu și Lui îi dăm toată atenția și slava. Aceste învățături au fost bune, dar, cumva, cu privire la vindecare, am ajuns să credem că vindecarea o primim în schimb pentru comportare bună, iar boala vine ca pedeapsă pentru păcate - deși Biblia spune că Isus a ispășit vindecarea pentru noi. Acest lucru era încă neclar în mintea noastră.

CUVÂNTUL DECLARAT ADUCE REZULTATE

Avraam a primit o promisiune de la Dumnezeu. Înainte de nașterea lui Isaac, Dumnezeu l-a numit pe Avraam tatăl multor națiuni. **Dumnezeu a declarat care va fi lucrarea finală.** Rezultatul promisiunii lui Dumnezeu va fi că Avraam va fi tatăl multor națiuni. *„Nădăjduind împotriva oricărei nădejdi, el a crezut, și astfel a ajuns tatăl multor neamuri."* (Romani 4:18) Avraam și-a fixat gândirea asupra acelei promisiuni. El nu a pretins că totul e cum s-a așteptat; nu s-a ascuns de realitate și a recunoscut că Sara era peste vârsta la care să aibă copii. Dar el nu a ridicat această situație deasupra promisiunii, *nu a preamărit problema spunând că situația nefavorabilă este mai puternică decât ce i-a promis Dumnezeu.* El nu s-a îndoit, ci a stat puternic în credință. A dat slavă lui Dumnezeu cu mult *înainte* ca promisiunea să se împlinească. A declarat că totul va fi așa cum a spus Dumnezeu, deși nu știa exact cum se va împlini promisiunea. Avraam a avut credință neclintită. De ce? Pentru că el a privit țintă la promisiune, nu la circumstanțe, și a declarat peste viața lui numai ceea ce Dumnezeu a declarat. La fel și noi, am hotărât de acum să spunem numai ce Dumnezeu spune despre situația aceasta și să vorbim situației cu cuvintele lui Dumnezeu în loc să lăsăm ca situația să ne vorbească nouă și să ne intimideze! În loc să lăsăm ca muntele să ne vorbească despre cât este el de mare, îi vorbim noi muntelui despre cât de Mare este Dumnezeul nostru și îi poruncim muntelui să plece!! Rezultatul final va fi ceea ce spune Cuvântul lui Dumnezeu.

Am învățat un lucru nou: Domnul Isus a plătit pentru vindecarea noastră, și noi nu trebuie să mai adăugăm **nimic**: *nu trebuie să facem cât mai multe fapte* *bune ca să o primim.* Știam dintotdeauna că Isus a plătit pentru păcatele noastre la cruce, dar nu ne-am oprit niciodată să privim la ce s-a întâmplat înainte de cruce, când a fost biciuit. Știam versetul care spune că, prin rănile Lui, oamenii sunt vindecați. Dar nu știu de ce nu a fost clar pentru noi că, într-adevăr, prin rănile Lui suntem vindecați - nu mai trebuie adăugat nimic. Partea cu mântuirea era clară: nu mai trebuie adăugat nimic, doar să credem. Dumnezeu L-a trimis pe Isus pe pământ să ne mântuiască. Dacă credem că El a murit pentru păcatele noastre și a înviat din morți, și dacă Îl primim în inima noastră, suntem mântuiți. Nu mai trebuie să facem nimic. Simplu.

Dar credeam că pentru vindecare sunt multe limitări și cerințe. Trăim o viață curată? Am citit Scriptura cât trebuie, am postit, ne-am rugat, am făcut dărnicie, am mers la biserică etc? Dacă nu a trebuit să îndeplinim nici o cerință când am primit mântuirea plătită de Isus, de ce trebuie să îndeplinim anumite cerințe ca să primim vindecarea pe care Isus, de asemenea, a plătit-o pe deplin? Tot ce am făcut pentru a fi mântuiți a fost să credem. La fel, tot ce trebuie să facem pentru a primi vindecarea este să credem. Nu a trebuit să facem fapte bune ca să merităm mântuirea adusă de Isus în dar. Atunci de ce trebuie să facem anumite lucruri ca să merităm vindecarea? Mântuirea și vindecarea sunt daruri pentru noi, și sunt fără plată!! Isus a plătit în locul nostru un preț pe care noi oricum nu l-am fi putut plăti niciodată.

Uimitor! Ni s-au deschis ochii. Această învățătură ne-a eliberat de ceea ce am învățat greșit în trecut, ne-a schimbat viața și ne-a adus libertate. Libertatea de a primi ceea ce Isus a făcut pentru noi, fără alte reguli și condiții. Am înțeles că nu trebuie să facem fapte ca să câștigăm cumva dreptul de a fi vindecați. Nu trebuia să trimitem la Dumnezeu o listă cu fapte bune înainte de a trimite cererea de vindecare. De necrezut! Ce zi minunată în care am primit eliberarea!

Când am înțeles că vindecarea nu depinde de faptele bune pe care le-am făcut sau le vom face, ci numai de ceea ce Isus a făcut - am trecut la treabă! Avem atâta libertate să punem Cuvântul în acțiune. Nu mai avem nevoie de o listă cu fapte bune; Isus a rezolvat problema listei cu fapte bune!! Îi mulțumim lui Isus și primim darul Lui. *Atitudinea* de mulțumire a inimii determină *altitudinea* la care ne vom înălța!

Vindecarea nu este *o promisiune*. Poate vă întrebaţi: *Cum adică nu e o promisiune?* Într-adevăr, **vindecarea nu e o promisiune de viitor, ci este o realitate deja îndeplinită,** fiindcă Isus a purtat deja toate bolile şi infirmităţile. Noi trebuie doar să primim vindecarea.

Acum doream să punem toate acestea în practică. Am invitat-o pe fiica noastră la noi. Ea a venit cu bebeluşul, iar noi i-am explicat totul. Am luat Cuvântul lui Dumnezeu şi am început să îl declarăm peste nepoţelul nostru. Ca un rege care face o declaraţie şi dă un decret, noi am declarat că el este normal, vindecat şi că e bine. Am declarat viaţă şi vindecare peste el, şi am spus că legea Duhului de Viaţă curge prin trupul lui aducând vindecare. L-am declarat vindecat. Bazaţi pe ceea ce suntem noi prin Christos Isus, am poruncit acestui demon necurat de sindromul down să plece din trupul nepotului nostru. Am vorbit trupului lui şi i-am poruncit să funcţioneze perfect, la standardele date de Dumnezeu să funcţioneze. Am poruncit trupului lui să se alinieze la Cuvântul lui Dumnezeu. Acel diavol nu are nici un drept asupra nepotului nostru. Sindromul down are un nume - iar Numele lui Isus Christos este mai presus de orice nume, deci e mai presus de numele sindromul down. Diavolul a depăşit linia şi a intrat în viaţa noastră ca un hoţ şi tâlhar, încercând să ia cât poate mai mult din viaţa, sănătatea şi identitatea nepotului nostru. L-am scos afară pe acel diavol. Nu îl vrem în viaţa noastră, nu îi ţinem partea şi nu îi dăm dreptul să se manifeste! Cu autoritatea Numelui care este superior oricărui nume, Numele lui Isus, l-am alungat pe acel diavol. Ne-am bucurat şi am fost plini de mulţumire că Dumnezeu Îşi îndeplineşte Cuvântul în viaţa nepotului nostru.

STÂND PE O TEMELIE CARE NU SE CLATINĂ

Temelia noastră nu se clatină: noi ştim cine suntem în Christos şi autoritatea ce o avem în Numele lui Isus. Suntem victorioşi. Nu numai când vom ajunge în cer, dar chiar şi aici pe pământ! Aceeaşi putere care a folosit-o Dumnezeu să Îl învie pe Isus din morţi - trăieşte în noi. Nu o putere mai diminuată, de mâna a doua - este exact aceeaşi putere. Când ne punem mâinile peste nepotul nostru, transferăm aceeaşi putere în trupul lui, din vârful capului până în tălpile picioarelor. Râuri de apă vie - râul vieţii curge prin el şi lucrează în trupul lui.

Am fost înviaţi împreună cu Isus Christos. Suntem aşezaţi în locurile cereşti în Isus Christos şi toate lucrurile sunt sub picioarele noastre pentru că sunt sub picioarele Lui. El este capul, iar noi suntem trupul. Ce este sub picioarele Lui este și sub picioarele noastre, pentru că noi suntem în El (Efeseni 1:17-23). Trebuie să înțelegem ce mare însemnătate are faptul că suntem în Isus Christos. Trebuie să ne deschidem ochii să vedem că trăim în El, nu trăim în noi. Noi nu am făcut nimic să merităm aceasta. El a făcut totul! Avem victorie pentru că suntem în El și pentru că El ne-a dat Numele Lui. Suntem în familia lui Dumnezeu, avem acces la Numele Lui puternic și avem dreptul să folosim acest Nume pentru că suntem în El!

Studiază Cuvântul, pune-l înaintea ta și declară-l. Isus a spus în Marcu 11:22-24 că, ceea ce spunem, aceea avem. Este o lege. Fie că e bine, fie că e rău - ceea ce spunem se va împlini dacă credeți. Credeți ce spune Cuvântul și vorbiți Cuvântul cu voce tare. Așa lucrează Dumnezeu!

Noi vorbim tot timpul Cuvântul peste nepotul nostru; nu vom da înapoi și nu vom renunța. Cuvântul lui Dumnezeu este viață. Este o sămânță. Când o plantezi, sămânța știe exact ce are de făcut. Așa a programat-o Dumnezeu. Apoi, prin cuvintele ce le spunem, udăm sămânța să crească (Isaia 55:10-11). Trebuie să plantăm Cuvântul ca să aibă ce să crească.

Dacă nu depozităm nimic, nu avem nici un profit. Este ca și un cont de economii la bancă. Nu poți merge la bancă să ceri bani dacă nu ai depus nimic. Tot așa, dacă nu ai depus Cuvântul, nu ai ce culege. Declară Cuvântul. Dă-i libertatea Duhului Sfânt să împlinească Cuvântul. Duhul Sfânt face numai ce spune Cuvântul. Oricare ar fi situația, să ne ținem vorbirea aliniată la ce spune Cuvântul. Tatăl, Isus Christos și Duhul Sfânt confirmă fiecare Cuvânt al lui Dumnezeu. Să-I lăsăm pe ei să lucreze!

CĂLCĂM PE GÂTUL DIAVOLULUI

Am certitudinea că Cuvântul Domnului lucrează în viața nepotului meu. Nu contează dacă văd sau nu văd cu acești ochi vreo schimbare. Ce contează este că el e vindecat în Numele lui Isus pentru că Isus a purtat deja infirmitatea lui când a fost biciuit. Ce contează este Cuvântul lui Dumnezeu. Cuvântul rostit cu voce tare. Cuvântul - ceea ce a spus Isus - declarat cu voce tare, fără să ne lăsăm influențați de ce vedem. Stăm în picioare, nu dăm înapoi și nu ne dăm bătuți. Vorbim viață peste el zilnic și așteptăm împlinirea a tot ceea ce Tatăl a spus în Cuvântul Lui și împlinirea a tot ceea ce Isus deja a plătit.

Singurul lucru care poate interveni între tine şi răspunsul la rugăciunea ta este diavolul. Dă-l la o parte din calea ta! El nu are nici o putere. El nu are nici un drept. Isus i-a luat toată puterea şi toate drepturile. Trebuie să ne punem piciorul pe gâtul lui. Să îl ţintuim la pământ în timp ce declarăm cu convingere Cuvântul şi îi amintim că el este învins, că nu are nici o putere, că e un mincinos şi îi spunem marş de aici! Exact cum îi spuneţi la un câine care vrea să se aşeze pe canapeaua voastră albă! Avem autoritate în Numele lui Isus. Avem Cuvântul lui Dumnezeu. Diavolul nu are nici un cuvânt, numai minciuni. Noi avem puterea lui Dumnezeu în Numele lui Isus! El încearcă să arunce orice în calea ta ca să te cuprindă frica, dar el e un mincinos. **FRICĂ** = Evidenţă Falsă Care Apare Reală.

Isus a luat cheile morţii şi a iadului şi l-a deposedat pe diavol de toată puterea lui. satan nu are nici o putere. Nu are nici o autoritate asupra omenirii. A fost paralizat şi detronat - nu mai domneşte asupra oamenilor. Noi, ca şi credincioşi, trebuie să impunem asupra lui victoria lui Isus. Trebuie să îl ţinem sub picioarele noastre. Diavolul nu are de gând să se predea şi să stea la pământ numai fiindcă tu eşti creştin. Nu-ţi dai seama? El vrea să pună la încercare credinţa ta. Va încerca să discrediteze Cuvântul lui Dumnezeu. Va încerca să te ispitească să pui la îndoială Cuvântul. El încearcă să arunce asupra Cuvântului cât mai multe umbre de îndoială. El a făcut la fel şi cu Isus când l-a ispitit în pustie. Dar ce a spus Isus? A răspuns la fiecare întrebare de ispită cu Cuvântul lui Dumnezeu! Exact aşa trebuie să facem şi noi. Să răspundem la orice frică şi la orice îndoială care ne vine în cale, cu Cuvântul lui Dumnezeu. De aceea este crucial pentru fiecare credincios să ştie ce spune Cuvântul şi să ştie cine este el în Christos. Fiţi echipaţi cu Cuvântul ca o armură. Diavolul are un singur scop: să fure Cuvântul de la voi. Nu-l lăsaţi. Fiţi pregătiţi să daţi un răspuns pentru ceea ce credeţi. Mai ales când Cuvântul lui Dumnezeu este pus la îndoială. Staţi în picioare pentru ceea ce credeţi şi Dumnezeu va duce totul la îndeplinire. Un gând pentru voi: **ÎNDOIALĂ** = Oportunitate Pentru diavolul Să Distrugă Adevărul Bibliei. Asta face diavolul. Vă aduce oportunitatea să vă îndoiţi de Cuvântul lui Dumnezeu. Vreţi să îi daţi această oportunitate?

Faceţi ce a făcut Tatăl credinţei noastre, Avraam. Daţi slavă Domnului pentru că aveţi răspunsul. Mulţumiţi-I în fiecare zi pentru ceea ce a spus în Cuvânt. Mulţumiţi-I zilnic pentru că copilul vostru este vindecat. Nu pentru că va fi vindecat, ci pentru că deja este vindecat. Este deja un fapt împlinit. Noi suntem în Christos și avem un legământ cu Dumnezeu prin Isus. Un legământ veșnic care nu poate fi distrus. Legământul este între Dumnezeu și Isus. Noi suntem în Isus Christos, deci legământul ne aparține nouă. Cartea Evrei 6:9-19 vorbește despre noi: să nu fim înceți, ci să îi urmăm pe cei ce, prin credință și perseverență, moștenesc promisiunile.

Suntem în Christos prin legământ. Avem acces la tot ceea ce Isus a ispășit pentru noi la locul de biciuire și la cruce. Ni s-a dat Cuvântul lui Dumnezeu, iar El nu minte! El e un Dumnezeu bun și un Tată iubitor. El nu Își ia Cuvântul înapoi. Putem să ne încredem în Cuvântul Lui. Așa s-a încrezut Avraam. Gândiți-vă puțin. Avraam nici nu a fost născut din nou. Cu cât mai mult ar trebui noi să ne încredem că Dumnezeu va împlini ce a promis. Duhul Lui Sfânt trăiește în noi. Suntem una cu El. Avem Numele suprem al lui Isus și sângele Lui prețios ca să confirme Cuvântul! Cu cât mai mult putem noi să stăm încrezători și să îi declarăm pe copiii și nepoții noștri vindecați acum când lucrarea de la locul de biciuire și de la cruce sunt încheiate! Dumnezeu este credincios; merită să fie crezut. El e Dumnezeu!!

Continuați pe calea bună pentru că, dacă nu cădeți de oboseală, veți culege roadele. Trebuie să continuăm insistent, să nu renunțăm, până când obținem ceea ce căutăm. Nu contează ce spune știința medicală sau cât de serioasă pare problema. Cuvântul lui Dumnezeu este adevărat și El nu ne va dezamăgi și nu ne va da de rușine. Trebuie să declarăm Cuvântul până când vedem că se împlinește. Cuvântul lui Dumnezeu este ca o sămânță pe care o plantăm când declarăm, o udăm cu cuvintele noastre și nu dăm înapoi până când iese din pământ și produce ceea ce Cuvântul spune că va produce.

Când ne aliniem mintea la Cuvânt, se produce o schimbare majoră. Modul în care vedem viața începe să se schimbe. Începem să avem speranță și începem să ne încredem în Tatăl nostru. Începem să vedem că El se îngrijește de noi și vrea tot ce e mai bun pentru noi. De aceea El a spus: *Smeriți-vă dar sub mâna tare a lui Dumnezeu, pentru ca, la vremea Lui, El să vă înalțe. Și aruncați asupra Lui toate îngrijorările voastre, căci **El Însuși îngrijește de voi**.* (1 Peter 5:6-7)

Îi mulțumesc Domnului pentru prietena mea bună Margaret, care cu atâta dragoste, convingere și tărie a postat acel blog online. Îi mulțumesc Domnului că ne-a călăuzit să găsim acel blog. Lucrurile ar fi foarte diferite dacă nu am fi descoperit acel website. Ce binecuvântare să știm că există credincioși în această lume care, la fel ca noi, nu acceptă lucrarea diavolului în copiii și nepoții lor. Ce binecuvântare să învățăm tot mai mult Adevărul lui Dumnezeu care ne-a adus atâta libertate. Ce binecuvântare să fim parte dintr-un grup atât de minunat de credincioși care se roagă împreună cu noi și ne sprijinim unii pe alții. Ce binecuvântare să avem acest grup internațional de părinți și bunici cu care mergem mână în mână în acest marș al biruinței!

Domnul este plin de har și de milă. Sunt mulțumitoare că El e în viața noastră ca un Tată iubitor care Își împlinește Cuvântul. (Ieremia 1:12)

În concluzie, mergi înainte și perseverează. Învață cine ești în Christos și ce ți-a dăruit El în legământul cel nou prin sângele lui Isus și prin autoritatea Numelui lui Isus.

Întrebarea #16

„Dar dacă copilul tău nu se va vindeca? Am întâlnit mulți oameni dezamăgiți de această teologie a vindecării divine. Eu doar încerc să te previn."

Am întâlnit și eu oameni care mi-au dat acest sfat. Ei sunt de fapt răniți și ofensați pentru că li se pare că Dumnezeu i-a dezamăgit. Ei au încercat să reducă vindecarea divină la o formulă și să tragă sforile în Împărăția lui Dumnezeu ca să își facă viața mai ușoară, în loc să își dăruiască viața ca să îl cunoască pe Dumnezeu și să devină ca El. Ei au primit vestea bună a Împărăției, dar, când au venit încercările, când credința le-a fost încercată - ei nu au avut o fundație solidă. În loc să caute mai întâi împărăția lui Dumnezeu și neprihănirea Lui, ei au căutat vindecarea din interese personale. Când vindecarea nu s-a manifestat la momentul planificat de ei, au renunțat, s-au simțit ofensați și au devenit înrăiți. Nu încercați să mă preveniți spunându-mi că poate voi fi dezamăgit.

Cum aș putea fi dezamăgit de un Dumnezeu care m-a iubit atât de mult că a murit pentru mine când eu nu am făcut altceva decât să fiu împotriva Lui? Cum aș putea fi rănit de un Dumnezeu care întotdeauna mă conduce în biruința Lui? Cum aș putea fi dezamăgit de un Dumnezeu care m-a găsit când eram orfan și m-a adoptat ca și copil al Lui? Cum aș putea fi rănit fiindcă cred că Dumnezeu de fapt vindecă, nu dă infirmitate? Cum să fiu dezamăgit de un Dumnezeu al cărui Fiu a suferit tortură nemiloasă în trupul Lui și în sufletul Lui ca să aducă vindecare tuturor?

Dacă sunt rănit de cineva atunci numai de satan pot fi rănit, fiindcă el e cel care tot timpul fură, ucide și distruge; nu de Isus Christos care a venit să ne dea viață din belșug. Aș fi mult mai rănit dacă aș accepta o teologie care contrazice tot ce ne-a arătat Isus despre Dumnezeu și dacă aș spune că Tatăl ceresc este autorul și complicele acestei boli debilitante, iar nu autorul mântuirii noastre!

Copilul meu a fost deja vindecat prin rănile lui Isus Christos. Nu pot fi dezamăgit decât dacă mă dau înapoi și încep să cred filozofiile și tradițiile oamenilor mai presus de Cuvântul lui Dumnezeu. Dragostea nu renunță și nu caută interesul propriu, deci cum pot fi dezamăgit dacă umblu în dragoste?

„Credința este plăcută lui Dumnezeu" și „cine crede în El nu va fi dat de rușine", nu va fi dezamăgit. Nu putem opri ceva ce deja a avut loc. Singurul lucru de care trebuie să fiu prevenit și avertizat este să nu fiu un creștin carnal, trupesc - deci să nu las neîncrederea, dorința de a mă proteja pe mine însumi, și o minte împărțită să influențeze umblarea mea prin credința în ceea ce Dumnezeu a îndeplinit deja.

CAPITOLUL 19
Încrezător în mila lui Dumnezeu

Băiat. 2 ani. SUA
Diagnostic: sindromul down

Aș vrea să vă spun ceva foarte deosebit ce mi s-a întâmplat într-o dimineață, nu cu mult timp în urmă. Obișnuiesc să Îl las pe Dumnezeu, prin Duhul, să mă îndrume spre un pasaj din Scriptură pe care îl citesc înainte să mă rog. Mi-am deschis Biblia și am citit: „Doamne, ai milă de fiul meu..." (Matei 17:15) Am citit mai departe despre acest băiat cu epilepsie care de multe ori cădea în apă sau în foc și suferea teribil. Am plâns fiindcă în inima mea am simțit și am înțeles Dragostea Domnului Isus.

De multe ori ne gândim că trebuie să ne înnoim mintea înainte de a avea rezultate când ne rugăm pentru vindecarea copiilor noștri. Dacă credem că vindecarea copilului nostru depinde de abilitatea noastră de a ne reînnoi mintea, este ușor să cădem în disperare și să fim descurajați. Este o povară să încercăm să fim neprihăniți înaintea lui Dumnezeu când El deja ne-a declarat neprihăniți.

Când Duhul Sfânt - Însuși Duhul lui Isus Christos - a deschis Biblia pentru mine la acest pasaj, am plâns și am înțeles dragostea Lui. Am înțeles că El este implicat în cele mai mici detalii ale vieții noastre și că El vrea chiar mai mult decât noi să îi vadă pe copiii noștri complet vindecați. Nu numai asta, dar El a venit în acea dimineață la mine să îmi spună că El e milostiv și nu așteaptă perfecțiune de la noi - o minte perfect reînnoită ca să putem aduce vindecare copiilor noștri. El vrea pur și simplu să Își arate mila față de noi. Vrea să ne arate că El vindecă din milă nesfârșită, din dragoste perfectă și din compasiune pentru cei ce se încred în dragostea Lui care ne-a demonstrat-o prin trupul Lui zdrobit și prin sângele Lui vărsat la cruce.

Eu nu spun să nu ne folosim autoritatea pentru a declara vindecare. Nu! Eu spun că avem amândouă aceste lucruri! Îl avem pe Isus, care este Dumnezeu, care mijlocește pentru noi, dar avem și autoritate pe pământ să guvernăm în această viață prin Isus Christos. Isus ne iubește. El vrea să îi vadă pe copiii noştri că trăiesc în vindecarea completă pentru care El a plătit la locul de biciuire. El a venit să ne arate dragostea Lui - Şi-a dat viaţa de bună voie pentru noi.

Îţi mulţumesc, Doamne Isus! Te iubim şi Te apreciem atât de mult! Îţi mulţumim că Tu vrei să îi vezi pe copiii noştri că primesc vindecare completă, pentru că preţul a fost deja plătit. Îţi mulţumim că ne-ai dat vindecare necondiţionată, ca să putem chiar noi să distrugem lucrările diavolului din viaţa copiilor noştri dragi.

Fiul meu este bine.
Abilităţile motorii grosiere continuă să se dezvolte.
- Fiul meu a început să meargă înainte trăgând cu mânuţele.

- Se târăşte pe funduleţ peste tot în casă şi se bucură că poate ajunge singur unde vrea.

Dezvoltarea capacităţii de înţelegere de asemenea s-a îmbunătăţit.
- A devenit deodată foarte curios. Arată cu degetul la tot ce vede, ca şi cum ar întreba, şi aşteaptă un răspuns.

- Este plin de bucurie, îi place să se joace cu sora lui şi să o gâdile.

- Acum mănâncă cu lingura şi îşi duce mâncarea la gură cu destulă precizie.

- Vorbirea este minunată. Încearcă tot timpul să spună cuvinte şi are o memorie excelentă.

- Am început să îl învăţăm limbajul semnelor şi învaţă repede. Cunoaşte semnele pentru tati, mami, foame, sătul, gata, soră, frate, bunicul, mama bună (bunica). Îi place să folosească semnele când îi spunem.

- Ştie unde îi este gura, nasul, urechile şi degetele de la picioare.

- Într-adevăr, ştie să comunice ce vrea, iar acum, dacă îi este foame, ne spune şi prin limbajul semnelor.

- Spune cuvinte dificile, de exemplu: „crocodil;" le spune la animalele lui preferate pe nume.

Fiul meu a împlinit de curând 2 ani. Îţi mulţumim Isus pentru băieţelul nostru frumos!

Întrebarea # 17

„Dumnezeu locuiește în mijlocul laudelor poporului Său. Atunci nu am putea să aducem vindecare ascultând cântări de laudă tot timpul ca să invităm prezența lui Dumnezeu? Nu este aceasta o metodă mult mai ușoară de a aduce vindecare copilului nostru?"

Totuși Tu ești Cel Sfânt, și Tu locuiești în mijlocul laudelor lui Israel. (Psalm 22:3)

La prima vedere aceasta pare o idee minunată, dar, așa cum am spus înainte, „versetele biblice sunt ca piesele de puzzle. Isus e imaginea de pe cutie. El e Cuvântul devenit trup. Deci trebuie să fim atenți când punem versetele unul lângă altul ca nu cumva să obținem o imagine care nu arată ca Isus." Îl vedem vreodată pe Isus Christos cântând peste oameni ca să „creeze o atmosferă în care Dumnezeu e prezent iar oamenii să se vindece prin această prezență emanată de muzica de laudă? Îl vedem pe El instruindu-i pe ucenici să cânte tot timpul ca nu cumva să dispară ungerea vindecării? Nu.

Acum să privim la biserica din Noul Testament. Îi vedem vreodată pe apostoli adunându-i pe sfinți în jurul unui bolnav ca să cânte cu toții laudă lui Dumnezeu? Nu. În schimb îi vedem că își pun mâinile peste bolnavi și vorbesc muntelui cu autoritatea Împărăției.

Când oamenii sunt plini de Duhul Sfânt, ei cântă, și inimile lor sunt pline de laudă. Duhul lui Dumnezeu face ca inimile noastre să se umple dintr-o dată de laude către Dumnezeu. Noi cântăm slavă lui Dumnezeu pentru că astfel de cântări fac parte din ADN-ul nostru de când ne-am născut din nou.

Totuși, dacă cineva spune că muzica de laudă de la CD player eliberează prezența lui Dumnezeu în atmosferă, acea persoană își pune credința în muzică - nu în persoana căreia muzica îi este adresată: Isus Christos. Unii lideri creștini au ajuns atât de exagerați că încep să promoveze ideea că anumite frecvențe de sunete conțin „proprietăți de vindecare." Aceasta este o formă subtilă de idolatrie care asociază prezența lui Dumnezeu cu muzica (la fel ca cei ce îl urmează pe Hare Krishna); nu muzica are abilitatea de a vindeca bolnavii, ci rănile de pe spatele Mântuitorului Isus Christos.

Cântările de laudă nu înseamnă neapărat închinare sinceră înaintea lui Dumnezeu. Poporul Israel a făcut greşeala să creadă că lui Dumnezeu Îi plac jertfele, adunările şi cântările lor de laudă. Dar Dumnezeu le-a spus: *„ Eu urăsc, dispreţuiesc sărbătorile voastre, şi nu pot să vă sufăr adunările de sărbătoare! Când Îmi aduceţi arderi de tot şi daruri de mâncare, n-am nici o plăcere de ele; şi viţeii îngrăşaţi pe care-i aduceţi ca jertfe de mulţumire, nici nu Mă uit la ei. Depărtează de la Mine vuietul cântecelor tale; nu pot asculta sunetul alăutelor tale! Ci dreptatea să curgă ca o apă curgătoare, şi neprihănirea ca un pârâu care nu seacă niciodată!* (Amos 5:21-24)

Adevărata închinare este *mai mult* un mod de viaţă, o jertfă de ascultare şi credinţă prin puterea Duhului Sfânt - *decât* nişte cântări ce le cântăm noi... sau sistemul audio. (vezi Romani 12:1-2)

Noi nu ne bazăm pe înţelepciunea noastră, ci credem în Isus Christos şi ascultăm poruncile Lui. Isus nu a spus că prezenţa lui Dumnezeu este în cântările noastre de laudă, ci a spus că Dumnezeu locuieşte *în noi* dacă Îl iubim şi Îl ascultăm. *Drept răspuns, Isus i-a zis: „Dacă Mă iubeşte cineva, va păzi cuvântul Meu, şi Tatăl Meu îl va iubi. Noi vom veni la el, şi vom locui împreună cu el."* (Ioan 14:23) Deci dacă vrei să înconjori pe copilul tău cu prezenţa lui Dumnezeu, **iubeşte-L şi ascultă-L pe Isus Christos.** Dacă vrei să vindeci bolnavii, fă ce a spus Isus Christos. Ascultă-L. El nu a spus: credincioşii vor da muzica de laudă la maxim." El a spus: „credincioşii îşi vor pune mâinile peste bolnavi" şi „vor vorbi muntelui." Dacă Isus ne-a trimis să vindecăm bolnavii prin punerea mâinilor şi vorbind cu autoritatea Împărăţiei, atunci noi trebuie să ascultăm şi să facem exact aşa. Apoi vom cânta laude lui Dumnezeu cu toată inima... şi din motive corecte.

CAPITOLUL 20
Am descoperit faţa lui Dumnezeu

Băiat. 1 an. Filipine
Diagnostic: sindromul down

Când l-am născut pe Edward am simţit că toate visele mi s-au împlinit. El s-a născut în august, 2013 - un an al împlinirilor. Tocmai am primit o promovare la serviciu şi am obţinut locul cel mai de sus în companie. Mi-am cumpărat o maşină, rata la casă a scăzut şi, surpriză: urma să avem un bebeluş! Îmi amintesc că mă gândeam: „Are dreptate cine spune că viaţa începe la 40 de ani."

Locuiesc împreună cu soţul meu în Filipine. Ultrasunetele din timpul sarcinii au arătat că totul este normal. Deci a fost o surpriză tristă când doctorul ne-a spus la naştere că are sindromul down.

SEMNALE DE ALARMĂ
Doctorul de la maternitate a spus că Edward are 4 semne care indică prezenţa sindromului: pliul palmar transversal, puntea nazală aplatizată, urechile mici şi jos inserate, ochii înclinaţi. Dacă doctorul nu ar fi spus nimic, noi nu ne-am fi gândit că acestea sunt semnale de alarmă.

Următorul medic care a venit a fost o doctoriţă geneticiană. Ea ne-a explicat despre cromozomul în plus şi ne-a spus că nu suntem noi de vină, adică nu s-a întâmplat pentru că am mâncat ceva nesănătos sau am făcut ceva greşit în timpul sarcinii. Ne-a spus că e ca şi o loterie, iar noi am primit biletul câştigător. Ne-a spus să începem să citim despre s.d. şi că ei vor face un test de sânge ca să confirme diagnosticul. Rezultatele testului urmau să vină după o lună.

Am plâns de parcă s-a sfârşit lumea. Ca să mă facă să mă simt mai bine, doctoriţa geneticiană a plâns împreună cu mine şi a spus că întotdeauna îi este greu să le spună părinţilor, mai ales că şi ea are o fată de 18 ani cu s.d.

PROMISIUNEA ANEI

Oamenii din Filipine au o credință puternică. Suntem o națiune care ne rugăm mai ales pentru că tot timpul vin taifune violente care distrug locuințele și proprietățile oamenilor. Dar, în ciuda acestor calamități, ne încredem în Dumnezeu că El ne poartă de grijă. Lumea este uimită de tăria noastră... noi știm că suntem în mâna lui Dumnezeu.

După ce doctorița geneticiană a plecat, a venit imediat un preot (familia noastră este catolică). El ne-a dat să citim un verset din Biblie despre Ana care și-a împlinit promisiunea făcută lui Dumnezeu. Noi nu știam de această istorie dar am aflat că Ana s-a rugat mult timp să aibă un copil și a promis lui Dumnezeu că îl va da să fie preot. (La fel ca istoria noastră! Și noi ne-am rugat să avem un copil.) Ana a ezitat la început, dar până la urmă a cedat și i-a dăruit copilul lui Dumnezeu. Ea a fost binecuvântată cu alți copii după aceea.

Nu știu cum de ni s-a citit tocmai pasajul acesta, dar și eu simt că Dumnezeu îl va folosi pe Edward să Își lărgească Împărăția. Doi preoți, în două circumstanțe diferite, ne-au spus să îl consacrăm să devină preot. Deci știu că Dumnezeu plănuiește să îl vindece pe Edward în curând. El trebuie să îi vindece trupul, mintea și spiritul pentru ca Edward să devină instrumentul plănuit de Isus.

PROMISIUNEA CREDINȚEI

Trebuia să așteptăm o lună de zile până să primim rezultatele testului de sânge, deci am hotărât să ne punem încrederea în Dumnezeu. Am decis că nici nu vom merge după rezultate pentru că Dumnezeu deja lucrează la vindecarea lui Edward.

Din nefericire, a trebuit să mergem la spital din alte motive și soțul meu s-a întâlnit întâmplător cu doctorul, care ne-a spus rezultatele. Dar ne-am ținut promisiunea și nu ne-am dus să ridicăm rezultatele la testul de sânge - deci nu le-am văzut niciodată.

Dumnezeu este mai puternic decât doctorii, și El îl va vindeca complet pe Edward! Copilul meu are un rol important în Împărăția lui Dumnezeu și în scurt timp o să proclamăm vindecarea lui și a altora ca el.

NOUL MEMBRU AL FAMILIEI MULT AȘTEPTAT

Edward este primul din a patra generație. În Filipine oamenii se numără pe generații. Din partea tatălui meu, mama lui este matriarha familiei (fiindcă bunicul meu e decedat), deci ea este considerată prima generație - fiindcă ea este încă în viață. După război, fiind cea mai în vârstă din familie, bunica e considerată capul familiei Litonjua. Familia Litonjua sunt imigranți chinezi care s-au căsătorit cu conquistadorii spanioli in 1800.

Din a treia generație, eu am fost a doua persoană care m-am căsătorit. A fost o surpriză când eu am fost prima care am rămas însărcinată, deci Edward a fost un bebeluș mult așteptat în familie. Când am auzit ce au spus doctorii, i-am spus la bunica să se roage pentru testul de sânge a lui Edward să nu aibă s.d.

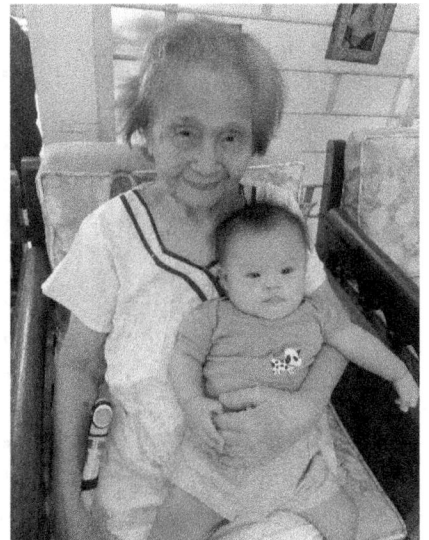

Am rugat-o să nu mai spună la nimeni. Din nefericire, au aflat și alții din familie fiindcă bunica le-a spus să se roage împreună cu ea. Când au venit rezultatele, i-am spus că nu mergem să le vedem fiindcă oricum nu credem. Când l-am dus pe Edward în vizită la ea pentru prima dată, el nu a arătat nici un semn de infirmitate - arăta perfect normal. Când mătușa și unchiul meu din Statele Unite ne-au vizitat în Filipine, au fost curioși să vadă cum e Edward. Sunt sigură că ei au aflat despre diagnostic. Ei sunt doctori amândoi și, după ce l-au examinat o vreme, amândoi au spus că Edward nu are s.d. Au fost impresionați de mobilitatea lui, de privirea lui atentă și, în general, de cum arăta el.

URECHILE LUI EDWARD

Fiindcă doctorul ne-a spus de semnele diagnosticului, când l-am alăptat pe Edward prima dată am observat într-adevăr că urechile lui erau poziționate mai jos decât normal. Am plâns mult.

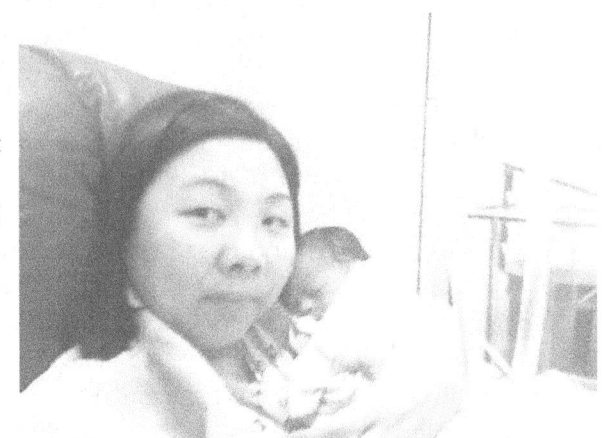

Partea de sus a urechilor era în dreptul ochilor. Pentru prima dată mi-am dat seama ce voia să spună doctorul. Am încercat să nu plâng chiar atunci pentru că erau acolo și alte mame care își alăptau bebelușii. Edward era mai micuț decât toți ceilalți. A cântărit la naștere numai 5,7 pounds (2.6 kg). Am fost așa de surprinsă să văd niște fetițe nou născute care erau mai mari ca el.

În ziua următoare, urechile lui Edward au crescut!!! A fost primul semn că Dumnezeu era la lucru. După două zile, nu știu cum, dar urechile i-au fost la linia sprâncenelor. Urechile lui Edward au început să „crească".

Următoarea dificultate a fost auzul. Testul inițial a fost neclar. Nu au putut spune sigur dacă, într-adevăr, auzul este afectat, fiindcă s-a născut cu cezariană și poate canalul urechii nu i s-a golit de apă la fel cum s-ar fi golit la o naștere normală. A trebuit să îl aducem pentru test din nou, după o lună.

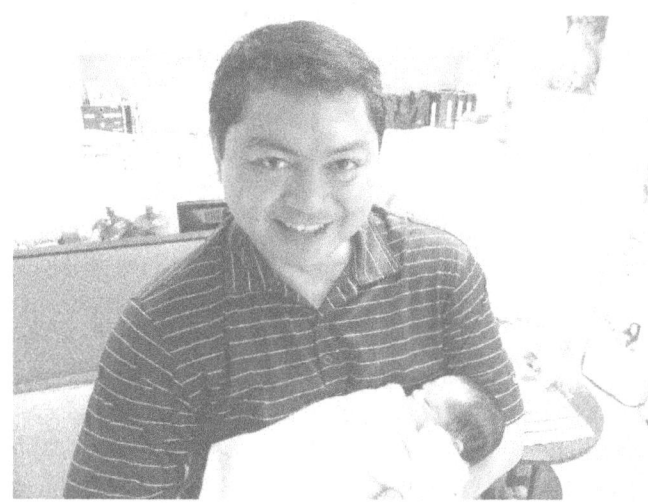

Al doilea test a fost de asemenea neclar. Era deja prea mult pentru mine. Prima dată s.d., şi acum auzul. Am decis să nu îl mai duc la alte teste. Am mers la salon să mă relaxez, să mă rog la Dumnezeu şi să îmi amintesc că El e în control.

Am încercat eu singură să văd dacă aude. Am bătut din palme când a fost adormit ca să văd dacă reacţionează. La început a reacţionat şi am ştiut că aude. Dar m-am gândit că poate s-a mişcat patul puţin şi de aceea a reacţionat. Am observat însă că Edward a reacţionat şi la alte zgomote în timp ce dormea, ca de exemplu când a auzit sertarele în camera de alături. Ce bine să ştim că bebeluşul nostru aude!

SFATUL DOCTORULUI MĂ TRIMITE LA PRIETENI ÎN CREDINŢĂ

Doctorul genetician ne-a spus să citim despre sindromul down. Am citit primul website, apoi am început să caut website-uri despre vindecare miraculoasă de sindromul down. Dumnezeu a făcut lucruri uimitoare în viaţa mea, tot timpul. Cu privire la vindecare, deşi nu am avut o experienţă personală, eram sigură că El vindecă.

Am găsit din întâmplare un website care spunea despre nişte copii şi miracole ce au loc zilnic în viaţa lor şi despre o mamă a cărei fiică este vindecată tot mai mult de s.d. Am fost surprinsă că website-ul era recent. Am contactat-o pe acea mamă şi am găsit o comunitate minunată de credincioşi care se roagă împreună să îi vadă pe copiii lor vindecaţi. De fapt, nu a fost din întâmplare că am găsit aceste familii! Dumnezeu m-a condus spre aceşti prieteni care sunt la mii de kilometri distanţă, dar care merg în aceeaşi direcţie ca şi mine.

Ne rugăm tot timpul împreună cu alţi părinţi pentru vindecarea copiilor noştri. Aparţinem la denominaţii religioase diferite dar ne rugăm în credinţă şi credem că copiii noştri vor fi vindecaţi în Numele Sfânt al lui Isus.

FAŢA LUI DUMNEZEU
Într-o seară am avut o situaţie de criză la serviciu din cauza uneia dintre directoare. Nu am putut să dorm şi m-am rugat cu privire la acea situaţie. În noaptea aceea, am fost într-o stare pe jumătate adormită când am auzit o voce de copil întrebând: „Cine vrea să vină cu mine şi cu Mark să ne dăm cu bicicleta?" Cumva am ştiut că vocea aceea era Edward la o vârstă mai mare. Mai departe i-am văzut faţa şi avea podul năsucului normal şi semăna cu cumnata mea (semăna mai mult cu familia din partea soţului). Apoi acest copil din visul meu părea că doarme, şi am văzut că devine tot mai mic până a ajuns la mărimea reală a lui Edward. Mi-am dat seama că acest copil din vis era Edward cam la vârsta de 3 ani. Dumnezeu mi-a arătat faţa lui adevărată - faţa creată de Dumnezeu.

În acelaşi timp am înţeles de la Dumnezeu că directoarea cu care eram în conflict va părăsi serviciul într-o săptămână sau două. În săptămâna aceea, într-adevăr, directoarea a avut ultima ei zi de serviciu la biroul nostru. Până în ziua de astăzi sunt convinsă că Dumnezeu a ales să îmi arate faţa adevărată a lui Edward şi să îmi confirme aceasta prin evenimentele ce au avut loc la serviciu, ca să mă încurajeze în credinţă pentru vindecarea fiului nostru.

CĂLĂTORIA LUI EDWARD
Bebeluşul meu are acum 1 an şi şapte luni. De la început Edward a avut un contact vizual bun şi o mobilitate bună. La 4 luni deja zâmbea. Dar mai întâi a învăţat să se încrunte.

Aici e o poză cu Edward la 3 zile. Are mult păr pe cap şi e foarte sănătos. Am crezut că a fi mamă e un lucru minunat până când doctorul ne-a dat vestea cea rea. Dar îngeraşul nostru nu arăta deloc afectat de sindrom. Când am fost însărcinată, a avut o eco-cardiogramă la inimă care a arătat

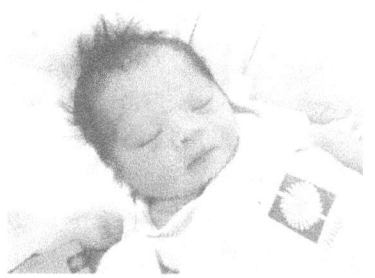

rezultate perfecte. Încă din pântece, bebeluşul acesta a avut o inimă care bătea normal.

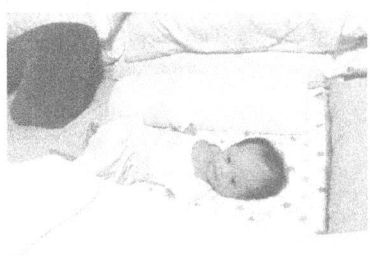

Aici e Edward la 2 luni aşteptând fericit să primească lăpticul. Vedeţi acel zâmbet micuţ? Mai am o poză ca aceasta dar acolo el plânge. Când m-a auzit că vin să îl alăptez, a început să zâmbească. Ştia încă de la acea vârstă fragedă că poate să mă manipuleze cum vrea el. Am observat de asemenea că avea un tonus muscular bun şi a crescut un inch (2,5 cm).

Aici este Edward încruntându-se la 3 luni. A învăţat să se încrunte înainte de a învăţa să zâmbească. De asemenea a început să gângurească la această vârstă şi să intre in „conversaţie" cu noi. Am găsit un nodul pe piciorul lui, dar ne-am rugat şi a dispărut.

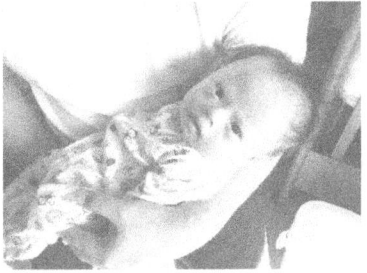

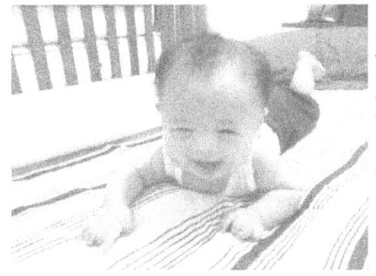

La 5 luni a învăţat să se rostogolească. E un bebeluş aşa de fericit. La 4 luni am observat că programul de somn i s-a îmbunătăţit. Dormea 10 ore neîntrerupte pe noapte, iar ziua avea un somn de amiază de 2-3 ore.

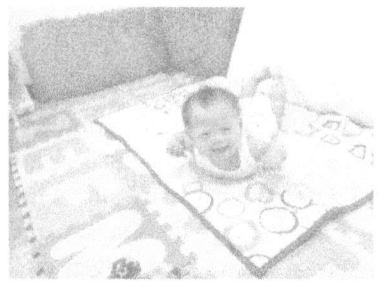

Stătea pe burtică în poziția parașută la 8 luni. Vedeți cum zâmbește! Tot timpul zâmbește. Îi place să fie fericit. La această vârstă își putea ține singur sticluța, dar de cele mai multe ori îl ajutam noi să o țină.

Tonus muscular uimitor. Complet opus diagnosticului. Edward se rostogolea și se întindea cu ușurință.

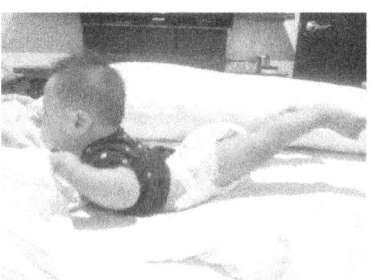

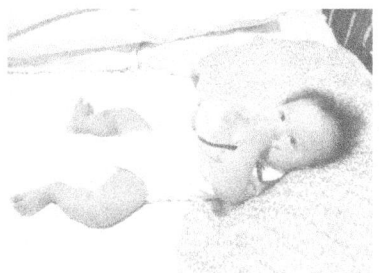

La 10 luni își ține sticluța ca un artist. La fel ca orice bebeluș, voia să fie ajutat, dar noi am insistat ca el să învețe să o țină dacă nu vrea să îi fie foame. A învățat foarte repede.

În sfârșit, la 10 luni, mănâncă la masă, în scaunul înalt pentru copii. Băiețelul acesta are poftă de mâncare. Oare v-am spus că tatăl lui e bucătar? Am observat, de asemenea, că are preferințe pentru anumite mâncăruri.

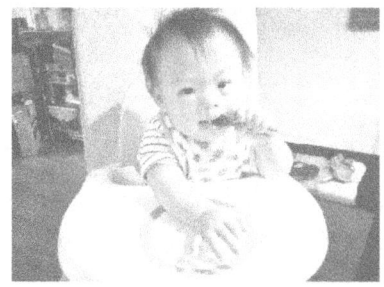

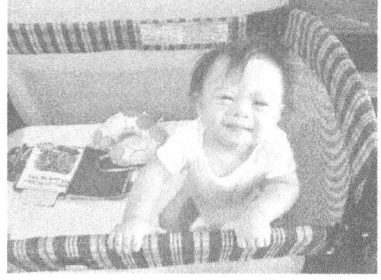

Aici are aproape 1 an. Stă în picioare în țarcul de joacă. A mai trecut o perioadă până a învățat să meargă în picioare, dar s-a ridicat în picioare devreme, în acest țarc. Am observat, de asemenea, că aruncă toate jucăriile din țarc... un stadiu de dezvoltare despre care s-a spus că, cel mai probabil, nu îl va avea.

Lui Edward îi place să se uite la televizor. Am observat că îi place să se uite la oameni adevărați care dansează și cântă, în loc să se uite la desene animate. Lui Edward, de asemenea, îi place să se uite la cărți mai mult decât să se joace cu jucăriile. În camera de joacă, merge direct la cărți, nu la jucării.

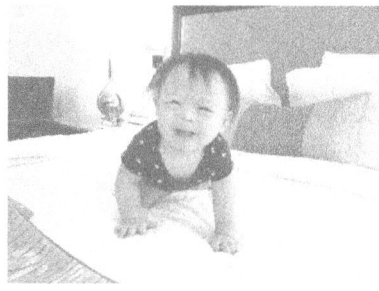

Edward învață să meargă în 4 lăbuțe. Am observat că e un bebeluș foarte atent. Majoritatea caselor în Filipine nu au mochetă pe jos pentru că este prea cald. Podelele sunt de lemn, ciment sau gresie. Aici suntem la un hotel și am observat că Edward s-a încumetat să meargă peste tot în patru lăbuțe fiindcă știa că, dacă cade, nu se lovește fiindcă este mochetă pe jos.

Inteligența în acțiune.

Oasele capului lui Edward au început să se schimbe. Fruntea a început să ia formă frumoasă. Capul lui tot continuă să se schimbe și să se „formeze". Partea din spate a capului a fost plată, dar acum se rotunjește.

Edward distrugătorul. El este ca și Kraken pentru familia noastră („Eliberați-l pe Kraken" din filmul „Înfruntarea Titanilor"). Spunem despre el că trece ca o „furtună" dintr-o cameră în alta. Aici a tras jos un prosop (s-a așezat pe el) și acum încearcă să tragă celălalt prosop. Ați observat părți din blocurile puzzle soft play? A descoperit

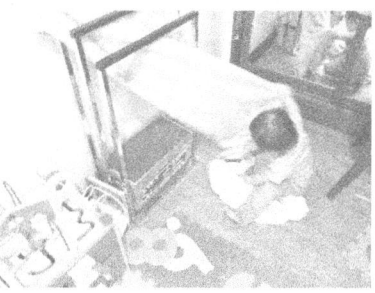

singur cum să scoată piesele de la locul lor. Acum nici nu mai găsim numărul 8, nu ştiu unde l-a ascuns.

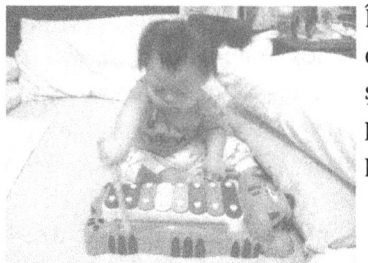

În acest stagiu, lui Edward îi plac obiectele care fac zgomote. Am observat că ia jocul Lego şi îl loveşte de podea sa vadă ce sunet face. Îi place să cânte la xilofon fiindcă are şi clape de pian.

RECENT, CREDINŢA A TRECUT UN TEST

În februarie, Edward a căzut destul de rău. L-am dus la spital dar nu au găsit nimic. Totuşi doctorul a observat că e cam palid. Au făcut analize de sânge şi ne-au ţinut la spital peste noapte pentru că a avut nevoie de transfuzie de sânge.

După toate indiciile au suspectat că este leucemie. Trombocitele au fost sub valorile normale (dacă valoarea normală este 150, a lui a fost 14), la fel şi hemoglobina. Doctorul a spus că copiii cu s.d. sunt predispuşi la această boală.

Credinţa ne-a fost pusă la test în acele zile. Edward a trebuit să stea în spital 3 săptămâni pentru transfuzii de sânge. Unii din familie au vrut să ne ajute, dar ne-au făcut mai mult să ne îngrijorăm decât să rămânem în credinţă. Din fericire, credinţa noastră ne-a fost răsplătită. Nu a fost leucemie.

Trebuia să mergem de două ori pe săptămână pentru teste de sânge, apoi a trebuit să mergem numai o dată pe săptămână. M-am bucurat foarte mult când un preot s-a rugat pentru Edward şi a spus: „gagaling na siya" (care înseamnă „deja se însănătoşeşte"). Mi-am amintit de sutaşul roman din Biblie care i-a zis lui Isus: „Spune doar un cuvânt şi slujitorul meu va fi vindecat." M-am rugat şi eu la fel ca acel cuvânt să fie rostit, şi Isus a confirmat Cuvântul Lui prin rugăciunea preotului.

Când am mers din nou la doctor, sângele i s-a îmbunătăţit, valorile s-au dublat. Atunci ni s-a spus să venim pentru teste de sânge numai la două săptămâni. La următoarea vizita ni s-a spus să facem analize numai la o lună fiindcă sângele i se maturizează bine.

I-am cerut lui Isus să îi dea lui Edward un strop din sângele Lui preţios ca să corecteze tot ce e anormal în sângele lui Edward. Acum, fiindcă şi-a revenit, I-am cerut lui Isus iarăşi să îi dea un strop de sânge care să corecteze numărul cromozomilor.

„Cereţi şi veţi primi." Dacă aveţi credinţă ca un grăunte de muştar, îi puteţi spune muntelui să plece, şi va pleca. Nimic nu e imposibil pentru Dumnezeu. Prin rănile Lui Isus, Edward e vindecat!!!

Întrebarea #18

„Unii părinţi văd mai multe schimbări în copiii lor decât văd eu în copilul meu. Ce fac greşit? Este o problemă cu mine?"

Nu este nici o problemă cu tine. Isus Christos te-a răscumpărat, te-a curăţit, te-a făcut să fii neprihănirea lui Dumnezeu şi El locuieşte în tine pentru toată veşnicia. Orice problemă ai fi avut, El a îndepărtat-o de la tine când ai fost răstignit şi ai murit împreună cu El, cu 2000 de ani în urmă.

Dar categoric tu faci ceva greşit. Priveşti la tine însuţi dintr-o perspectivă greşită. Te compari cu alţi oameni şi te identifici cu ceea ce nu se schimbă în trupul copilului tău, în loc să te identifici cu schimbarea ce deja avut loc în trupul lui Christos.

Iată ce am învăţat eu şi, poate, te ajută şi pe tine. Când te analizezi pe tine şi analizezi situaţia în care eşti - te comporţi ca şi „omul vechi". Atunci mintea trupească (carnală) este în acţiune şi încearcă să înţeleagă lucrurile şi să le îndrepte spre avantajul nostru, pentru că mintea trupească nu ştie nimic despre viaţa veşnică. „Omul vechi" tot timpul se analizează pe el însuşi pentru că crede că „îmbunătăţirea de sine" este cheia succesului.

„Omul nou" acţionează total diferit. Omul nou dinăuntrul tău ştie că tu Îl conţii pe Dumnezeul cel viu. Omul tău cel nou trăieşte prin credinţă, speranţă şi dragoste în comuniune cu Dumnezeu, fiind una cu Isus Christos. Oare se analizează Isus Christos pe Sine Însuşi, stând pe Tronul ceresc şi întrebându-se: „Oare fac ceva greşit? Este vreo problemă cu Mine?" Dacă El nu vorbeşte aşa în cer, atunci El nu vorbeşte aşa nici înăuntrul tău!

Dumnezeu nu are favoriţi. Deci încurajează-te când vezi ce face Dumnezeu în alţi copii. Ce a făcut pentru unul, va face pentru toţi. Bucură-te de tot ce vezi că lucrează Dumnezeu - indiferent în viaţa cărui copil El lucrează. Bucură-te de tot ce vezi în Christos! Dă la o parte interesele proprii şi auto-analiza şi păşeşte în unitatea ta cu Christos. Continuă să faci ca Împărăţia lui Dumnezeu să avanseze prin credinţă, speranţă şi dragoste. Bucură-te de părtăşia ce o ai cu Tatăl.

CAPITOLUL 21
Vindecarea începe în inimă

Fată. 1 an. SUA
Diagnostic: sindromul down

Fetița noastră, Stella, are un an și a trecut prin toate fazele de dezvoltare la timp, ca o campioană. Suntem atât de mulțumitori! Domnul o vindecă pe fiica noastră și noi Îl vom lăuda pentru totdeauna.

Săptămâna trecută am fost la cardiologie. Am mai fost de două ori până acum și de fiecare dată am avut vești rele. Soțul meu și cu mine am spus: „Nu, noi nu vom accepta aceste vești, datorită jertfei lui Isus când a fost biciuit." Ni s-a spus că valva inimii are un țesut în plus și ei trebuie să monitorizeze dezvoltarea valvei și a inimii. Ei au mai spus că această malformație poate cauza stop cardiac în viitor. (O inimă mărită poate fi cauzată de factori care fac ca inima să pompeze mai greu sau fac ca mușchii inimii să se deterioreze. Uneori inima se mărește și slăbește din motive necunoscute.) La amândouă vizitele de dinainte, valva inimii a pompat cu greutate, și țesutul în plus a fost vizibil. La vizita de săptămâna trecută am avut un EKG și o eco-cardiogramă. Doctorul a fost șocat când a văzut că țesutul în plus a dispărut, iar valvele pompau normal. Laudă lui Dumnezeu!!!!

Întrebarea #19

„Oamenii cu sindromul down arată fericiți și inocenți. Poate prin această infirmitate Dumnezeu vrea să îi ferească de păcate mari pe care le-ar comite dacă ar avea sănătate, nu credeți?"

Vreți să spuneți că Dumnezeu îi dă voie lui satan să atace copiii cu sindromul down ca să îi ferească de păcate? Ar spune cineva la fel despre un copil care e atacat de SIDA sau leucemie? Credeți că un părinte care își ține copilul închis în pivniță ca să nu comită păcate mari, este un părinte bun?

Nu credeți că puterea crucii și lucrarea completă a lui Isus Christos sunt de ajuns să ne țină departe de păcat?

Îi permite Dumnezeu lui satan să îi lovească pe sfinții din slavă cu defecte, ca ei să se învețe să stea departe de „păcate mari," sau mai degrabă Dumnezeu le umple inimile cu slava Lui, astfel că păcatul devine dezgustător și ei nici nu se pot gândi să păcătuiască împotriva Domnului nostru iubit?

Destinul lui Dumnezeu pentru toți copiii este cu mult mai măreț decât a-i ține departe de „păcate mari". Dumnezeu ne-a creat pe fiecare să purtăm imaginea (chipul) Lui și, prin puterea Duhului Sfânt, să arătăm lumii cum este El. Dumnezeu nu este oprimat de satan în nici un fel, deci nici copiii aceștia, care Îl reprezintă pe Dumnezeu, nu ar trebui să fie oprimați; boala aceasta este un atac asupra destinului lor.

Dumnezeu i-a creat ca ei să Îl cunoască pe El și să demonstreze dragostea Lui: să proclame evanghelia, să vindece bolnavii, să scoată afară demonii și să învieze morții. Fiecare copil - da, toți copiii - sunt creați cu destinul de a fi minunați ca părinți, doctori, asistente, lideri mondiali, pastori, învățători sau misionari. Copii aceștia pierd, Dumnezeu Însuși pierde și lumea aceasta are numai de pierdut de pe urma a ceea ce fură satan!

Eu cred că puterea lui Dumnezeu este de ajuns să îi vindece pe acești copii și, de asemenea, să le dea putere să umble în neprihănire.

CAPITOLUL 22
Vedem schimbări miraculoase

Fată. 5 ani. SUA
Diagnostic: sindromul down

Fetiţa noastră are acum 5 ani.

În primii trei ani din viaţa ei, i-am mulţumit lui Dumnezeu pentru că a vindecat-o, dar nu am înţeles cum lucrează vindecarea divină. Am ştiut că Cuvântul Lui este adevărul, dar aveam o inimă grea. Nu am ştiut cum să îi aducem vindecare până când a împlinit 3 ani. În primul an am văzut că liniile de pe pleoapă au dispărut şi am văzut alte mici schimbări în poziţionarea ochilor şi a urechilor. Ce bucurie! Vasele de sânge excesive de pe pleoapă au descrescut încet, încet, iar spaţiul acestor vase s-a umplut cu ţesut normal, apoi liniile au dispărut complet. Au fost multe profeţii încurajatoare declarate peste ea şi o luptă de mijlocire intensă.

Soţul meu şi cu mine am început să ne rugăm personal pentru vindecarea ei la 3 ani (după ce am găsit pe You Tube cursurile de vindecare divină „Divine Healing Training," DHT, ale lui Curry Blake). Ne-am rugat pentru ea câteva luni, dar apoi am avut o întrerupere majoră. Am început lupta pentru eliberarea soţului meu de limfom (care s-a răspândit la fiecare os şi la fiecare organ). În patru luni a fost complet vindecat de cancer şi ne-am îndreptat din nou rugăciunile spre vindecarea fetiţei noastre.

În prezent muşchii ei sunt tonifiaţi. Avem 5 copiii, şi, dintre toţi, ea are muşchii cei mai tonifiaţi la această vârstă. Are o înălţime şi o greutate normală pentru vârsta ei. Poartă haine de mărimea 6 (pentru copii de 6 ani). Faţa i s-a alungit. Urechile nu îi mai sunt poziţionate jos şi au o mărime normală. Gâtul îi este conturat frumos. Fruntea nu îi este plată, ci are o curbură. Unde are sprâncenele, acum este o margine osoasă care s-a dezvoltat. Ochii şi-au schimbat forma şi i s-au mai adâncit în orbite. Înainte ochii îi ieşeau foarte mult în afară. Podul nasului i se înalţă. Maxilarul i se dezvoltă normal şi pomeţii obrajilor încep să îi iasă în afară.

A apărut o frumusețe care nu a fost acolo înainte. Groapa de la spatele gâtului a început de curând să se formeze. Partea din spate a capului a început să se rotunjească; înainte era plată. Degetele de la mâini și de la picioare nu sunt toate de aceeași mărime, ci fiecare este de lungime diferită. Limba i s-a subțiat și nu mai iese afară din gură așa de mult ca înainte.

Îi place să se dea pe leagăn în parc, să se urce în copaci și să se joace cu Lego. Îi place să meargă cu trotineta Radio Flyer și merge fără probleme, deși niciodată nu am învățat-o. Se joacă cu păpușa ei „bebeluș" și cu bucătăria de jucărie. Îi place să coloreze și să se îmbrace cu tot felul de haine. Cartea ei preferată este „Ouă verzi și șuncă" pe care stă să o asculte de la un capăt la altul. Îi place să copieze gesturile altora. A învățat singură să țină creionul și tacâmurile corect în mâini.

Vindecarea ei continuă să se manifeste. Cel mai minunat lucru este că eu și soțul meu știm sigur că manifestarea completă a vindecării ei nu poate fi oprită. Nu dorim nimănui să aibă un copil cu infirmitate, dar bucuria pe care o avem văzând cum ea înflorește și devine un copil normal este o bucurie de neegalat. Vă încurajez să aveți credință în ceea ce spune Cuvântul lui Dumnezeu despre vindecare. Înnoiți-vă mintea cu adevărul; orice credincios poate aduce vindecare divină.

Întrebarea #20
„Cum să mă adresez celor care tot timpul vorbesc despre defectele copilului meu?"

În familia voastră şi în casa voastră - voi stabiliţi rutina zilnică, deci creaţi o atmosferă de credinţă, de viaţă şi de adevăr, cât puteţi mai bine! Voi aveţi libertatea şi autoritatea să trăiţi ca ambasadori ai Împărăţiei. Oriunde mergeţi, Împărăţia este prezentă. Deci declaraţi viaţă, demonstraţi credinţa lui Isus Christos în dragoste, şi vorbiţi cu curaj, fără ruşine, fără ezitare, şi fără să vă cereţi scuze de la cei ce vă vizitează.

De asemenea, reorganizaţi-vă viaţa. Eliminaţi lucrurile care vă stresează, care vă distrag atenţia, care vă îngreunează mersul, care vă descurajează credinţa sau vă epuizează energia şi, în general, eliminaţi lucrurile şi situaţiile care vă distrag atenţia de la rugăciune pentru copilul vostru. Evitaţi oamenii care nu respectă credinţa pe care o aveţi.

Dar, în acelaşi timp, să nu vă gândiţi că trebuie să aveţi absolut „control" asupra circumstanţelor sau a oamenilor din jur ca să aveţi pace şi bucurie. Mulţi oameni nu ştiu despre Dumnezeu şi Împărăţia Lui. Oamenii nu sunt duşmanii voştri. Împărăţia lui Dumnezeu este *în* voi, deci voi puteţi avea stăpânire asupra situaţiei copilului vostru prin puterea Duhului Sfânt. În fiecare situaţie voi Îl reprezentaţi pe Isus Christos ca ambasador al Lui, deci vorbiţi adevărul în dragoste. Trebuie să vă purtaţi cum s-a purtat Isus Christos şi să faceţi să avanseze Împărăţia lui Dumnezeu spre alţii prin ceea ce faceţi voi.

Înainte de a merge să faceţi un bici de ştreanguri... amintiţi-vă: tot ce voiţi să vă facă vouă oamenii, faceţi-le şi voi la fel. Dacă voi, fără să vă daţi seama, aţi spune ceva supărător către cineva, cum aţi vrea să vă răspundă acea persoană? Tot aşa să răspundeţi şi voi celor ce spun lucruri negative; poate ei nu cunosc încă adevărul Împărăţiei.

Am întâlnit mulţi creştini care au ajuns atât de cufundaţi în învăţătura despre „puterea cuvintelor" că au uitat cine sunt ei în Christos. Ei au ales câteva versete pe care le-au folosit ca o formulă care să îi ajute să treacă prin viaţă.

Credința în Christos a fost înlocuită cu „credința în puterea cuvintelor." În consecință, ei simt că trebuie să controleze tot ce spun alții și se simt influențați de fiecare cuvânt negativ spus de cineva, în loc să aibă siguranța a ceea ce sunt ei prin Christos. Ei reacționează din teamă în loc să umble în pace, dragoste și putere. Oameni ca aceștia se răstesc la cei din familie, la prieteni sau la casierii de la magazin când aceștia menționează diagnosticul copilului lor, pentru că ei se tem de „puterea cuvintelor negative."

Isus nu a trăit așa, deși majoritatea lucrării lui a fost în prezența oamenilor care vorbeau lucruri negative. Într-adevăr, „viața și moartea sunt în puterea limbii," dar când Isus a corectat vorbirea oamenilor nu a fost dintr-un sentiment de teamă, ca nu cumva cineva să distrugă Împărăția lui Dumnezeu. El nu s-a certat cu ei. El le-a revelat pe Tatăl. El i-a corectat ca ei să poată vedea și cunoaște adevărul.

Nu trebuie să te simți responsabil de ce spune fiecare din jurul tău. Dumnezeu nu te-a făcut responsabil de gurile altora. Tu ești responsabil de inima și gura ta. Fă ce a făcut Isus. Înconjoară-te cu oameni care au aceeași misiune în Împărăție ca și tine. Când mergi în lume să răspândești lumina lui Dumnezeu, mergi cu încredere, cu dragoste, cu putere, cu autoritate și cu compasiune.

Vei avea multe oportunități să îi corectezi pe alții cu blândețe. Vorbește ca un ambasador al Împărăției pentru ei, și ca un părinte ocrotitor pentru copilul tău. Vorbește adevărul în dragoste, cu curaj. Dacă oamenii cred că ești ciudat și se sperie de tine, nu-i nimic. Tu cunoști adevărul, deci spune-le și altora ceea ce Dumnezeu a făcut deja pentru toți.

Cum ai vrea ca cineva să ți se adreseze ție? Te încurajez să-i dai voie Duhului Sfânt să îți arate limitele pe care trebuie să le stabilești și cum să le menții în Duhul lui Isus Christos, dar în același timp să îți arate cum să atingi inimile oamenilor cu dragostea și puterea Împărăției!

Iată un exemplu. Poți spune așa: „N-aș vrea să par lipsit de respect, dar aș vrea numai să vă spun ceva. Noi nu îl numim pe copilul nostru „copil handicapat." El este un copil ca oricare altul, creat după imaginea lui Dumnezeu. Poate nu vă dați seama, dar Dumnezeu a plănuit să îl creeze într-un anumit fel, iar defectul acesta este un atac din partea lui satan ca să distrugă planul lui Dumnezeu. satan tot timpul încearcă să distrugă planurile lui Dumnezeu pentru noi. Dar, chiar dacă cel rău a încercat să distrugă sănătatea sau mintea cuiva, Dumnezeu are dragostea şi puterea să îl trimită pe cel rău afară şi să ne ajute să ne refacem complet. Noi credem că Dumnezeu poate să îl vindece pe copilul nostru, şi El poate să ne mântuiască pe toţi, prin Isus Christos. L-ai cunoscut pe Dumnezeu în acest fel în viaţa ta?"

Ia o bucată de hârtie şi un creion (şi pe soţul, sau soţia ta).
Scrie limitele pe care vreţi le stabiliţi, ca Împărăţia să se lanseze în familia voastră. Lăsaţi ca Duhul Sfânt să vă arate aceste limite. Scrieţi idei despre cum să vă adresaţi celor ce depăşesc aceste limite, şi cum să le puteţi prezenta Împărăţia, în dragoste.

Evaluaţi rutina zilnică a familiei voastre. Cine sunt oamenii, sau care sunt situaţiile care vă fac să rămâneţi în urmă cu avansarea Împărăţiei?

Ce schimbări veţi face? (Idee: „Nu pot" nu este un răspuns potrivit pentru un ambasador al lui Christos. Dumnezeu spune că POŢI. Trebuie. Nimeni altcineva nu va face ce ai tu de făcut!)

PARTEA a III-a

Scrisori de pe câmpul de luptă

Introducere la Partea a III-a

Margaret Weishuhn

„De ce scrieţi o carte despre vindecarea defectelor din naştere când nu există nici o documentaţie despre vindecarea acestor defecte?"

Adevărul este motivul pentru care această carte este scrisă. Acest adevăr aduce eliberare pentru copii şi pentru părinţi *acum,* după cum deja aţi observat citind mărturiile lor. Este foarte important ca părinţii să înţeleagă că Dumnezeu nu este cauza defectelor, ci El este Domnul care vindecă. Ştim că acelaşi Dumnezeu care a vindecat multe dintre simptomele acestor boli genetice, poate să vindece rădăcina sau cauza bolilor! Vrem să declarăm că noi credem, bazaţi numai pe adevărul Cuvântului lui Dumnezeu, că Dumnezeu vindecă complet defectele din naştere, şi declarăm aceasta înainte de a experimenta vindecarea completă a ADN-ului. Mărturiile altora sunt încurajatoare, dar dovada finală este chiar Cuvântul lui Dumnezeu!

Prin această carte, voi sunteţi înştiinţaţi despre o mişcare globală a lui Dumnezeu, o schimbare în inimile părinţilor şi în trupurile copiilor. Aici este evidenţa unei lucrări a lui Dumnezeu fără precedent. Noi suntem părinţi obişnuiţi, separaţi de continente, dar uniţi în credinţa în Isus Christos. Noi ne rugăm pentru vindecarea copiilor noştri de defecte genetice şi pentru vindecarea copiilor altora. Noi schimbăm destinele lor prin puterea Duhului Sfânt şi prin faptul că înţelegem cine suntem în Isus Christos. Nu numai că trupurile copiilor primesc sănătate şi se schimbă, dar noi, părinţii, înţelegem că *noi* suntem fiii lui Dumnezeu după care pământul suspină şi suferă în aşteptare de sute şi mii de ani (Romani 8:19-22). Noi suntem Trupul lui Christos şi soluţia la problema defectelor genetice. Noi suntem creştinii, credincioşii. Noi avem puterea să schimbăm cursul istoriei când înţelegem cine suntem noi şi capacitatea pe care o avem. Când veţi merge acasă - în cer, nu veţi mai avea nevoie de credinţă. Atunci va fi prea târziu. *Acum* este timpul să înţelegem cine suntem cu adevărat în Christos Isus şi ce potenţial avem.

Trupul lui Christos - Biserica - pare să aibă o criză de identitate, de aceea creştinii nu s-au dezvoltat şi nu au crescut cu adevărat ca şi copiii ai lui Dumnezeu. Majoritatea cântărilor creştine de la radio arată că creştinii sunt fără putere. Bisericile la care am fost noi, ştiu cum să mântuiască pe cei pierduți, dar au îndoieli mari când este vorba despre vindecarea trupului. În trecut, soțul meu a fost bolnav ani de zile, și tot ce a putut face biserica pentru el a fost să ne aducă ceva de mâncare și să se roage pentru pacea noastră. Au venit cu încurajări, dar fără nici o putere de a ne vindeca.

Biblia spune că, în zilele din urmă, oamenii vor avea o formă de evlavie, dar îi vor nega puterea. Nu e de mirare că, deși creștinii cred că Duhul lui Dumnezeu locuiește în duhul lor, atitudinea lor este de oameni fără putere. *„Să știi că în zilele din urmă vor fi vremuri grele. Căci oamenii vor fi iubitori de sine, iubitori de bani, lăudăroși, trufași, hulitori, neascultători de părinți, nemulțumitori, fără evlavie, fără dragoste firească, neînduplecați, clevetitori, neînfrânați, neîmblânziți, neiubitori de bine, vânzători, obraznici, îngâmfați; iubitori mai mult de plăceri decât iubitori de Dumnezeu; **având doar o formă de evlavie dar tăgăduindu-i puterea**. Depărtează-te de oamenii aceștia."* (2 Timotei 3:1-5)

Nu am scris aceste rânduri pentru sceptici sau batjocoritori. Nu încerc să dovedesc nimic celor ce vor doar să argumenteze. Am simțit îndemnul să scriu pentru familiile care au un copil diagnosticat cu defect din naștere și care sunt convinși, fără umbră de îndoială, că este nedrept. Voi știți cine sunteți cu adevărat; în adâncul inimii voi știți că diagnosticul care i s-a dat copilului vostru nu este voia lui Dumnezeu. Voi știți că Dumnezeu vrea ca voia Lui să se facă pe pământ precum este în cer. Acesta este adevărul, dar voi probabil nu cunoașteți pe nimeni care gândește la fel și care poate să îl elibereze pe copilul vostru. Poate că deja ați abandonat orice speranță că el va fi vindecat. Poate că așteptați doar să ajungeți în cer ca să vedeți adevărata lui frumusețe și personalitate.

Isus este cu adevărat ceea ce a spus că este! El a înfăptuit ceea ce a spus că a înfăptuit și El nu a schimbat nimic altceva decât locul unde trăiește. Acum locuiește în cei ce cred în El din toată inima. Un simplu fiu al lui Dumnezeu, care știe cine este în Christos și știe ce a primit de sus, este suficient ca să aducă eliberare copilului vostru. V-ați gândit la aceasta? Dumnezeu așteaptă ca noi să ne trezim la realitate și să înțelegem că soluția la problema defectului genetic este în mâinile noastre! El Și-a făcut partea Lui. Isus a plătit prețul ca noi să fim împăcați cu Tatăl și să umblăm ca adevărați fii și fiice ale lui Dumnezeu. Noi suntem aceia pe care întreaga creație îi așteaptă cu nerăbdare să apară: *„De asemenea, și firea (creația) așteaptă cu o dorință înfocată descoperirea fiilor lui Dumnezeu."* (Romani 8:19)

Cartea aceasta conține mai multe mărturii ale unor părinți din lumea întreagă cu care noi suntem personal în contact și care au descoperit adevărul și au început să îl pună în aplicare. Dar aici sunt doar câteva dintre mărturii; există mult mai mulți părinți pe care noi îi cunoaștem, care se roagă pentru copiii lor și ai altora cu defecte genetice. Acești părinți observă schimbări fizice și mentale și toți se așteaptă să vadă vindecarea completă 100% pentru copiii lor.

Noi suntem soluția la problema defectelor genetice. *„Adevărat, adevărat, vă spun, că cine crede în Mine, va face și el lucrările pe care le fac Eu; ba încă va face altele și mai mari decât acestea; pentru că Eu mă duc la Tatăl: și orice veți cere în Numele Meu, voi face, pentru ca Tatăl să fie proslăvit în Fiul. Dacă veți cere ceva în Numele Meu, voi face."* (Ioan 14:12-14) Bine ați venit în epoca lucrărilor „și mai mari decât acestea!" Este epoca în care biserica se ridică din starea de somn și înțelege că nu este lipsită de putere. Schimbarea începe cu tine!

CAPITOLUL 23
Scrisoare către părinți

Margaret Weishuhn

Dacă tocmai ai primit un diagnostic de defect genetic pentru bebelușul tău încă nenăscut, dacă ești pe un pat de spital cu copilașul pe care tocmai l-ai născut și i s-a dat diagnosticul de defect genetic, sau dacă ai un copil mai mare diagnosticat cu defect genetic și cauți eliberare de acest defect - scrisoarea următoare este pentru tine. Vreau să te încurajez. Dumnezeul lui Avraam, Isaac și Iacov, Creatorul universului te cunoaște pe nume. Lui Îi pasă foarte mult de tine și de copilul tău. El a pregătit, prin Fiul Său și Mântuitorul nostru, tot ce are copilul tău nevoie pentru eliberare completă de defect. Nu pot face să dispară tristețea și dezamăgirea din inima ta, dar pot să îți ofer vindecare. Numele acestei vindecări este Isus.

ÎNCEPUTUL MEU A FOST DUREROS
Sunt o mamă și o soție care până nu de mult am petrecut nenumărate ore în rugăciune fără nici un rezultat, timp de peste 23 de ani. M-am rugat pentru soțul meu diagnosticat cu diferite boli cronice și debilitante - dar nu s-a schimbat nimic. Mulți credincioși, respectați în cercurile creștine unde mergeam noi, s-au rugat pentru soțul meu - dar nu a fost nici o schimbare în bine.

Îmi amintesc cum, într-o după-amiază, am sunat pe un prieten de-al nostru care era păstor într-un oraș învecinat. L-am sunat disperată ca să se roage pentru soțul meu care avea răni purulente pe picioare (erithema nodosum) și transfuzii de sânge la fiecare șase săptămâni. El s-a rugat, și apoi pastorul asistent a venit la telefon să se roage. Țineam telefonul peste obrazul încă plin de lacrimi, și ascultam cu atenție rugăciunea lui, când am auzit că se roagă ca simptomele lui Will să „rămână și să nu se vindece până când el va învăța tot ce vrea Dumnezeu să îl învețe prin această experiență." Nu l-am mai sunat niciodată ca să se roage. Era tânăr și nu a avut niciodată vreo boală cronică. După acea convorbire m-am simțit mai singură ca oricând în viața mea.

Viaţa de familie îmi era distrusă de nenumăratele vizite la doctor şi internări în spital. Toate aspectele vieţii au fost influenţate negativ de aceste boli. Eram zdrobită. Nu am întâlnit pe nimeni care să înţeleagă cât am suferit, an după an.

În tot acest timp, 23 de ani, am încercat să înţeleg vindecarea divină din Biblie. Ştiam că este voia lui Dumnezeu. Aşa scrie în Psalmul 103 şi în Isaia 53. Unul dintre Numele lui Dumnezeu este Jehovah Rapha - „Dumnezeu care vindecă." Dar bisericile la care am mers nu spuneau că vindecarea este o promisiune; dacă cineva era destul de norocos să primească vindecare, atunci voia lui Dumnezeu a fost să îl vindece; dacă nu a primit vindecare, atunci trebuia să se ţină tare fiindcă aşa a fost voia lui Dumnezeu.

Soţul meu avea mare nevoie de vindecare în trupul lui. Ficatul nu i-a mai funcţionat (colangită sclerozantă primitivă), rinichii nu i-au mai funcţionat (a avut nevoie de un transplant), a avut cangrenă care a devenit sistemică, a avut colită ulcerativă care a dus la îndepărtarea intestinului gros prin operaţie, a avut limfom în stadiul 4, ca să nu mai spun de artrită şi alte boli autoimune.

Timp de 23 de ani am trăit cu teama de a fi văduvă din tinereţe şi de a-mi creşte copiii singură. Zilele acelea au trecut. Am descoperit adevărul, şi adevărul ne-a făcut liberi: pe mine şi pe soţul meu!

La scurt timp după ce doctorii au confirmat că soţul meu nu mai are cancer, l-am văzut într-o zi că coboară pe scări şi pare să aibă un atac de cord. M-am înfuriat. Nu mi-a luat mai mult de zece minute de rugăciune eficientă şi nu a mai avut nici un simptom. Acum el se roagă pentru mine când am nevoie de vindecare.

Anul acesta vom sărbători aniversarea căsătoriei noastre de 25 de ani! Fiecare an devine tot mai bun. Când privesc înapoi, văd atâţia ani de boli şi probleme care puteau fi evitate dacă am fi cunoscut adevărul şi am fi ştiut cum să trăim ceea ce spune Cuvântul. Soţul meu iubit este acum sănătos. Merge regulat la doctor pentru verificare, şi are veşti bune de fiecare dată. Acum are un trup puternic şi sănătos. Adevărul pe care l-am învăţat din Biblie despre vindecarea divină ne-a schimbat viaţa de familie şi în prezent schimbă viaţa fetiţei noastre şi îi reface sănătatea.

Fetiţa noastră, al cincilea copil în familie, a fost diagnosticată la naştere cu sindromul down. Nu s-a observat nimic anormal în timpul sarcinii. La scurt timp după ce s-a născut, îmi amintesc cum într-o seară de noiembrie, în 2009, stăteam în camera de studiu împreună cu soţul meu. Atunci am decis că vom crede ce spune Biblia despre vindecare şi vom găsi pe cineva care ştie cum să se roage pentru vindecare. Înainte de acea seară eram gata să renunţ la credinţă pentru că viaţa creştină pe care am trăit-o până atunci a fost complet lipsită de putere în ce priveşte vindecarea, dar în seara aceea am decis că voi rămâne creştină şi voi găsi ajutor.

AM STABILIT O FUNDAŢIE SOLIDĂ PENTRU VINDECAREA DEFECTELOR DIN NAŞTERE

Încă de când a fost fetiţa noastră mică am găsit o grupare creştină care s-a rugat pentru vindecarea ei. Am început să văd schimbări, dar nu am înţeles vindecarea divină şi nu am fost convinsă că ea va fi 100% vindecată de toate simptomele. Când ea a avut 3 ani, s-a întâmplat ceva remarcabil. Într-o seară de decembrie, în timp ce împachetam cadourile de Crăciun, am găsit pe You Tube organizaţia John J. Lake şi mesajele lui Curry Blake despre vindecarea divină. El a explicat atât de clar şi simplu lucrarea încheiată a Domnului Isus, atât de clar că şi un copil de clasa a treia poate înţelege! De atunci, fără nici o îndoială, am început să mă aştept să văd o lucrare completă de vindecare în fetiţa mea, să văd cum oasele ei se duc la locul normal, cum trupul i se întăreşte, cum creierul funcţionează normal. Am fost total convinsă că vindecarea ei nu poate fi oprită.

Înainte de toate trebuie să decizi dacă crezi că Biblia este adevărată. Trebuie să decizi dacă crezi că merită să te încrezi în Dumnezeu. Dacă te numeşti creştin (*cred*incios) atunci identitatea ta cere ca tu să Îl *crezi* pe Dumnezeu şi Cuvântul Său.

După ce ai decis că crezi Cuvântul lui Dumnezeu, trebuie să decizi dacă crezi că copilul tău (nepotul sau altcineva drag) are nevoie de vindecare. În cazul meu, eu nu am fost sigură dacă sindromul down este o boală. Ştiam că NU vreau ca fetiţa mea să aibă aşa ceva, dar nu ştiam sigur dacă este considerat o boală. Cititorule drag, să ştii sigur că sindromul down nu este o identitate, este o boală conform definiţiilor medicale.

Dicționarul de termeni medicali Merriam-Webster definește „boala" ca fiind „o deteriorare a stării normale a corpului unui animal sau al unei plante vii, sau o deteriorare a uneia dintre părțile trupului care întrerupe sau modifică exercitarea funcțiilor vitale, și care se manifestă, de regulă, prin semne și simptome specifice, și este cauzată de factori de mediu (cum ar fi malnutriție, pericole industriale, sau climă), de agenți contaminanți (cum ar fi viermi, bacterii, sau viruși) sau de defecte inerente ale organismului (cum ar fi anormalități genetice)."

Un „sindrom" este „un grup de simptome caracteristice unei anumite tulburări, boli sau afecțiuni." (Dictionary.com) O altă definiție a cuvântului „sindrom" este „o boală sau o tulburare care implică un grup de semne sau simptome specifice." (Merriam-Webster)

Înțelegerea faptului că *defectul genetic este o boală* și că Isus *vindecă defectele genetice* - acesta este un drum pe care puțini aleg să meargă. Înainte de a porni pe acest drum, trebuie să îți dorești libertatea copilului tău mai mult decât aprobarea oamenilor. Nici chiar în biserică nu este acceptată credința că sindromul down și multe alte sindromuri sunt „boli". **Tu nu îl respingi pe copil fiindcă îl vrei vindecat de defect genetic, tu respingi o boală.**

Odată ce ai decis că defectele din naștere în general, și diagnosticul copilului tău în particular este în realitate o boală, atunci tot ce ai de făcut este să vezi ce spune Dumnezeu despre boală. El este Dumnezeul tău dacă ești creștin. Tu deja ai decis că o să Îl crezi pe El în tot ce spune.

DACĂ NU POȚI SPUNE CEVA FRUMOS, MAI BINE NU SPUNE NIMIC

Biblia spune că ne vom hrăni din roada cuvintelor noastre (vezi Proverbe 13:2). De asemenea spune că limba are putere să dea viață, sau să aducă moarte (vezi Proverbe 18:21). Ceea ce iese din gura noastră modelează și definește lumea din jurul nostru. Vreau să vă încurajez, dar și să vă avertizez cu insistență, să fiți foarte atenți ce spuneți de-a lungul acestei călătorii de credință în Regele nostru Măreț și Tatăl nostru Bun.

Am să vă relatez în continuare istorisirea unor oameni, doisprezece la număr, la care Domnul le-a făcut aceeași promisiune, dar numai doi dintre ei au primit ce li s-a promis. Zece dintre ei nu au avut parte de moștenirea promisă pentru că nu au luat în considerare pe Dumnezeu când s-au uitat la resursele ce le au. Au ales să privească la muntele de dificultăți dinaintea lor, care părea să blocheze accesul la lucrurile promise.

Citiți în continuare istoria lor:

> *DOMNUL a vorbit lui Moise, și a zis: „Trimite niște oameni să iscodească țara Canaanului, pe care o dau copiilor lui Israel"... Moise i-a trimis să iscodească țara Canaanului... S-au întors și iată ce au istorisit lui Moise: „Ne-am dus în țara în care ne-ai trimis. Cu adevărat, este o țară în care curge lapte și miere, și iată-i roadele. Dar poporul care locuiește în țara aceasta este puternic, cetățile sunt întărite și foarte mari. Ba încă am văzut acolo și pe fiii lui Anac. Amaleciții locuiesc ținutul de la miazăzi; Iebusiții și Amoriții locuiesc muntele; și Cananiții și Hetiții locuiesc lângă mare și de-a lungul Iordanului." Caleb a potolit poporul, care cârtea împotriva lui Moise. El a zis: „Haidem să ne suim, și să punem mâna pe țară, **căci vom fi biruitori!**" Dar bărbații care fuseseră împreună cu el au zis: „**Nu putem** să ne suim împotriva poporului acestuia, căci **este mai tare decât noi.**" Și **au înegrit** (au adus o veste rea) **înaintea copiilor lui Israel țara** pe care o iscodiseră... Toată adunarea a ridicat glasul și a început să țipe... „Pentru ce ne duce Domnul în țara aceasta, în care vom cădea uciși de sabie iar nevestele noastre și copilașii noștri vor fi de jaf? Nu este oare mai bine să ne întoarcem în Egipt?"... Dar, dintre cei ce iscodiseră țara, Iosua... și Caleb... și-au rupt hainele, și au vorbit astfel întregii adunări a copiilor lui Israel: „Țara pe care am străbătut-o noi ca s-o iscodim, este o țară foarte bună, minunată. Dacă DOMNUL va fi binevoitor cu noi (dacă DOMNUL Își găsește plăcere în noi), ne va duce în țara aceasta, și ne-o va da: este o țară în care curge lapte și miere. Numai nu vă răzvrătiți împotriva Domnului, și nu vă temeți de oamenii din țara aceea, căci îi vom mânca. Ei nu mai au nici un sprijin: **DOMNUL este cu noi, nu vă temeți de ei!**"* (Numeri 13, 14)

Primii zece spioni nu au mințit, dar în Numeri 13:23 spune că vestea lor a fost o veste rea, întunecată. Ei au spus că au văzut niște uriași care ocupă Țara Promisă. Aceasta a fost realitatea. Ei au spus că s-au simțit ca niște insecte în comparație cu acești uriași. Aceasta a fost realitatea. Ei au privit la mărimea dușmanilor și au fost gata să fugă în direcția opusă. Acești zece oameni nu s-au bazat deloc pe Dumnezeu, s-au bazat numai pe resursele lor. Adevărul a fost că Dumnezeu era cartea câștigătoare pentru ei. ***Adevărul câștigă în fața realității.***

Nu îți cer să pretinzi că diagnosticul copilului tău (uriașii) nu există. Dar îți spun ***să nu pretinzi că Dumnezeul tău nu există*** și să nu neglijezi faptul că ai acces la toate resursele Lui - care acum ți-au fost date ție fiindcă tu Îi aparții Lui.

În toată istoria omenii nu s-a mai auzit până acum de un grup de părinți din toată lumea care să stea împreună pe Promisiunile lui Dumnezeu pentru copiii lor diagnosticați cu defecte din naștere. Toți acești părinți, ca și mine, au auzit de „țara promisă," unde răspunsul la toate promisiunile lui Dumnezeu este da și amin în Christos, spre slava lui Dumnezeu (vezi 2 Corinteni 1:20). Am ales să credem lucruri imposibile pentru că ne încredem în Dumnezeul nostru. El nu este un om să mintă. Dacă așa a spus, atunci așa va fi. Pur și simplu. Nu privi la „uriași". Nu asculta la șoaptele celor ce cred că ți-ai pierdut mințile. Nu considera vestea data de doctor ca ultimul cuvânt asupra copilului tău. Fă ca Dumnezeu să aibă ultimul Cuvânt. Fii ca și Caleb. Fii ca și Joshua. Crede ce spune Tatăl.

Chiar dacă nu am mai auzit până acum ca defectele din naștere să fie vindecate, haideți să fim un popor care spune: *„La oameni lucrul acesta este cu neputință, dar la Dumnezeu toate lucrurile sunt cu putință."* (Matei 19:26)

CUM SĂ TE ROGI PENTRU VINDECARE
Precum în cer, așa și pe pământ
Psalmul 103 spune că Dumnezeul nostru este un Dumnezeu care ne vindecă TOATE bolile noastre. În cer nu va mai fi nici o boală. Dumnezeu a spus clar că trebuie să ne rugăm ca voia Lui să se facă pe pământ așa cum se face în cer (Matei 6:10). Defectele din naștere nu fac excepție.

Înainte credeam că orice mi se întâmplă în viață este voia lui Dumnezeu. Credeam că bolile, dezamăgirile, suferințele, calamitățile - toate sunt parte a planului lui Dumnezeu ca să ne facă mai buni. Regret că atâția ani am crezut că avem un Dumnezeu nemilos. Dumnezeu nu e dușmănos cu noi. El nu încearcă să ne învețe ceva bun punând la cale o calamitate sau distrugând viața noastră. Isus ne-a împăcat cu Tatăl. El a luat asupra Lui toată pedeapsa pentru păcate. El a devenit blestem în locul nostru. *Christos ne-a răscumpărat* din blestemul Legii, făcându-Se blestem pentru noi, fiindcă este scris: „Blestemat e oricine este atârnat pe lemn." (Galateni 3:13) În Coloseni 2:14 spune că lista cu datoriile noastre conform legilor din lumea spirituală a fost plătită pe deplin de Isus la cruce. Isus, Îți mulțumim!

Isus ne-a arătat cum să ne rugăm în Matei 6.
„Iată dar cum trebuie să vă rugați: „Tatăl nostru care eşti în ceruri! Sfinţească-Se Numele Tău; vie împărăţia Ta; facă-Se voia Ta, precum în cer, aşa şi pe pământ." (Matei 6:9-10)

În cer nu va fi nici o boală. Nu va fi sindromul down şi nu va fi nici un fel de defect genetic. Atunci de ce să acceptăm ceva ce nu va exista în cer? Nu ne-a arătat Isus să cerem ca voia lui Dumnezeu să se facă şi aici pe pământ? Exact aceasta vrem să se facă!

Urmând modelul de rugăciune „Tatăl nostru," lăsat de Domnul Isus, noi ne rugăm pentru copiii noştri rugăciuni ca cea de mai jos:

> *Tată, în cer nu vor fi copii cu defecte genetice. Ceea ce vrei pentru copilul meu în cer, este ceea ce vrei pentru el şi aici pe pământ. Primesc Cuvântul Tău şi voia Ta pentru copilul meu. În Numele lui Isus, voia Ta SĂ SE FACĂ pe pământ aşa cum e în cer pentru copilul meu. Amin.*

(Amin este un cuvânt în limba greacă care înseamnă „S-a terminat, aşa va fi, aşa să fie!")

Credincioşii îşi vor pune mâinile peste bolnavi şi aceştia se vor însănătoşi
Iată un alt mod de a aduce vindecare conform Cuvintelor lui Isus: *„Cine va crede şi se va boteza, va fi mântuit; dar cine nu va crede, va fi osândit. **Iată semnele care vor însoţi pe cei ce vor crede**: în Numele Meu vor scoate draci; vor vorbi în limbi noi; vor lua în mână şerpi; dacă vor bea ceva de moarte, nu-i va vătăma; **îşi vor pune mâinile peste bolnavi, şi bolnavii se vor însănătoşa**."* (Marcu 16:16-18)

Sinceră să fiu, am crescut în biserici minunate unde am avut părtăşie cu persoane minunate. Am participat cu tot sufletul în bisericile unde am fost membră. Mulți pastori au spus predici care m-au ajutat să văd lumea din perspectiva lui Dumnezeu. Totuşi, versete ca acestea din Marcu 16:16-18 nu au fost predicate de la amvoane. Dar este Cuvântul lui Dumnezeu[8]: cei ce cred, cei ce sunt mântuiţi, pot să vindece bolnavii. Nu trebuie să cauţi pe cineva dintr-o altă ţară, sau dintr-o altă localitate, care are un dar special de vindecare, şi să îi chemi să îl eliberezi pe copilul tău de boală. Orice credincios are puterea să aducă vindecare. Nu scrie ca bolnavii s-ar putea să se vindece, promisiunea este că *se vor vindeca.*

Eu accept şi acum ca alţi credincioşi să îşi pună mâinile şi să se roage peste fetiţa mea sau peste oricare din familia noastră care avem nevoie de vindecare. Dar a fost o mare schimbare când am realizat că şi eu, la fel ca fiecare creştin, am capacitatea să eliberez captivii de orice boală. Mult timp am aşteptat ca alţii să îmi schimbe viaţa şi să ne elibereze de povara bolilor. Călătoria mea până să cunosc acest adevăr a durat 23 de ani grei. Dar, pentru tine, nu trebuie să fie la fel. Dacă eşti credincios, ai înăuntrul tău puterea să aduci vindecare celor în nevoie.

„În adevăr, făgăduinţele lui Dumnezeu, oricâte ar fi ele, toate în El sunt „da"; de aceea şi „Amin", pe care-l spunem noi, prin El, este spre slava lui Dumnezeu." (2 Corinteni 1:20)

„Toată Scriptura este insuflată de Dumnezeu şi de folos ca să înveţe, să mustre, să îndrepte, să dea înţelepciune în neprihănire..." (2 Timotei 3:16)

Crezi Scriptura? Crezi Cuvântul lui Dumnezeu? Dacă te numeşti creştin sau *cred*incios, atunci prin definiţie aceasta înseamnă că *crezi* ce spune Dumnezeu. Încurajează-te! *El* a spus aceste lucruri, nu *tu!* Cartea aceasta, Biblia, a fost scrisă pentru cei ce moştenesc mântuirea. Biblia este baza credinţei fiecărui creştin - nu experienţele personale ne spun ce să credem.

---

[8] Unii au încercat să respingă aceste versete din evanghelia după Marcu bazaţi pe faptul că cele mai vechi manuscrise pe care le avem se încheie înainte de aceste versete. Totuşi, cele mai vechi manuscrise, de asemenea, se încheie înainte de mărturia celor ce L-au văzut pe Isus cel înviat. Majoritatea cercetătorilor Bibliei sunt de acord că cele mai vechi manuscrise, de fapt, *nu conţin partea finală.* Dar, partea finală, care include aceste versete, există în manuscrise foarte vechi *şi a fost prezentă în toate versiunile evangheliei după Marcu care au fost vreodată incluse în Biblie.* Dacă, într-adevăr, aceste versete nu sunt în evanghelia originală, ele sunt, cel puţin, o prezentare clară a ceea ce au înţeles primii creştini că trebuie să fie mesajul evangheliei şi marea trimitere a apostolilor.

Este un act de mândrie să punem experienţele noastre deasupra Cuvântului lui Dumnezeu. Dacă spunem că suntem creştini, atunci ceea ce credem despre vindecare, trebuie să fie exact ceea ce spune Biblia despre vindecare.

Deci cum să ne rugăm? Să presupunem că ai fost mântuit cu mulţi ani în urmă, dar niciodată nu ţi-ai pus mâinile peste bolnavi ca să îi vindeci. Haideţi să vedem ce fel de credinţă este necesară ca să trăim ceea ce credem, ceea ce suntem împuterniciţi să fim ca şi credincioşi.

„Căci prin har aţi fost mântuiţi, prin credinţă. Şi aceasta nu vine de la voi; ci este darul lui Dumnezeu." (Efeseni 2:8)

Cuvântul „mântuiţi" din acest verset este un cuvânt cheie care arată tot ce a făcut Isus pentru noi. Este cuvântul grecesc „sozo" care înseamnă „a mântui, a face întreg, a vindeca, a fi complet". Acest cuvânt se referă la tot ce a făcut Isus în ce priveşte mântuirea noastră. Ne-a mântuit de iad pentru că a purtat pedeapsa pentru păcatele noastre la cruce. Când s-a oprit la locul de biciuire în drum spre cruce, a purtat orice formă de boli şi suferinţe.

Cuvântul „sozo" este folosit în Biblie şi cu referinţă la vindecarea trupului. De exemplu acest cuvânt „sozo" este folosit în pasajul despre vindecarea femeii cu scurgere de sânge (Marcu 5) şi a orbului din naştere (Marcu 10:52). Când Domnul Isus a vindecat trupul cuiva (sozo), El i-a *mântuit* pe aceşti oameni de sub puterea bolii şi a defectelor. Acelaşi cuvânt folosit pentru a descrie ce a făcut Isus pentru păcatele noastre, este folosit pentru a descrie ce a făcut El pentru bolile şi neputinţele noastre. *„Pentru că Fiul omului a venit să caute şi să mântuiască (sozo) ce era pierdut."* (Luca 19:10) Credinţa de care ai nevoie ca să primeşti mântuirea de păcate, este aceeşi credinţă de care ai nevoie ca să îţi pui mâinile peste bolnavi şi să îi vezi că se vindecă.

Înainte ca să înţeleg acest adevăr, mi-am pus mâinile peste mulţi oameni şi m-am rugat - dar fără nici un rezultat. Acum înţeleg că ceea ce mi-a lipsit a fost credinţa - dacă Biblia a spus că oamenii se vor vindeca atunci când îmi pun mâinile peste ei, atunci exact aşa trebuie să mă aştept să se întâmple. Îmi pun mâinile peste bolnavi şi ei se vindecă, fără îndoială. Credinţa era ingredientul care mi-a lipsit. Când e vorba de vindecarea divină, nu poţi să explici logic, nu poţi să înţelegi, trebuie doar să ai credinţă.

Când copiii mei au fost bebeluşi, aveam atâta plăcere să îi ţin strâns în braţe şi să mă uit la trăsăturile lor. Mă uitam să văd dacă seamănă cu tatăl lor, cu fraţii sau surorile lor, sau cu mine. Feţişoara deformată a fetiţei noastre mi-a sfâşiat inima. Numai cei ce au trecut prin aşa ceva pot să înţeleagă această durere.

Am făcut un fel de „legământ" mai neobişnuit cu Dumnezeu. I-am spus lui Dumnezeu că vreau acum de la El un semn că fiica mea va fi până la urmă complet vindecată până la nivelul ADN-ului, şi anume i-am spus că vreau ca El să facă acum două schimbări: urechile şi buricul. Toţi copiii mei s-au născut cu buricul „înăuntru" şi cu urechi care se potriveau cu mărimea capului - toţi în afară de fetiţa mea diagnosticată cu sindromul down. Am început să verific să văd dacă Dumnezeu îmi dă acest semn. Nu am văzut nici o schimbare şi m-am întristat.

Dar acest „legământ" a încetat pentru mine în momentul în care am înţeles adevărul din Biblie. Vindecarea trupuşorului fetiţei mele deja a avut loc (vezi 1 Petru 2:24), şi Dumnezeu acum are nevoie de vocea mea să Îşi împlinească voia în viaţa ei. Dumnezeu acum se foloseşte de mâinile mele ca El să Se atingă de trupul ei şi s-o vindece. Eu sunt instrumentul prin care El poate revărsa vindecare. Acum nu mai stau să aştept acel semn de la Dumnezeu. Am înţeles şi am experimentat că, dacă ceva este în neregulă în trupul copilului meu, eu am capacitatea să aduc schimbare. (Să ştiţi că la ora actuală buricul fetiţei mele este deja „înăuntru," nu mai iese în afara burticii. Soţul meu şi cu mine nu ne vom opri până când fiecare celulă din trupul ei reflectă perfecţiunea dată de Dumnezeu, inclusiv urechile să fie de mărimea potrivită!)

Unitatea în rugăciune

Un alt mod eficient de rugăciune pentru vindecare îl găsim în învăţăturile Domnului Isus. El a spus: *„Vă mai spun iarăşi, că, dacă doi dintre voi se învoiesc pe pământ să ceară un lucru oarecare, le va fi dat de Tatăl Meu care este în ceruri."* (Matei 18:19)

Este important să ai pe cineva alături de tine în această călătorie. Părinţii care au contribuit la această carte sunt reprezentanţii unei echipe mai mari de părinţi din întreaga lume care stau în unitate pe promisiunile lui Dumnezeu şi se roagă pentru copiii lor. Fiecare părinte care a decis să nu accepte diagnosticul copilului lor, are nevoie de sprijinul cuiva care să fie alături de ei în această călătorie a credinței și să se roage pentru copilul lor.

Vă încurajez să vă uniți cu o familie care de asemenea se roagă pentru vindecarea copilului lor și să vă rugați împreună unii pentru alții. Este, de asemenea, bine să aveți pe cineva din familie, dinte prieteni sau dintre vecini care să fie alături de voi în rugăciune în această misiune de eliberare a unui copil oprimat de cel rău. *„Mai bine doi decât unul, căci iau o plată cu atât mai bună pentru munca lor. Căci, dacă se întâmplă să cadă, se ridică unul pe altul; dar vai de cine este singur, și cade, fără să aibă pe altul care să-l ridice!"* (Eclesiastul 4:9-10)

Cuvântul cheie pentru acest fel de rugăciune este „unitate" - a fi de acord, a avea aceeași opinie, a agrea, a se învoi. Versetul la care ne referim este *„Vă mai spun iarăși, că, dacă doi dintre voi **se învoiesc** pe pământ să ceară un lucru **oarecare** (orice, inclusiv vindecarea de defect genetic), **le va fi dat** de Tatăl Meu care este în ceruri."* (Matei 18:19) Aceasta nu înseamnă că doi sau trei oameni *speră* sa primească un anumit lucru, ci înseamnă că ei *cred* și gândesc la fel, au aceeași opinie, sunt convinși și sunt în unitate.

Am auzit odată pe un predicator care spunea că, prin unitatea în rugăciune, ei au reușit să vindece pe aproape toți bolnavii din biserică. Răspunsul la această rugăciune vine pur și simplu pentru că două persoane sunt în unitate și au aceeași opinie - se așteaptă la același răspuns. Ei pot primi răspunsul la rugăciune chiar dacă nu cred în lucrarea Domnului Isus de la locul unde a fost biciuit (Isaia 53 și 1 Petru 2:24). Ei pot primi răspunsul chiar dacă nu cred că defectele din naștere sunt o boală.

Vindecarea poate veni, într-adevăr, pur și simplu pentru că v-ați rugat în unitate cu o altă persoană cerând ca defectul din naștere să plece. Totuși vă încurajez să citiți Cuvântul și să nu dați la o parte lucrarea de vindecare a Domnului Isus. Când înțelegeți lucrarea lui Isus cu privire la vindecare - este chiar mai ușor să vă rugați în unitate pentru vindecare fiindcă atunci vedeți clar că lucrul pe care îl cereți este exact voia lui Dumnezeu.

Vă mai spun iarăși, că, dacă doi dintre voi se învoiesc pe pământ să ceară un lucru oarecare, le va fi dat de Tatăl Meu care este în ceruri." (Matei 18:19)

Poruncește muntelui

Adevărat vă spun că, dacă va zice cineva muntelui acestuia: „Ridică-te și arunca-te în mare," și dacă nu se va îndoi în inima lui, ci va crede că ce zice se va face, va avea lucrul cerut. (Marcu 11:23)

Poate tu poruncești muntelui și apoi vezi că el este aruncat în mare - dar nu dintr-o dată, ci încet, încet, piatră cu piatră. Înțeleg și cred că nu este voia lui Dumnezeu ca vindecarea să dureze ani de zile, dar totuși până acum aceasta a fost experiența pe care am avut-o cu fetița mea. Pot să mă gândesc la diferite motive pentru care vindecarea are loc așa de încet, dar nu vreau să fac o doctrină bazată pe experiența mea.

Îmi amintesc de versetul care spune că, dacă privești înapoi când lucrezi, nu ești potrivit pentru lucrare. *„Oricine pune mâna pe plug, și se uită înapoi, nu este destoinic pentru Împărăția lui Dumnezeu."* (Luca 9:62) Mergem înainte și nu renunțăm. În călătoria aceasta nu există oglinzi retrovizoare!

Vreau să vă spun despre muntele din viața noastră, care este aruncat în mare piatră cu piatră! Îmi amintesc cum, într-o dimineață, stăteam la masă cu toții. Eu și soțul meu ne-am uitat la fața fetiței noastre și am constatat pentru prima dată că o mare parte din defect dispăruse. Era evident. Îmi amintesc că, înainte, mă uitam la liniile adânci de pe pleoape cum încep să se „șteargă" și să dispară împreună cu vasele de sânge în exces. Aceasta a durat câteva luni, până când toate acele linii defectuoase de deasupra ochilor au dispărut. Îmi amintesc cum, într-o altă dimineață, am văzut că fețișoara ei nu mai este rotundă, ci e puțin alungită. Acum vedem cum una dintre pleoape este mai lungă decât cealaltă, și, când își închide ochii, este mai aproape de obraz decât cealaltă. Știu că și cealaltă pleoapă se va schimba - este o minune ce se desfășoară sub ochii noștri. Ne-am rugat pentru limba ei, și mult timp nu am văzut nici o schimbare, dar de curând a început să se subțieze și va fi perfectă. Grăsimea din jurul gâtului s-a redus mult, iar gâtul ei are o formă frumoasă. Este ca și cum am privi la o floare nespus de frumoasă cum înflorește! Ochii și urechile i s-au mutat încet, încet în poziția normală. Urechile sunt unde trebuie să fie, dar ochii mai trebuie să se mute puțin. Groapa din partea din spate a gâtului a început să se formeze. Când mă uit la pozele făcute în tot acest timp, văd clar schimbările. Aceste schimbări sunt semnificative, dar procesul de vindecare a fost până acum prea încet pentru soțul meu și pentru mine.

La începutul călătoriei pentru vindecarea fetiței noastre, soțul meu și cu mine am decis să ne bazăm pe Cuvântul lui Dumnezeu chiar dacă nu erau decât foarte puțini oameni care credeau și se rugau cu noi. Dacă nu am fi fost convinși de mesajul Bibliei cu privire la vindecare, faptul că nu am avut prea mult ajutor ne-ar fi distrus credința.

Fără îndoială, ar fi mult mai ușor pentru noi, părinții, să acceptăm diagnosticul și să ne punem copiii în programe, școli și instituții de îngrijire pe termen lung dacă e nevoie. Și eu m-am gândit la aceste variante. Dar dacă eu accept diagnosticul, atunci trebuie să resping credința. Credința pe care o am în Dumnezeu cere ca eu să am încredere în Cuvântul Lui scris pentru mine. El a spus să mă încred în El. El a spus că răspunsul la promisiune Lui este întotdeauna „da". (2 Corinteni 1:20) El a spus că am puterea Lui și prezența Lui. (1 Corinteni 6:17, 1 Ioan 4:17) El a spus că tot ce are Isus, am și eu. (Romani 8:17) Înțeleg că majoritatea acestor promisiuni sunt așa de mari, sunt dincolo de logica și înțelegerea omenească. Dar nu eu am scris Cartea Cărților (Biblia) - Dumnezeu a scris-o!

Iarăși spun, dacă suntem creștini atunci să trăim ca și creștini. Credincioșii trebuie să arunce deoparte orice gândire care este împotriva Cuvântului lui Dumnezeu. În 2 Corinteni 10:5 scrie că trebuie să răsturnăm, să demolăm „izvodirile minții" (cuvântul grecesc este „logismos" și înseamnă gândire logică, dar și imaginație) și orice „înălțime" (cuvântul grecesc este „hoopsomah" și înseamnă barieră, obstacol, limită) *„care se ridică împotriva cunoștinței lui Dumnezeu; și orice gând îl facem rob ascultării de Christos." Realitatea* este că fiica mea a fost diagnosticată cu o boală incurabilă. *Adevărul* este că voia lui Dumnezeu este să vindece orice boală și infirmitate. Vindecarea este un dar pregătit de Isus, care este apoi adus „la domiciliu" de cei ce sunt trupul lui Christos - credincioșii, Biserica Lui. *Adevărul* este superior *realității* naturale.

Anul trecut am avut două tumori pe trup care dădeau de gândit. Una a fost pe tâmplă și cealaltă pe picior. Unii din familia mea au avut cancer de piele, iar forma, culoarea și textura acestor tumori era asemănătoare cu a lor. În fiecare zi mi-am pus degetul pe fiecare tumoare și am spus: „În Numele lui Isus îți poruncesc să te usuci și să mori." Atât. Asta este tot ce am spus câteva săptămâni, de câteva ori pe zi. Știți ce s-a întâmplat? Au început să se micşoreze şi să se usuce până când au dispărut de tot. Dacă aţi şti ce fel de persoană am fost eu înainte, v-aţi da seama că astfel de vorbire nu se potriveşte cu felul în care am crescut. Am crescut într-o familie educată şi am fost înconjurată de prieteni inteligenţi. În comunităţile unde am crescut eu şi soţul meu, o astfel de vorbire ar fi fost considerată „nebună". Dar, dacă ne amintim cum a vorbit Isus smochinului, înţelegem că a porunci unei tumori (sau ADN-ului copilului tău) **nu** ar trebui să fie ceva ciudat sau neobişnuit pentru cineva care crede - pentru un credincios.

> *A doua zi, după ce au ieşit din Betania, Isus a flămânzit. A zărit de departe un smochin, care avea frunze, şi a venit să vadă poate va găsi ceva în el. S-a apropiat de smochin, dar n-a găsit decât frunze, căci nu era încă vremea smochinelor. Atunci a luat cuvântul, şi a zis smochinului: „În veac să nu mai mănânce nimeni rod din tine!" Şi ucenicii au auzit aceste vorbe.*
>
> *Dimineaţa, când treceau pe lângă smochin, ucenicii l-au văzut uscat din rădăcini. Petru şi-a adus aminte de cele petrecute, şi a zis lui Isus: „Învăţătorule, uite că smochinul, pe care l-ai blestemat, s-a uscat." Isus a luat cuvântul, şi le-a zis: „Aveţi credinţă în Dumnezeu! Adevărat vă spun că, dacă va zice cineva muntelui acestuia: Ridică-te şi aruncă-te în mare, şi dacă nu se va îndoi în inima lui, ci va crede că ce zice se va face, va avea lucrul cerut. De aceea vă spun că, orice lucru veţi cere, când vă rugaţi, să credeţi că l-aţi şi primit, şi-l veţi avea. (Marcu 11:12-14, 20-24)*

Deci porunciţi mai departe muntelui numit defect din naştere. Porunciţi-i în Numele lui Isus să PLECE! Dumnezeu a spus că răspunsul la promisiunile Lui va fi întotdeauna „da", deci poţi fi **sigur** în inima ta că muntele va dispare în mare, la porunca ta, chiar dacă va dispare piatră cu piatră.

Prin rănile Lui

Dacă înţelegem ce s-a întâmplat când Isus a fost biciuit, atunci putem porunci cu uşurinţă unor munţi ca defectele din naştere sau cancerul - şi vom avea rezultate. Când înţelegem acest adevăr, când cunoaştem puterea rănilor lui Christos, atunci putem privi sus, ne putem „ridica capetele pentru că izbăvirea noastră se apropie!"

Isaia 53:4 este versetul meu preferat ca bază pentru vindecarea fizică! Îmi amintesc de ziua când, în sfârşit, am înţeles în adâncul sufletului ce s-a întâmplat când Isus a fost biciuit! Am ieşit din cameră strigând: „AM FOST DEJA VINDECAŢI! AM FOST DEJA VINDECAŢI!!" L-am luat de mâini pe unul dintre copiii mei şi am sărit în sus de bucurie, aproape că am dat cu capul de tavan aşa de sus am sărit!

Cuvintele din limba greacă originală folosite în Biblie arată faptul că ceea ce a făcut Isus pentru omenire este cu mult mai mult decât să ne ducă în Cer. După ce cunoşti acest adevăr, trebuie doar să te hotărăşti dacă crezi ce spune Biblia. Când am început să caut anumite versete în limba originală în care au fost scrise, am fost surprinsă de mesajul lor puternic. În acelaşi timp am fost dezamăgită că biserica a trăit în ignoranţă timp de secole, departe de adevăr şi, prin urmare, departe de libertatea deplină cumpărată prin sângele şi trupul rănit al Domnului Isus.

Haideţi să privim cu atenţie la ce a făcut Isus pentru noi în Isaia 53 şi 1 Petru 2:24 şi să vedem ce spun versetele în limba ebraică şi greacă în care au fost scrise.

Este important să înţelegem cuvintele cheie pentru a înţelege aceste versete fundamentale.

Isaia 53:4 *Totuşi, El* (Isus) *suferinţele* („*choliy*" = boală, infimitate, durere...) *noastre le-a purtat,* („nasa" = a purta, a lua, a îndepărta, a ridica...) *şi durerile* („makob" = întristare, durere fizică şi mentală) *noastre le-a luat* („cabal" = a lua, a purta...) *asupra Lui.*

Aceasta înseamnă că Isus Christos a purtat şi a îndepărtat de la noi bolile, infirmităţile, durerile şi suferinţele noastre pentru că le-a purtat în trupul Lui, suferind pentru noi. Prin rănile Lui Isus am fost tămăduiţi. Cuvântul „rănile" din 1 Petru 2:24 este „molops" şi înseamnă vânătaie, tăietură de bici; romanii foloseau biciuri din mai multe fâşii lungi din piele de animal, cu cioburi ascuţite de ceramică legate la capete, care tăiau pielea şi zdrobeau carnea. Isus a luat bolile, infirmităţile şi durerile noastre şi le-a pus asupra Lui Însuşi când S-a lăsat legat de acel stâlp ca să fie biciuit. Isus a purtat defectele copilului tău în trupul Lui. Să nu lăsăm ca suferinţele lui Isus pentru copiii noştri să fie în zadar. Când Isus a suferit, El a suferit durerea şi efectele debilitante ale bolii în locul copilului tău! El a făcut aceasta pentru ca copilul tău să fie liber! A plătit dinainte un preţ nespus de dureros pentru vindecarea şi eliberarea copilului tău, ca tu să poţi fi sigur că copilul tău poate fi eliberat. Vindecarea este deja îndeplinită, deci nu poate fi oprită!

Isaia 53:5 *Dar El era străpuns pentru păcatele noastre, zdrobit pentru fărădelegile noastre. Pedeapsa, care ne dă pacea,* („shalom" = pace, bunăstare, prosperitate, sănătate...) *a căzut peste El, şi prin rănile Lui suntem tămăduiţi* („rapha" = a vindeca, a trata, a repara; medic...).

Isaia a profeţit că Isus va face mult mai mult decât că ne va duce în Cer când murim. Cunoscând înţelesul cuvintelor originale nu mai avem nici o îndoială că, ceea ce a făcut Isus pentru păcatele noastre, a făcut şi pentru bolile şi infirmităţile noastre. Aşa cum a purtat păcatele noastre ca noi să nu le mai ducem, El a purtat şi bolile, infirmităţile şi durerile noastre, ca noi să fim vindecaţi.

Când privesc la fiica mea prin perspectiva adevărului din Biblie, văd o minune care se desfăşoară sub ochii mei şi care nu poate fi oprită. Uneori mă întristez când văd că încă este diferită de alţi copii de vârsta ei. Este una dintre cele mai mari întristări ale mele ... DAR TOTUŞI cu mare bucurie şi încredere ştiu că lipsurile ce mai sunt încă în trupul ei vor dispărea cu siguranţă, şi rezultatul va fi o feţişoară dulce şi perfectă şi un trup vindecat - un copil aşa cum a intenţionat Dumnezeu să îmi dea mie să cresc.

Dacă eşti părinte ca şi mine, te rog din toată inima să alergi această cursă a credinţei cu intenţia clară de a nu pierde nici un moment copleşit de disperare şi durere. Alege astăzi să priveşti la copilul tău prin perspectiva credinţei şi să anticipezi că Cuvântul lui Dumnezeu se va manifesta şi va aduce răsplata promisă! *„Iată, fiii sunt o moştenire de la Domnul, rodul pântecelui este o răsplată dată de El."* (Psalm 127:3)

În Isaia 53 scrie că noi SUNTEM tămăduiţi. Dar acest mesaj a fost scris înainte ca Isus să împlinească lucrarea Lui de la locul unde a fost lovit şi biciuit. După ce Isus a fost lovit cu cruzime, şi carnea zdrobită de biciurile de tortură folosite în vremea aceea - ceea ce a spus Isaia s-a împlinit. Acolo şi atunci, prin Isus noi AM FOST tămăduiţi. Nu mai este o profeţie. Profeţia s-a împlinit. Când a fost biciuit şi rănit, El a purtat şi a îndepărtat de la noi orice formă de boală și infirmitate, apoi a mers la cruce și a purtat toate păcatele omenirii. Rănile Lui au plătit pentru bolile noastre, iar sângele (viața) Lui a plătit pentru păcatele noastre.

În 1 Petru 2:24 verbul este la timpul trecut, ceea ce a făcut Isus este încheiat. *„El a purtat (timpul trecut) păcatele noastre în trupul Său, pe lemn, pentru ca noi, fiind morți față de păcate, să trăim pentru neprihănire; prin rănile Lui ați fost vindecați (timpul trecut)."*

Oare nu este neînțelept și nefolositor să continuăm să credem că cuvântul „vindecat" se referă numai la vindecarea spirituală? Oare nu este neînțelept și nefolositor să ignorăm o jertfă așa de mare, să desconsiderăm faptul că Isus S-a lăsat să fie lovit cu cruzime ca să obțină vindecare pentru noi? Într-adevăr, cuvântul „vindecat" se referă clar și la vindecarea fizică - la vindecarea trupului de boli și infirmități.

O simplă citire a textului în greaca originală clarifică faptul că se referă la vindecarea trupului. Cuvântul „vindecat" din 1 Petru 2:24 este cuvântul grecesc *„iaomai"* care înseamnă „vindecat și refăcut în întregime." Este același cuvânt folosit în textul despre femeia cu scurgere de sânge. *„Și îndată, a secat izvorul sângelui ei. Și a simțit în tot trupul ei că s-a tămăduit (iaomai) de boală."* (Marcu 5:29) Cuvântul „vindecat" din 1 Petru 2:24 este, de asemenea, cuvântul folosit când Isus a vindecat pe slujitorul ofițerului roman. *„Doamne, robul meu zace în casă slăbănog, și se chinuiește cumplit." „Apoi a zis sutașului: „Du-te, și facă-ți-se după credința ta." Și robul lui s-a tămăduit (iaomai) chiar în ceasul acela.* (Matei 8:6,13) Cu siguranță rănile lui Isus Christos au adus vindecare pentru trupurile noastre.

„Dacă așa stau lucrurile, atunci de ce nu se vindecă toți bolnavii?" Poate această întrebare îți trece prin minte. Pentru același motiv pentru care nu toți sunt mântuiți. Trebuie credință ca să primești iertarea de păcate, și trebuie credință ca să primești vindecarea fizică. Când este vorba de iertarea păcatelor, trebuie ca fiecare să aibă credință pentru el însuși, dar, când este vorba de vindecare, *altcineva poate avea credință pentru tine.* Aici este locul tău, ca părinte, să te ridici și să aduci cu credință vindecare copilului tău.

Oricât de multe argumente s-ar aduce ca să justifice că unii oameni au fost predestinați să umble pe pământul acesta cu defecte din naștere - toate argumentele cad în fața adevărului. Ceea ce a făcut Isus la locul unde a acceptat biciuirea nu poate fi exclus din Biblie. Lucrarea aceasta măreață de la locul de biciuire nu are limite. Este o lucrare îndeplinită pentru ORICE boală.[9]

AVERTIZARE - TREBUIE SĂ LUPTAȚI CA SĂ PĂSTRAȚI SĂMÂNȚA

Am un cuvânt de *avertizare* pentru părinții care sunt la începutul acestei călătorii pentru vindecarea copilului lor. Victoria voastră vă poate fi furată! Așa spune Biblia. Matei 13:1-9, 18-23 este mandatul sau împuternicirea dată nouă. Un mandat este definit ca „un ordin special pentru a face ceva, o poruncă pentru a acționa sau pentru a răspunde într-un anumit fel" (dicționarul google). Să vedem care este mandatul nostru care ne va asigura victoria când ne rugăm pentru vindecarea cuiva drag diagnosticat cu defect genetic.

> *În aceeași zi, Isus a ieșit din casă, și ședea lângă mare. O mulțime de noroade s-au strâns la El, așa că a trebuit să Se suie să șadă într-o corabie; iar tot norodul stătea pe țărm. El le-a vorbit despre multe lucruri în pilde, și le-a zis: „Iată, sămănătorul a ieșit să samene.*
> *Pe când sămăna el, o parte din sămânță a căzut lângă drum, și au venit păsările și au mâncat-o.*
> *O altă parte a căzut pe locuri stâncoase, unde n-avea pământ mult: a răsărit îndată, pentru că n-a găsit un pământ adânc. Dar, când a răsărit soarele, a pălit; și, pentru că n-avea rădăcini, s-a uscat.*
> *O altă parte a căzut între spini: spinii au crescut, și au înecat-o.*
> *O altă parte a căzut în pământ bun, și a dat roadă: un grăunte a dat o sută, altul șaizeci, și altul treizeci. Cine are urechi de auzit, să audă."*
>
> *„Ascultați dar ce însemnează pilda sământorului.*
> *Când un om aude Cuvântul privitor la Împărăție, și nu-l înțelege, vine Cel rău și răpește ce a fost semănat în inima lui. Aceasta este sămânța căzută lângă drum.*

---

[9] Recomand cu convingere o carte scrisă de T.J. McCrossan, intitulată „Vindecarea trupului și ispășirea." Autorul a fost un cercetător al Bibliei în greacă și ebraică, aparținând bisericii prezbiteriene din 1930. Această carte explică înțelesul cuvintelor din greaca și ebraica originală, și a contextelor care conțin pasajele despre vindecarea trupului la locul de biciuire.

Sămânţa căzută în locuri stâncoase, este cel ce aude Cuvântul, şi-l primeşte îndată cu bucurie; dar n-are rădăcină în el, ci ţine până la o vreme; şi, cum vine un necaz sau o prigonire din pricina Cuvântului, se leapădă îndată de el.

Sămânţa căzută între spini, este cel ce aude Cuvântul; dar îngrijorările veacului acestuia şi înşelăciunea bogăţiilor îneacă acest Cuvânt, şi ajunge neroditor.

Iar sămânţa căzută în pământ bun, este cel ce aude Cuvântul şi-l înţelege; el aduce roadă: un grăunte dă o sută, altul şaizeci, altul treizeci." (Matei 13:1-9, 18-23)

Pilda semănătorului este o avertizare: când Cuvântul lui Dumnezeu este auzit de cineva, vrăjmaşul va veni şi va încerca să îl fure. Ştii cum poţi să ai grijă ca acest Cuvânt uimitor al lui Dumnezeu să fie furat de la tine? Mandatul tău este să ştii dinainte că persecuţiile şi necazurile sunt o tactică a celui rău care încearcă să fure biruinţa.

Care este sămânţa referitoare la vindecarea cromozomilor şi a defectelor din naştere? Iată câteva dintre seminţele pe care le-ai primit citind această carte: prin rănile lui Isus copilul tău a fost vindecat. (1 Petru 2:24 şi Isaia 53:5) Dumnezeul nostru ne vindecă toate bolile noastre. (Psalmul 103) Domnul vrea ca voia Lui să se facă pe pământ, în viaţa copilului tău, aşa cum e şi în cer. (Matei 6:9-13) Porunceşte muntelui. (Marcu 11:23)

Ai fost avertizat. Diavolul va încerca să fure aceste seminţe, aceste Cuvinte scrise pentru tine de Tatăl nostru din Cer. Ce vei face ca să ocroteşti şi să păstrezi aceste seminţe? Fii înţelept. Adânceşte-te în Cuvântul lui Dumnezeu. Pune în mintea ta multe gânduri din acest adevăr. Stai aproape de creştini care cred ca şi tine.

De multe ori, în timp ce spălam vasele, am ascultat ore în şir învăţăturile recomandate în această carte. De asemenea, încerc să mă trezesc înaintea celorlalţi din familia mea, să mă bucur de Cuvântul lui Dumnezeu în linişte şi să petrec timp cu Tatăl meu. Când fac aşa, ziua aceea îmi este pregătită pentru succes. Dacă în fiecare zi eşti prea obosit ca să petreci timp cu Domnul, vreau să îţi spun că vei avea mai multă energie, putere şi bucurie când vei investi timp în relaţia ta cu Domnul.

GUNOIUL ATRAGE MUŞTELE

Păcatul îl atrage pe vrăjmaşul nostru. Luca 16:13 spune că nu poţi fi credincios la doi stăpâni. Stăpânul tău este cel pe care îl slujeşti. *„Adevărat, adevărat, vă spun, le-a răspuns Isus, că, oricine trăieşte în păcat, este rob al păcatului."* (Ioan 8:34)

Îndoiala este păcat. *„Tot ce nu vine din încredinţare (din credinţă), e păcat."* (Romani 14:23) Cum îţi dai seama că eşti în îndoială şi păcat cu privire la situaţia copilului tău? Dacă te porţi ca şi cum nu ai avea speranţă, atunci eşti în păcat. Dacă stai în întristare eşti în păcat. *„Când întristarea este după voia lui Dumnezeu, aduce o pocăinţă **care duce la mântuire**, şi de care cineva **nu se căieşte** (nu are regrete) niciodată; pe când întristarea lumii aduce moartea.* (2 Corinteni 7:10)

Orice gânduri care se împotrivesc la ceea ce spune Biblia despre vindecare trebuie considerate aducătoare de moarte. Iată ce trebuie să facem cu astfel de gânduri: *„Noi răsturnăm izvodirile minţii şi orice înălţime, care se ridică împotriva cunoştinţei lui Dumnezeu; şi orice gând îl facem rob ascultării de Christos."* (2 Corinteni 10:5)

Iată cum trebuie să fie gândirea şi vorbirea ta cu referire la circumstanţele în care se află copilul tău. *„Încolo, fraţii mei, tot ce este adevărat, tot ce este vrednic de cinste, tot ce este drept, tot ce este curat, tot ce este vrednic de iubit, tot ce este vrednic de primit, orice faptă bună, şi orice laudă, aceea să vă însufleţească. Ce aţi învăţat, ce aţi primit şi auzit de la mine, şi ce aţi văzut în mine, faceţi. Şi Dumnezeul păcii va fi cu voi. (Filipeni 4:8-9)*

DANSEAZĂ ÎN AVANS

Încurajează-te! Creează o atmosferă de bucurie! Dacă ai decis că copilul tău va fi complet vindecat şi că tu vei aduce această vindecare, vreau să îţi spun ce facem mulţi dintre noi, părinţii, ca să ne încurajăm. Luăm hârtia cu diagnosticul copilului, o aruncăm pe podea în bucătărie şi dansăm pe ea! O călcăm în picioare şi cântăm de bucurie pentru vindecarea care vine! Facem asta ca să ne amintim că ceea ce spun oamenii (doctorii) despre destinul copilului nostru nu este verdictul final. Cuvintele lui Dumnezeu sunt adevărul şi verdictul final în viaţa copiilor noştri. Prin rănile lui Isus, copiii noştri au fost deja vindecaţi. (1 Petru 2:24 şi Isaia 53:5) Dansăm în avans pentru că victoria ne aparţine! Echipa noastră de părinţi a creat o listă cu cântări preferate pentru dansul victoriei!

Aceştia sunt paşii de dans pentru dansul victoriei:
Primul pas: ia hârtia cu diagnosticul copilului tău.
Pasul doi: arunc-o pe podea în bucătărie.
Pasul trei: ascultă sau cântă cântarea ta de închinare preferată, cu volumul la maxim!
Pasul patru: dansează şi calcă pe diagnostic!

Prima data când am vrut să dansez, nu m-am „simţit" încurajată, aşa că am *decis* să mă încurajez şi să sărbătoresc victoria. De multe ori, când decizi să ai bucurie şi faci primul pas, vei observa că bucuria înfloreşte. Vei vedea că, într-adevăr, culegi ceea ce ai semănat.

DECLARAŢII
Un alt lucru pe care noi, părinţii, obişnuim să îl facem este că declarăm următorul mesaj cu voce tare pentru copiii noştri. Tu poţi să scrii o declaraţie a ta, personală, cu versetele care îţi întăresc ţie credinţa.

> *„Copilul meu este vindecat prin rănile lui Isus. Domnul Isus a ales să meargă la locul de biciuire, de aceea defectele şi lipsurile nu pot rămâne asupra copilului meu. Am autoritate asupra tuturor puterilor întunericului. Îi spun diavolului ce să facă, şi el trebuie să asculte; el nu se poate atinge de copilul meu pentru că eu declar că nu poate, în Numele lui Isus. Copilul meu este păzit şi ocrotit de îngerii din cer. Domnul Dumnezeul Atotputernic este scutul şi apărarea lui. Fiecare celulă din trupul copilului meu este plină de viaţă sozo. Viaţa aceasta se revarsă din spiritul meu unde locuieşte Însuşi Dumnezeu. Râuri din această viaţă se revarsă din mine înspre copilul meu. Isus este Domn peste copilul meu. El este Domn peste fiecare cromozom şi atom din trupul copilului meu. Mintea copilului meu devine perfectă datorită rănilor lui Isus de la locul de biciuire. Trăsăturile copilului meu devin perfecte datorită rănilor lui Isus de la locul de biciuire. Dezvoltarea copilului meu devine perfectă datorită rănilor lui Isus de la locul de biciuire. Cromozomii copilului meu devin perfecţi datorită rănilor lui Isus de la locul de biciuire. Oasele, vorbirea, funcţiile corpului, şi toate organele copilului meu devin perfecte datorită rănilor lui Isus de la*

locul de biciuire. Destinul şi scopul pentru care a fost creat copilul meu îi sunt restituite datorită rănilor lui Isus de la locul de biciuire. Datorită acestui adevăr, orice infirmitate din trupul copilului meu, care împiedică procesul de perfecţionare şi vindecare, este ilegală şi trebuie să plece: Pleacă ACUM în Numele lui Isus şi să nu te mai întorci în acest trup niciodată! Mulţumiri fie lui Dumnezeu pentru Mântuitorul Isus!

ORGANIZEAZĂ PETRECEREA FINALĂ!

Un alt lucru care te va încuraja este să te gândeşti cum va fi petrecerea când copilul tău va fi complet vindecat! Eu am o puşculiţă în care adun bani şi am pus pe ea o etichetă cu numele fetiţei mele, şi apoi am scris „Fonduri pentru petrecere - când ADN-ul este vindecat." Am scris şi o invitaţie în avans! Sunt atât de convinsă de adevărul scris în Biblie că am decis să îmi fac planuri bazată pe rezultatele promise în Cuvânt. Şi nu sunt singura persoană care gândeşte aşa. Cunosc mulţi părinţi care îşi planifică cum vor sărbători vindecarea completă. O familie pe care o cunosc şi care au un copil cu sindromul down, au cumpărat în avans nişte decoraţii pentru petrecerea în care vor sărbători ADN-ul vindecat. Familia aceasta a văzut doar câteva schimbări până în prezent în copilul lor, dar ei continuă să stea în credinţă, să declare viaţă şi să se aştepte ca Cuvântul lui Dumnezeu să aducă vindecare în trupul copilului lor.

„Avraam a crezut pe DOMNUL, şi DOMNUL i-a socotit lucrul acesta ca neprihănire." (Geneza 15:6) Avraam a crezut promisiunea Domnului în avans, cu mult înainte ca să vadă vreo manifestare, iar Dumnezeu a numit acest lucru „neprihănire". Aceasta este credinţa ce o avem şi noi - credem bazaţi numai pe Cuvântul lui Dumnezeu! Deci nu te gândi că eşti *nebun* – eşti, de fapt, *„neprihănit!"*

„Prin credinţă au trecut ei marea Roşie ca pe uscat, pe când Egiptenii, care au încercat s-o treacă, au fost înghiţiţi. Prin credinţă au căzut zidurile Ierihonului, după ce au fost ocolite şapte zile. Prin credinţă n-a pierit curva Rahav împreună cu cei răzvrătiţi, pentru că găzduise iscoadele cu bunăvoinţă. Şi ce voi mai zice? Căci nu mi-ar ajunge vremea, dacă aş vrea să vorbesc de Ghedeon, de Barac, de Samson, de Ieftaie, de David, de Samuel şi de prooroci! Prin credinţă au cucerit ei împărăţii, au făcut dreptate, au căpătat făgăduinţe, au astupat gurile leilor, au stins puterea focului, au scăpat de ascuţişul sabiei, s-au

vindecat de boli, au fost viteji în războaie, au pus pe fugă oștirile vrăjmașe. Femeile și-au primit înapoi pe morții lor înviați. (Evrei 11:29-35)

Tot ce s-a obținut vreodată în Împărăție, s-a obținut *prin credință.*

Cuvântul lui Dumnezeu are puterea, atunci când cineva crede, ca să producă cea mai mare trezire spirituală de vindecare din lume și din istorie. Cuvântul vă spune vouă, părinților, că Isus a vindecat deja defectele din naștere și orice formă de durere și boală. Nu numai că avem autoritatea, ca și credincioși, să eliminăm orice boală întâlnim, dar avem datoria să facem acest lucru - este destinul nostru. Destinul credincioșilor este să se asemene cu Christos (vezi Romani 8:29, Efeseni 4:13, 15).

În cartea Efeseni, apostolul Pavel le-a spus credincioșilor că s-a rugat ca ei să știe ce moștenire au primit pentru că sunt creștini.

> *„Nu încetez să aduc mulțumiri pentru voi, când vă pomenesc în rugăciunile mele. Și mă rog ca Dumnezeul Domnului nostru Isus Christos, Tatăl slavei, să vă dea un duh de înțelepciune și de descoperire, în cunoașterea Lui, și să vă lumineze ochii inimii, ca să pricepeți care este nădejdea chemării Lui, care este bogăția slavei moștenirii Lui în sfinți, și care este față de noi, credincioșii, nemărginita mărime a puterii Sale, după lucrarea puterii tăriei Lui, pe care a desfășurat-o în Christos, prin faptul că L-a înviat din morți, și L-a pus să șadă la dreapta Sa, în locurile cerești, mai pe sus de orice domnie, de orice stăpânire, de orice putere, de orice dregătorie și de orice nume, care se poate numi, nu numai în veacul acesta, ci și în cel viitor. **El I-a pus totul supt picioare, și <u>L-a dat căpetenie peste toate lucrurile, Bisericii,</u> care este trupul Lui**, plinătatea Celui ce plinește totul în toți.* (Efeseni 1:16-23)

Acest pasaj spune că atunci când cineva are Duhul Dumnezeului cel Viu, el devine trupul lui Christos, umplut de putere și autoritate peste orice are un nume. sindromul down este un nume, deci Numele lui Isus este mai presus de sindromul down. Numele lui Isus este mai presus de orice boală - orice nume ar avea ea. Nu am fost lăsați aici pe pământ fără putere, ca niște cerșetori. Noi suntem trupul lui Christos! Noi suntem împreună moștenitori cu Salvatorul și Regele Regilor și Domnul Domnilor! Chiar noi suntem aceia, dragi părinți!

„Pentru că oricine este născut din Dumnezeu, biruiește lumea; și ceea ce câștigă biruința asupra lumii, este credința noastră." (1 Ioan 5:4)

OAMENILOR NU LE PLACE DE TINE CÂND CREZI CEVA IMPOSIBIL

Părinte drag, nu este întotdeauna ușor să stai în credință când majoritatea oamenilor pe care îi întâlnești nici nu se gândesc să creadă în vindecare la fel ca tine. Cred că fiecare părinte din această carte înțelege aceasta.

Chiar dacă te simți singur, să știi că, **chiar acum**, în timp ce citești aceste cuvinte, părinți din întreaga lume, din Ucraina, Belgia, Olanda, Anglia, Germania, Canada, Filipine, Cambodia, Rusia, SUA, Noua Zeelandă, Australia și India își pun mâinile peste copiii lor diagnosticați cu defecte genetice și cred că Cuvântul Domnului este vrednic de încredere. Așa să faci și tu: privește direct la diagnostic și spune fără nici o îndoială: „Dacă Dumnezeu a spus vindecare, atunci vindecare va fi!"

Când Noe a construit corabia, el nu a avut nici un ajutor din partea comunității. Nu a venit nimeni să îl felicite, să îi spună „spor la treabă," sau să îi aducă un pahar de apă rece în miezul zilei, când el lucra din greu așteptând ca Cuvântul Domnului să devină realitate. Unii au râs de el și l-au ridiculizat văzând că el construiește o corabie uriașă și se pregătește pentru un eveniment imposibil. Noe și familia lui au stat închiși în corabie timp de **șapte zile** și încă nu a căzut nici un strop de ploaie. (Geneza 7:7-10)

Când oamenii te întreabă dacă copilul tău este cu nevoi speciale, sau când menționează defectele lui, răspunde în așa fel încât să se vadă că tu te încrezi în Dumnezeu. Când cineva vrea să vorbească cu tine despre diagnosticul copilului tău, imaginează-ți că ești ca Noe când construia corabia și vecinii veneau să îi pună întrebări. Nu te aștepta ca ei să înțeleagă sau să fie de acord cu tine când tu le spui: „Isus îl vindecă pe copilul meu de acest diagnostic." Continuă la construcția corabiei. Chiar dacă încă nu vezi că vine ploaia, ține-te bine! Dacă Dumnezeu a spus că va fi un potop, atunci așa va fi!

Când stăm în credinţă, ne asemănăm cu Moise care a stat în picioare privind la Marea Roşie, iar duşmanii veneau din urmă. Ne asemănăm cu Iosua şi armata lui, care a mărşăluit în tăcere în jurul zidurilor unei fortăreţe de necucerit.

În limbaj figurat, poate staţi în corabie aşteptând să înceapă potopul... sau aşteptând să cadă zidurile... sau aşteptând să se despartă marea. Iată eu declar, iar Dumnezeu îmi este martor: Dumnezeu este credincios. Dacă a făcut o promisiune, dacă Şi-a dat cuvântul, atunci aşa va face.

Vreau să închei această scrisoare către părinţi cu o rugăciune sinceră pentru voi, părinţii.

> *Dragă Ava Tată,*
> *Tu cunoşti feţele părinţilor care citesc aceste rânduri. Tu îi cunoşti pe nume. Tu nu ai uitat de ei. Tu le-ai purtat de grijă ca ei să cunoască prin această carte oameni care sunt martori la promisiunile Tale. Mă rog pentru ei, Tată, ca ei să fie întăriţi de Tine în omul lor dinăuntru. Mă rog pentru ocrotirea lor şi declar Psalmul 91 peste ei. Tu le dai îngerilor Tăi responsabilitate să îi ocrotească în toate căile lor. Tată, voia Ta SĂ SE FACĂ în mintea lor cu privire la vindecarea copilului lor şi cu privire la cine sunt ei ca şi copii ai Tăi. Dă-le curaj să se încreadă în Tine. Declar peste ei că orice armă făurită împotriva lor va fi fără putere în Numele lui Isus. Declar viaţă peste mintea şi emoţiile lor în Numele lui Isus. Declar că voia Ta se face pe pământ precum este şi în cer în ce priveşte copilul lor care are nevoie de vindecare. Declar pace Shalom peste aceşti părinţi chiar acum, în Numele lui Isus.*
> *Aşa să fie!*

CAPITOLUL 24
Scrisoare către Biserică

Margaret Weishuhn

DESCOPERĂ VERIGA CARE LIPSEŞTE PENTRU VINDECAREA DEFECTELOR DIN NAŞTERE

Eram la cumpărături într-o zi şi am trecut pe lângă o femeie mai în vârstă care era cu fata ei - o tânără cu sindromul down. Am mers mai departe, dar am auzit pe Duhul Sfânt că îmi spune aceste cuvinte: „Îl iubeşti pe aproapele tău ca pe tine însuţi?" Am zâmbit şi m-am întors căutându-le cu privirea pe cele două femei, şi până la urmă le-am găsit.

M-am apropiat de mamă şi i-am spus: „Nu-i aşa că guvernul are programe speciale destul de bune pentru copii ca ea."

„Da, aşa e," mi-a răspuns ea mulţumită.

„Şcolile publice au programe bune pentru elevi ca ea," am spus.

„Da, au programe bune," a răspuns femeia.

„Statul are ajutoare medicale şi instituţii de îngrijire pentru adulţi ca ea," am spus.

„Da, aşa e," a spus femeia şi a zâmbit.

„Şi nici unul din ei nu L-au inclus pe Dumnezeu în planurile lor, în nici un fel!" am spus cu voce tare. „Dacă iei în considerare ce a făcut Domnul Isus pentru aceşti copii, nu mai ai nevoie nici de guvern, nici de programe, nici de ajutor." I-am spus în continuare despre fetiţa mea, care se vindecă tot mai mult în fiecare zi, apoi m-am rugat pentru fata ei. I-am dat adresa unui website de vindecare divină şi i-am dat cardul meu. Mi-a mulţumit şi mi-a dorit numai bine.

Ştiu că am făcut un lucru bun că am vorbit cu doamna aceea, dar, în final, ce am realizat? Destinele a mii de astfel de oameni rămân neschimbate, aşteptând ca noi, Biserica, să facem ceva ca să le schimbăm situaţia.

TU EŞTI VERIGA DE CARE E NEVOIE

Dacă eşti credincios, atunci *tu* eşti veriga ce lipseşte pentru vindecarea defectelor din naştere. Poate e nevoie ca mai întâi să ai tu însuţi o trezire spirituală ca apoi să poţi aduce o trezire spirituală, dar nu uita că viaţa ta aduce schimbarea pe care doreşti să o vezi în această lume. Împărăţia cerurilor avansează chiar acum prin faptul că eu te recrutez pe tine să continuăm împreună această luptă împotriva defectelor genetice ca sindromul down şi autismul. Tu eşti soluţia la nenumăratele boli (inclusiv defectele cromozomiale) care sunt atât de răspândite în această lume.

Oare Dumnezeu ne-ar fi spus să poruncim „muntelui" să plece dacă ar vrea ca noi să acceptăm „munţii" acestor boli? Oare Isus ne-ar fi spus în Matei 11:11 că cel mai mic din Împărăţie este, de fapt, mai mare decât Moise, Ilie şi toţi proorocii din Vechiul Testament, inclusiv Ioan Botezătorul, dacă n-ar fi, într-adevăr, aşa? Oare ar spune Cuvântul lui Dumnezeu: „Cum este Isus, aşa suntem şi noi în *această* lume," dacă intenţia Lui nu ar fi fost să elibereze putere prin Trupul Lui de pe acest pământ - prin Biserică? (1 Ioan 4:17) Oare ar spune Biblia că răspunsul la toate promisiunile lui Dumnezeu este da şi amin dacă Dumnezeu ar aştepta ca noi să Îl rugăm sau să Îl convingem să ne vindece, ca şi cum El nu ne-ar fi răspuns deja la această rugăciune prin lucrarea lui Isus Christos? (2 Corinteni 1:20) Ar spune Cuvântul lui Dumnezeu că noi trebuie să ne asemănăm cu Christos, dar fără să avem putere să vindecăm bolnavii ca şi El? (Romani 8:29) Ar spune Cuvântul că noi suntem moştenitori împreună cu Isus Christos dacă nu ar fi într-adevăr aşa? (Romani 8:17) Aceeaşi putere care L-a înviat pe Isus Christos din morţi este în noi, credincioşii. Oare nu se aşteaptă Dumnezeu ca tu să foloseşti această putere aşa cum a folosit-o Isus?

TREZIREA

Auzi semnalul de trezire? Este chemarea trimisă Trupului lui Christos. Ridică-te, Biserică, trezeşte-te din somn şi vezi cine eşti tu cu adevărat în Christos Isus.

Ce e de făcut? Romani 12:2 ne spune ce trebuie să facem ca să înţelegem şi să acceptăm voia lui Dumnezeu. Trebuie să ne înnoim mintea. Noi nu am trăit până acum în puterea lui Dumnezeu care este în noi pentru că nu am ştiut ce putere avem în noi. Chivotul legământului conţinea prezenţa lui Dumnezeu, dar, după Pentecost, credincioşii sunt acel chivot - un chivot viu, care umblă şi vorbeşte şi care conţine prezenţa lui Dumnezeu, Duhul lui Dumnezeu. Noi, într-adevăr, suntem Temple ale lui Dumnezeu. Noi ducem prezenţa lui Dumnezeu cu noi oriunde mergem. Dacă suntem lipsiţi de putere este pentru că *aşa credem,* că nu avem putere. Trebuie să ne înnoim mintea să credem adevărul!

În Ioan 14, Isus spune foarte clar că Duhul lui Dumnezeu locuieşte în credincioşi. Matei 9:26 spune că, cu Dumnezeu, toate lucrurile sunt posibile. Credinciosul este „cu Dumnezeu," Duhul Lui locuieşte în noi, deci este timpul să facem lucruri „imposibile". Este timpul să ne ridicăm şi să fim ceea ce am fost chemaţi să fim! Romani 8:22 declară că tot pământul, toată creaţia tânjeşte să vadă lucrările fiilor şi fiicelor lui Dumnezeu.

MI-AM DAT SEAMA CĂ OMUL PE CARE ÎL CĂUTAM ERAM EU

Timp de 23 de ani am căutat un om care să aibă darul vindecării şi care să îşi pună mâinile peste soţul meu şi să îl elibereze de nenumăratele boli şi suferinţe pe care le-a avut. Am aflat acum că viaţa mea ar fi putut fi total diferită dacă aş fi ştiut doar atât: *cine sunt eu în Christos Isus.*

Creştinii din biserică au tendinţa să protejeze copiii cu defecte cromozomiale, dar ei nu fac decât să le capitoneze şi să le blocheze închisoarea în care sunt prizonieri ai acestor diagnostice. Noi avem tot ce e nevoie ca să *eliberăm captivii* dacă înţelegem cine suntem noi şi prezenţa ce o avem înăuntrul nostru.

Ai avut vreodată ocazia să te rogi cu credinţă pentru ceva extraordinar de greu? Aşa este cu vindecarea defectelor genetice. Nu numai lumea medicală se opune celor ce vor libertate pentru copiii cu handicapuri, dar chiar şi Biserica, fraţii şi surorile noastre, se revoltă când cineva nu mai vrea să accepte diagnosticul ca pe un „dar" de la Dumnezeu şi nu mai vrea să accepte că Dumnezeu Îşi arată „dragostea" pentru ei dându-le un copil care are dificultăţi mentale, fizice şi emoţionale şi o viaţă scurtă şi dificilă. Aceasta nu este numai o nedreptate ce ni se face, este chiar *o formă de persecuţie*[10] din partea Bisericii împotriva celor ce doresc să îşi vadă copilul 100% vindecat de defecte.

Eu cred că motivul pentru care Biserica, în general, opune rezistenţă când e vorba de vindecarea de sindromul down sau alte dizabilităţi este pentru că ei L-au omis pe Dumnezeu din calculele lor când şi-au evaluat resursele ce le au pentru a-I ajuta pe aceşti nevinovaţi. Nu cred că Biserica nu ar vrea ca ei să fie vindecaţi. Pur şi simplu cred că este o criză de identitate prin care trece Biserica, o lipsă de înţelegere a lucrării îndeplinite de Isus la locul de biciuire, a cuvântului „boală", a puterii eliberate când este unitate în rugăciune şi când poruncim muntelui. Nu uitaţi, credinţa este esenţa lucrurilor *care nu se văd.* (Evrei 11:1)

Nu este nici o condamnare (acuzaţie) pentru cei ce sunt în Christos Isus, e adevărat. Dar, totuşi, cine cunoaşte binele şi nu îl face, păcătuieşte. (Iacov 4:17)

Poate până acum ai crezut că Dumnezeu trimite sau îngăduie defectele genetice. Este posibil, cumva, să fi crezut greşit? Dacă ştii că ai primit Duhul lui Dumnezeu să locuiască în tine cât trăieşti pe acest pământ, este, cumva, posibil să fi crezut greşit că Dumnezeu vrea să trăieşti lipsit de orice putere supranaturală? Este, cumva, posibil să fi crezut greşit că Dumnezeu vrea ca tu să mergi şchiopătând spre linia de sosire, apăsat de cancer sau alte boli?

Dacă ai răspuns afirmativ la aceste întrebări, atunci din respect pentru tine însuţi trebuie să afli adevărul, să ai un răspuns definitiv. Încă o întrebare: Crezi că toată Scriptura este insuflată de Dumnezeu şi este folositoare ca să putem decide ce credem, ca să ne înveţe şi să ne corecteze în această viaţă? Răspunsul tău va fi un „da" convingător dacă crezi Biblia.

„Toată Scriptura este insuflată de Dumnezeu şi de folos ca să înveţe, să mustre, să îndrepte, să dea înţelepciune în neprihănire, pentru ca omul lui Dumnezeu să

---

[10] Definiţia cuvântului persecuţie este: „a trata pe cineva cu cruzime sau nedrept din cauza rasei, sau a convingerilor religioase sau politice" (Merriam-Webster Dictionary)

fie desăvârșit și cu totul destoinic pentru orice lucrare bună. (2 Timotei 3:16-17)

Acesta este timpul nostru în istorie și trebuie să ne ridicăm și să devenim adevărați fii și fiice de Dumnezeu. Trebuie să vedem că mulți care ar fi fost tați, mame, oameni de știință, evangheliști și învățători nu își pot îndeplini destinul din cauza unor defecte din naștere ca sindromul down sau retardare mintală. Un număr mare de destine deviate de la planul lui Dumnezeu! Noi putem și trebuie să facem ceva pentru ei. Ar fi trist să privim la Isus într-o zi, în cer, și să Îi mulțumim pentru defectele genetice, când El, de fapt, poartă rănile de la locul unde a stat de bună voie să fie lovit ca să plătească și să ia de la noi aceste boli. El nu a vrut ca copii noștri să aibă așa ceva. Este dreptul și responsabilitatea noastră să facem ce ar face Isus. Ni s-a dat autoritatea să facem această schimbare... Pentru o vreme ca aceasta tu și cu mine am fost puși pe acest pământ.

Cuvântul lui Dumnezeu spune: *„Hoțul nu vine decât să fure, să junghie și să prăpădească. Eu am venit ca oile să aibă viață, și s-o aibă din belșug."* (Ioan 10:10) Chiar dacă nu crezi că vrăjmașul este cauza defectelor genetice, cu siguranță crezi că este în natura lui Dumnezeu să aducă ordine și viață. Caracterul lui Dumnezeu este să vindece bolile. *„Binecuvintează, suflete, pe Domnul, și tot ce este în mine* **să binecuvinteze Numele Lui cel sfânt***! Binecuvintează, suflete, pe Domnul, și nu uita nici una din binefacerile Lui! El îți iartă toate fărădelegile tale; El* **îți vindecă toate bolile tale***.* (Psalmul 103:1-3) Voia Lui ne-a fost arătată prin viața Domnului Isus. *„Isus străbătea toate cetățile și satele, învățând pe norod în sinagogi, propovăduind Evanghelia Împărăției, și vindecând orice fel de boală și orice fel de neputință, care era în norod.* (Matei 9:35)

„Mă bucur acum în suferințele mele pentru voi; și în trupul meu, împlinesc ce lipsește suferințelor lui Christos, pentru trupul Lui, care este Biserica. Slujitorul ei am fost făcut eu, după isprăvnicia, pe care mi-a dat-o Dumnezeu pentru voi ca să întregesc Cuvântul lui Dumnezeu. Vreau să zic: taina ținută ascunsă din vecinicii și în toate veacurile, dar descoperită acum sfinților Lui, cărora Dumnezeu a voit să le facă cunoscut care este bogăția slavei tainei acesteia între Neamuri, și anume: **Christos în voi, nădejdea slavei***."* (Coloseni 1:24-27)

Mă rog pentru tine, Biserică a lui Christos, ca să cunoşti taina care este acum descoperită: Christos în voi.

CAPITOLUL 25
Scrisoare pentru spectatori
şi luptători

Margaret Weishuhn

CUVÂNT CĂTRE SPECTATORI

Am un mesaj pentru spectatori. Am fost ca voi şi nici nu am ştiut. In fiecare bătălie şi în fiecare război există spectatori. Prin definiţie, un spectator este cineva care priveşte la ce se întâmplă.

In renumita bătălie de la Bull Run din 1861 vedem ce înseamnă să fii spectator când lângă tine se dă o luptă. Am găsit acest articol în Revista Civil War Trust Ground:

> *Nenumăraţi civili înarmaţi cu coşuri pentru picnic au mers din Washington în iulie 1861 în urma armatei Uniunii ca să vadă ceea ce s-a considerat că va fi bătălia finală a acestui conflict politic şi militar. Corespondentul de la London Times, William Howard Russell, a observat: „Pe dealul de lângă mine erau o mulţime de civili pe cai, sau în tot felul de vehicole, însoţiţi de câteva persoane din sexul frumos sau blând... Spectatorii erau entuziasmaţi, iar o doamnă cu monoclu, care era lângă mine, s-a arătat impresionată de ce vede, iar când s-au auzit nişte împuşcături grele şi lungi, ea a exclamat: „Minunat! Aşa! De prima clasă! Cred că mâine ajungem în Richmond." Un ofiţer a venit călare pe cal lângă mulţimea care aplauda, şi a exclamat: „I-am distrus complet!" Iritat de faptul că tot timpul oamenii îi cereau să le împrumute şi lor monoclul, Russel s-a hotărât să meargă mai aproape de armată, şi mai departe de civili.*

Unii şi-au lăsat acasă soţiile şi copiii ca să meargă la luptă pentru libertate. Aceştia erau soldaţii de pe câmpul de luptă, murind ca să obţină libertatea... Alţii au venit *cu coşurile de picnic, mâncând şi privind ca la un spectacol senzaţional cum sângele multora se varsă chiar sub ochii lor.* Aceasta nu e corect!

Oamenii se entuziasmează când le spunem despre copiii noştri, cum oasele se mută în poziţie normală, iar creierul se vindecă. Dar *fiecare credincios este chemat* să facă ceea ce fac părinţii din această carte pentru copiii lor. (vezi Matei 10:8)

*Nu orişicine-Mi zice: „Doamne, Doamne!" va intra în Împărăţia cerurilor, **ci cel ce face voia Tatălui Meu** care este în ceruri.* (Matei 7:21) *„Duceţi-vă şi faceţi ucenici din toate neamurile, botezându-i în Numele Tatălui şi al Fiului şi al Sfântului Duh. Şi învăţaţi-i **să păzească tot ce v-am poruncit.**"* (Matei 28:19-20) Cuvântul „să păzească" în limba greacă înseamnă să ţină, să păstreze. Este acelaşi cuvânt folosit în Ioan 14:15 când Isus a spus: *„dacă Mă iubiţi, **păziţi** poruncile Mele."* Ascultarea de Cuvântul lui Dumnezeu este lucrul ce îl au în comun cei ce Îl iubesc pe Dumnezeu. (Matei 7:21)

Iată care este Cuvântul lui Dumnezeu pentru noi, pentru Biserică, cu privire la boli, inclusiv bolile genetice: *„Aceştia sunt cei doisprezece, pe cari i-a trimes Isus, după ce le-a dat învăţăturile următoare: Mergeţi... şi pe drum, propovăduiţi, şi ziceţi: Împărăţia cerurilor este aproape! Vindecaţi pe bolnavi* (cuvântul grecesc este „astheneo" şi înseamnă slab, bolnav, infirm), *înviaţi pe morţi, curăţiţi pe leproşi, scoateţi afară dracii."* (Matei 10:5-8)

Dar dacă **tu** ai fi robit de sindromul down sau de retardare mentală? Nu ai vrea ca „aproapele" tău să te iubească ca pe el însuşi şi să te elibereze de acest diagnostic, dacă el ar şti că poate să facă acest lucru? Responsabilitatea ta, destinul tău şi datoria ta este să te conformezi imaginii lui Isus, să semeni tot mai mult cu El. (vezi Romani 8:29) Isus a mers din loc în loc vindecând pe TOŢI care erau bolnavi şi infirmi. Destinul tău este să faci aceleaşi lucrări ca şi Isus! Ce privilegiu!

Domnul Isus Însuşi ne-a spus că, cei ce cred, pot face lucrări chiar **mai mari** decât a făcut El. (vezi Ioan 14:12) El a spus că noi ne vom pune mâinile peste bolnavi şi ei se vor însănătoşi. (vezi Marcu 16:18) Dacă nu arăţi ca Isus, atunci încă se vede prea mult din *tine*.

Într-o zi vei fi în locuinţa ta veşnică. Vei sta înaintea lui Dumnezeu şi a lui Isus şi vei privi la viaţa ta. Destinul tău nu este să fii cât poţi TU fi mai bun, după cum se spune în lume. Destinul tău este să ***fii asemenea chipului lui Isus***. Când te privești în oglindă, ar trebui să Îl vezi pe *El*. (vezi Romani 8:29)

Chemarea ta este să eliberezi captivii. Biblia spune că întreg pământul suferă în așteptarea fiilor și fiicelor lui Dumnezeu. Te chem să ieși din starea ta de pasivitate și dintr-o viață trăită ca să fii pe placul lumii. Te chem să participi activ în armata lui Dumnezeu. El te cheamă să nu mai fi doar un spectator, ci să schimbi lumea!

În cartea 2 Timotei, apostolul Pavel ne spune cum vor fi oamenii în zilele din urmă: *„Să știi că în zilele din urmă vor fi vremuri grele. Căci oamenii vor fi iubitori de sine, iubitori de bani, lăudăroși, trufași, hulitori, neascultători de părinți, nemulțămitori, fără evlavie, fără dragoste firească, neînduplecați, clevetitori, neînfrânați, neîmblânziți, neiubitori de bine, vânzători, obraznici, îngâmfați; iubitori mai mult de plăceri decât iubitori de Dumnezeu; având doar o formă de evlavie dar tăgăduindu-i puterea. Depărtează-te de oamenii aceștia."* (2 Timotei 3:1-5) Apostolul Pavel avertizează Biserica din zilele noastre. Vor fi oameni care seamănă cu Dumnezeu în anumite aspecte, dar ei tăgăduiesc puterea ce trebuie să o aibă cei evalvioși, cei ce, într-adevăr, arată ca Dumnezeu.

Trebuie să umblăm în puterea lui Dumnezeu. Fiecare credincios are capacitatea de a umbla în puterea lui Dumnezeu. De aceea Matei 11:11 este atât de profund. Cel mai neînsemnat în Împărăția cerurilor este mai mare decât Moise, Ilie, Iosua sau Samson.

SĂ DEVII CEEA CE SPUNE DUMNEZEU CĂ EȘTI

Dacă nu umblăm în puterea lui Dumnezeu este pentru că *nu știm cine suntem*. Poți spune că știi că Dumnezeu locuiește în tine. Poți memora mai multe versete ca mine. Poți avea influență mare asupra oamenilor. Dar poți face o răceală sau o gripă să plece? Poți opri un atac de cord? Poți spune unei furnici să își mute movilița și să vezi că furnicile te ascultă? (vezi Geneza 1:26) Toate acestea sunt lucruri pe care noi, credincioșii, avem capacitatea să le facem. Dacă nu putem face aceste lucruri este numai pentru că nu ne-am înnoit mintea cu privire la adevărata noastră identitate.

Avem nevoie de curaj ca să ne împlinim destinul. Lucrul care m-a afectat cel mai mult înainte să îmi înnoiesc mintea, a fost că oamenii m-au respins. Dar Biblia spune că, dacă oamenii I s-au împotrivit lui Isus, ți se vor împotrivi şi ție. Eu mă gândesc la împotrivitori ca la o metodă de măsurare. Dacă nu este nici un fel de împotrivire, atunci probabil nu sunt prea eficientă şi trebuie să îmi re-evaluez felul în care îmi trăiesc viața.

Nu trebuie să ne preocupe ce gândesc alții - aceasta este o capcană. Oamenii nici nu ar trebui să ne vadă pe noi. Ei ar trebui să vadă pe altcineva... pe Isus.

Acum este timpul potrivit. **Acum** este ziua mântuirii. Cuvântul Domnului spune că, dacă nu sunteți pentru Mine, atunci sunteți împotriva Mea. (vezi Matei 12:30) Acestea sunt cuvintele lui Dumnezeu, nu ale mele.

„Ştiu faptele tale: că nu eşti nici rece, nici în clocot. O, dacă ai fi rece sau în clocot! Dar, fiindcă eşti căldicel, nici rece, nici în clocot, am să te vărs din gura Mea." (Apocalipsa 3:15-16)

Fă o schimbare. Dacă aparții Împărăției, ajută la avansarea ei! Mori față de tine însuți şi aseamănă-te cu Isus. Lasă-le copiilor tăi o moştenire care le va schimba cursul vieții. Tu alegi.

Este timpul potrivit ca tu, spectatorule, să participi. Vii să stai lângă mine? Vrei să stai în fața lui Isus, într-o zi, împreună cu mine, mână în mână, ştiind că El NU a purtat acele răni pe trupul lui în zadar? Vei ajuta să aduci pe pământ ceea ce se arată a fi începutul celei mai mari treziri spirituale de vindecare din istorie? Vei ajuta să schimbăm cursul istoriei?

Înainte de a răspunde la aceste întrebări, trebuie să ştii că vei avea de plătit un preț. Această lucrare este numai pentru credincioşi dedicați care se vor ruga cu credincioşie pentru părinți şi pentru copiii înlănțuiți de defecte genetice să îi vadă complet vindecați. Această lucrare este pentru cei ce vor lua „cu năvală," cu toată puterea, vindecarea pentru care Salvatorul şi Regele nostru Isus a plătit cu sângele şi carnea Lui zdrobită. Lucrarea aceasta este pentru cei ce îşi vor pune timp deoparte ca să studieze Cuvântul lui Dumnezeu şi să afle cine sunt ei cu adevărat ca fii şi fiice ale Dumnezeului Prea Înalt şi ca moştenitori împreună cu Christos. Lucrarea aceasta este pentru cei ce vor să fie împlinitori ai Cuvântului lui Dumnezeu pe care îl studiază.

Noi avem nevoie de tine. Am fost ridiculizați și respinși pentru că vrem ca copiii noștri să fie vindecați de defecte genetice. Mulți dintre părinții aceștia sunt izolați în singurătate pentru că bisericile lor, familia și prietenii nu sunt de acord cu ei.

Dacă accepți chemarea, spune-I lui Dumnezeu ce te-ai hotărât. Spune-I că vei merge pe câmpul de luptă împotriva defectelor genetice și vei elibera captivii. Spune-I că te vei alătura armatei lui Dumnezeu care va mărșălui către linia de sosire, care este un ADN complet vindecat. Petrece timp ca să îți înnoiești mintea. Nu te complace cu modul de viață al acestei lumi! Fă ceva care va produce o schimbare. Schimbă istoria, restaurează destinele și schimbă viitorul familiilor. Dacă ești credincios, tu ai capacitatea să faci aceste lucruri.

UN CUVÂNT CĂTRE CREDINCIOȘII CARE UMBLĂ ÎN PUTEREA ȘI AUTORITATEA LUI ISUS CHRISTOS

Aș vrea să mă adresez credincioșilor care trăiesc în autoritatea lor de fii și fiice ale lui Dumnezeu, Creatorul tuturor celor văzute și nevăzute.

Lumea aceasta este un loc mai bun datorită faptului că tu te afli aici. Tu știi acest lucru și nu ești plin de mândrie; tu pur și simplu știi că Duhul Sfânt locuiește în tine, și, unde este Duhul, este libertate. Trezirea spirituală are loc când cineva manifestă prezența lui Dumnezeu - tu cunoști deja aceasta fiindcă este modul tău de viață. Tu faci să se manifeste prezența lui Dumnezeu.

De aceea, *„după cum ați primit pe Christos Isus, Domnul, așa să și umblați în El, fiind înrădăcinați și zidiți în El, întăriți prin credință, după învățăturile cari v-au fost date, și sporind în ea cu mulțumiri către Dumnezeu. Luați seama ca nimeni să nu vă fure cu filosofia și cu o amăgire deșartă, după datina oamenilor, după învățăturile începătoare ale lumii, și nu după Christos. Căci în El locuiește trupește toată plinătatea Dumnezeirii. Voi aveți totul deplin în El, care este Capul oricărei domnii și stăpâniri.* (Coloseni 2:6-10)

Eu sunt aici ca să vă chem la luptă. Este o chemare intensă pentru tine să îl iubești pe aproapele tău ca pe tine însuți, cu o dragoste radicală, care nu este familiară și nu este confortabilă pentru majoritatea oamenilor.

ÎNCHISOAREA VĂZUTĂ DINĂUNTRU

Dați-mi voie să vă conduc pe drumul întunecat al unei vieți trăite în închisoarea sindromului down. Acest defect genetic îmi este cunoscut, dar informațiile pe care le voi dezvălui sunt similare și pentru alte defecte din naștere cum ar fi sindromul hurler, trisomie 8, trisomie 13 și altele.

„Aproximativ 92% dintre femeile care primesc un diagnostic prenatal de sindromul down își avortează bebelușii."[11]

Pentru părinții care dau naștere unui copil cu sindromul down, fie că au știut de diagnostic în timpul sarcinii, fie că nu, există destul de multe resurse cu informații conform standardelor lumii. Există cărți despre cum să sărbătorești viața când ai sindromul down. Există cărți pentru frații și surorile celor diagnosticați cu sindromul down. Există cărți scrise pentru doctori și asistente, care îi învață cum să dea vestea părinților că bebelușul lor nou-născut are un diagnostic. Există grupuri de suport și tricouri de reclamă.

> Citește informațiile următoare, distribuite de clinica Mayo:
> *„Copiii cu sindromul down pot avea diferite complicații, dintre care unele sunt mai proeminente, de exemplu defectele la inimă. Aproximativ jumătate dintre copiii cu sindromul down se nasc cu probleme la inimă. Aceste defecte pot fi fatale și pot necesita operație când sunt foarte mici. Copiii care au sindromul down, au un risc mai mare de a avea leucemie.*
>
> *Din cauza anormalităților din sistemul imunitar, copiii cu sindromul down au un risc mai mare de a avea boli infecțioase, cum ar fi pneumonie. Adulții cu sindromul down au un risc foarte mare de a avea demență - semnele și simptomele pot apărea în jurul vârstei de 50 de*

---

[11] Brian Skotko, medic geneticist și director al programului pentru sindromul down de la Spitalul General din Massachusetts

ani. Cei ce au demență, au de asemenea și un număr mai mare de crize epileptice. Prezența sindromului down, de asemenea, crește riscul de a avea boala alzheimer.

Apneea în somn. Poziția oaselor și tonusul muscular scăzut cauzează obstrucția sau îngustarea căilor respiratorii, de aceea copiii și adulții cu sindromul down prezintă un risc ridicat de a avea apnee în somn. Oamenii cu sindromul down au o tendință mai mare decât majoritatea populației de a deveni obezi. De asemenea, sindromul down poate fi asociat cu alte condiții de sănătate cum ar fi blocaj gastrointestinal, probleme de tiroidă, menopauza se instalează devreme, crize epileptice, infecții de urechi, își pierd auzul, probleme de piele cum ar fi psoriazis, probleme cu oasele și probleme de vedere. Durata vieții a crescut mult pentru oamenii cu sindromul down. În 1910, un bebeluș născut cu sindromul down nu trăia mai mult de 10 ani, în cele mai multe cazuri. Astăzi, o persoană cu sindromul down se poate aștepta să trăiască până la 60 de ani și chiar mai mult, în funcție de severitatea problemelor de sănătate."

Nu este o imagine frumoasă, dar este o realitate care poate fi schimbată.

Cei mai mulți oameni nu își doresc o persoană cu sindromul down ca partener de viață, sau ca părinte pentru copiii lor. Cine își alege o persoană cu sindromul down să fie instructorul care să îi învețe pe copiii lor să conducă mașina, sau profesorul care să îi ajute să rezolve probleme de matematică? Nimeni nu se gândește că cineva cu sindromul down va fi doctor sau dentist. Când te uiți la cei ce sunt în cursa pentru prezidenția Statelor Unite, nu îți imaginezi un om cu sindromul down. Deci sindromul down și multe alte defecte genetice sunt acceptate, protejate și sărbătorite nu pentru că sunt ceva de dorit, ci *pur și simplu pentru că omenirea nu le poate schimba...* **decât dacă sunt luați în considerare credincioșii care umblă în adevărata lor identitate.**

Vreau să vă dezvălui câteva dintre tacticile murdare folosite de vrăjmaș împotriva părinților care doresc sincer să își vadă copiii vindecați de defecte genetice. Doctorul i-a spus uneia dintre mame că, dacă nu își pune copilul într-o școală pentru elevi cu nevoi speciale, o va spune autorităților. Cunosc părinți care au mers la biserică să le ceară diaconilor să se roage ca copilul lor să fie vindecat de sindromul down. Diaconii au spus că se vor ruga, dar le-au dat părinților broșuri despre cum să trăiești cu sindromul down. Mie mi s-a spus în față că *eu sunt cea care are defect* pentru că vreau ca fetița mea să fie vindecată. Mi s-a spus chiar că, dacă nu vreau să accept diagnosticul, îmi vor lua fetița și o vor pune într-o familie care o va lăsa să fie „așa cum este."

Aceasta este capcana: lumea se uită la un copil diagnosticat cu defect din naștere și spune „așa este el," defectul este identitatea lui.

Dacă copilul vostru s-ar naște cu cancer, doctorii ar face tot ce pot să îl vindece de acel cancer. Familia, prietenii, biserica, vecinii, reporterii de la știri, învățătorii - ar spune toți într-un glas: „Da, am auzit că poți fi vindecat de cancer," sau „Da, Dumnezeu vindecă oamenii de cancer." Deci îți vor da ajutor. Ei s-ar gândi că ar fi ciudat să nu cauți ajutor pentru vindecare.

Dar nu este la fel cu defectele din naștere, cum ar fi retardare mentală, autism sau sindromul down. Nu uita că „sindrom," prin definiție, înseamnă „o boală sau o afecțiune care are un grup specific de semne și simptome." Sindromul down este, într-adevăr, o boală.

Romani 12:5 spune: *„noi, care suntem mulți, alcătuim un singur trup în Christos."* Coloseni 1:18 spune: *„El este capul trupului, care este Biserica."* Biserica, trupul, are nevoie mare de reparații. Dacă Dumnezeu va face ceva cu privire la defectele din naștere, va fi prin prezența Lui manifestată pe pământ. *Credinciosul* **este** *prezența Lui Dumnezeu manifestată pe pământ.*

Un copil diagnosticat cu sindromul down, sau sindromul hurler, sau autism nu își poate împlini în această viață destinul dat de Dumnezeu, iar Cuvântul spune că noi toți formăm un singur trup. Pentru ca un trup să își îndeplinească chemarea, trebuie ca fiecare parte a trupului să funcționeze corect și în coordonare. Defectele din naștere au acaparat mintea și trupul acestor copii, iar ei nu pot funcționa corect, deci viețile lor îți afectează performanța TA în trupul lui Christos pentru că noi toți formăm acest trup.

ÎMPĂRĂŢIA LUATĂ CU NĂVALĂ

Vindecarea de defecte cromozomiale este foarte simplă, iar noi nu o vom face să pară complicată. Este lucrarea lui Isus: El a purtat aceste boli pentru ca copiii noştri să nu trebuie să le poarte. El acum trăieşte în noi, credincioşii. Deci noi suntem chivote vii ale legământului nou, care umblă şi vorbesc. Noi suntem prezenţa lui Dumnezeu pe pământ. Noi nu ne oprim să declarăm lucrarea aceasta a lui Isus până când lucrarea nu este completă. Isus niciodată nu a vindecat numai parţial pe cineva.

*„Împărăţia cerurilor se ia cu năvală, şi **cei ce dau năvală, pun mâna pe ea.**"* (Matei 11:12) Oamenii puternici iau Împărăţia prin luptă, cu forţa. Generalul Patton a spus aceasta în alte cuvinte: „Într-un război cea mai sigură apărare este atacul, şi eficienţa atacului depinde de sufletul războinic al celor ce îl conduc." Nu poţi accepta un diagnostic de cancer şi să nu faci nimic cu privire la el, după cum nu poţi accepta un diagnostic de autism şi să nu faci nimic cu privire la el. Trebuie să fii agresiv în atitudinea ta şi hotărât să scapi persoana aceea de boala ce o are. Fă ce ai vrea alţii să facă pentru tine dacă tu te-ai fi născut cu o boală genetică.

Poate nu vă daţi seama de toată opoziţia şi lipsa de suport de care au parte mulţi dintre părinţii care se roagă pentru vindecarea copiilor lor. Descurajarea vine din partea familiei, a prietenilor şi chiar a unor biserici. Aceşti părinţi, care au văzut de la naştere cum aşteptările pentru bebeluşul lor le-au fost distruse, au înţeles, în sfârşit, că ei pot aduce vindecare copilului lor dacă îşi fac timp (greu de găsit pentru un părinte) să îşi reînnoiască mintea ca să înţeleagă cine sunt ei în Isus Christos. Trupul lui Christos trebuie să se adune în jurul acestor părinţi şi a copiilor lor, să îi iubească ca pe ei înşişi, şi să nu se oprească până când fiecare celulă din trupurile acestor copii reflectă adevărul promisiunilor lui Dumnezeu. Dar, în loc să facă aşa, „Trupul lui Christos" priveşte la ei cu îndoială, sau chiar se ridică împotriva lor!

Iată de ce sunt atât de directă în scrisoarea mea către Biserică. Sunt o mamă, căsătorită de aproape 25 de ani, care a căutat cu disperare să afle dacă ceea ce spune Biblia este adevărat. Am vrut să ştiu dacă, într-adevăr, slujesc un Dumnezeu care spune adevărul. Am găsit răspunsul. Serios, am luat Geneza 1:26 în mod literal şi le-am spus la nişte furnici roşii care şi-au făcut muşuroi în grădina mea, să plece pentru că Biblia spune că eu am stăpânire asupra a tot ce se târăşte pe pământ. Creaturile acelea micuţe au plecat de la mine din grădină. Chiar şi un copil de şase ani poate face aceste lucruri. Este puterea Bibliei în acţiune.

Te rog să nu stai în uimire când auzi lucruri ca acestea. Te rog să te ridici şi să faci ceva. Fii tu însuţi schimbarea pe care lumea are nevoie să o vadă. Arată lumii pe Dumnezeu care locuieşte în tine. Este chemarea ta să fii partener în lucrarea de eliberare a acestor copii pe care părinţii lor vor cu disperare să îi vadă 100% vindecaţi. Ei sunt aproapele tău. Tu, credinciosul, eşti soluţia pentru a restaura ordine divină în copiii în care defectele din naştere au produs haos.

CAPITOLUL 26
Provocarea finală

Margaret Weishuhn

„Hoţul nu vine decât să fure, să junghie şi să prăpădească. Eu am venit ca oile să aibă viaţă, şi s-o aibă din belşug." (Ioan 10:10)

Atunci Petru a început să vorbească, şi a zis: „În adevăr, văd că Dumnezeu nu este părtinitor, ci că în orice neam, cine se teme de El, şi lucrează neprihănire este primit de El. El a trimes Cuvântul Său fiilor lui Israel, şi le-a vestit Evanghelia păcii, prin Isus Christos, care este Domnul tuturor. Ştiţi vorba făcută prin toată Iudea, începând din Galilea, în urma botezului propovăduit de Ioan; cum Dumnezeu a uns cu Duhul Sfânt şi cu putere pe Isus din Nazaret, care **umbla din loc în loc, făcea bine, şi vindeca pe toţi cei ce erau apăsaţi de diavolul; căci Dumnezeu era cu El.** (Fapte 10:34-38)

DACĂ EU AŞ FI VRĂJMAŞUL

Dacă eu aş fi vrăjmaşul - dacă aş fi în grupul celor ce s-au răzvrătit împotriva Creatorului şi aş fi fost alungat din cer, ştiind că zilele îmi sunt numărate - scopul meu ar fi să distrug tot ce pot în calea mea. Poate crezi că atacurile celui rău sunt împotriva ta, dar nu e aşa. Acest război împotriva trupurilor şi destinelor oamenilor este îndreptat împotriva lui Dumnezeu.

Dacă eu aş fi duşmanul viclean al lui Dumnezeu, aş lupta să fac ravagii în viaţa lui Dumnezeu şi să Îi provoc cât mai multă suferinţă. Care ar fi cea mai strategică şi mai murdară metodă? Aş cauza durere şi suferinţă celor creaţi de Dumnezeu, apoi i-aş convinge că El îi face să sufere, i-aş face să se simtă lipsiţi de putere în faţa adversităţilor, apoi i-aş face să Îi mulţumească Creatorului lor pentru durere şi suferinţă.

Exact aşa a fost situaţia cu sindromul down şi alte boli genetice. Biserica a fost păcălită. Rezultatul a fost destine distruse - nu numai destinele celor distruşi de defecte, dar destinele celor distruşi de minciună şi acuzaţii împotriva Tatălui lor şi care nu au trăit ca adevăraţi fii şi fiice ale Dumnezeului cel Prea Înalt.

Biserică a lui Dumnezeu, este timpul să vă treziți! Perdeaua dinăuntrul templului a fost ruptă în două! Acum sunteți uniți, sunteți împăcați cu Dumnezeu. Ce a unit Dumnezeu nimeni nu mai poate despărți. *„Dar cine se lipește de Domnul, este un singur duh cu El. Nu știți că trupul vostru este Templul Duhului Sfânt, care locuiește în voi, și pe care L-ați primit de la Dumnezeu? Și că voi nu sunteți ai voștri? Căci ați fost cumpărați cu un preț."* (1 Corinteni 6:17, 19-20)

Cartea aceasta este o fereastră deschisă să vedeți viața unor familii din diferite părți ale lumii. În căutarea noastră pentru un tratament care să vindece pe copiii noștri de aceste diagnostice incurabile, am găsit, de fapt, identitatea noastră în Christos Isus. Noi pregătim calea ca voi să călcați pe urmele noastre. Dumnezeu ne-a descoperit tuturor cine suntem în Isus Christos. Creatorul celor văzute și nevăzute ne-a arătat soluția la problema defectelor din naștere și la problema crizei de identitate prin care trece Biserica, în general. Soluția la aceste probleme este în mâna fiecărui credincios, mai exact, soluția este Isus Christos care locuiește în fiecare credincios. Lumea este în așteptare ca fiii și fiicele lui Dumnezeu să manifeste prezența Lui.

După cum a spus William Wilberforce: „Poți alege să privești în altă parte, dar niciodată nu mai poți spune că nu ai știut."

CAPITOLUL 27
Ce urmează?

CONECTEAZĂ-TE

Dacă sunteți părinții sau bunicii unui copil care suferă de un defect genetic, probabil că sunteți interesați să vă conectați cu alți credincioși care gândesc la fel și care se roagă pentru vindecarea copiilor lor. Ca să vă ajutăm, am creat un grup pe Facebook numit „I Believe God Heals Birth Defects" („Cred că Dumnezeu vindecă defectele din naștere"). Acest grup este dedicat exclusiv părinților și bunicilor care au citit această carte și doresc să aducă vindecare. De asemenea, grupul este și pentru cei ce s-au născut cu defecte genetice și vor să se roage pentru ei înșiși să fie vindecați. Este un loc unde vă puteți conecta și încuraja, vă veți ruga unii pentru alții și veți împărtăși schimbările în bine, spre lauda lui Dumnezeu.

MENTORAT LA ÎNDEMÂNA TA

În plus, pentru cei interesați, noi oferim un program de mentorat online „Hands on Healing Mentoring" pentru pregătirea și consilierea personală a părinților care se roagă pentru vindecarea copiilor lor. Aceste cursuri sunt anunțate și organizate prin grupul de pe Facebook „I Believe God Heals Birth Defects."[12]

FĂ PARTE DIN AVALANȘĂ

Cei care au completat programul de mentorat, dacă doresc, pot să participe în echipe de rugăciune. Aceste grupuri de rugăciune care fac parte din „Team Avalanche („Echipa Avalanșa") se roagă în mod specific pentru a aduce vindecare copiilor, conform principiilor prezentate în această carte. Dacă doriți să faceți parte din Echipa Avalanșa, trebuie ca mai întâi să faceți parte din grupul de pe Facebook „Cred că Dumnezeu vindecă defectele din naștere."

Grupul de pe Facebook „Cred că Dumnezeu vindecă defectele din naștere" se concentrează asupra *părinților*, îi ajută pe părinți să fie pregătiți să aducă

---

[12] Dacă doriți să participați la programul de mentorat „Hands on Healing Mentoring," dar nu aveți Facebook, trimiteți-i un e-mail direct la Andy Hayner la adresa FullSpeedAndy@gmail.com

vindecare. Grupurile de rugăciune din Echipa Avalanşa se concentrează asupra *copiilor*, asupra vindecării lor.

Poți face parte din grupul de pe Facebook „Cred că Dumnezeu vindecă defectele din naştere" dacă îndeplineşti următoarele condiții:

1) Eşti părinte, bunic, bunică, soră sau frate al unei persoane diagnosticate cu defect din naştere.
2) Ai citit cartea „Dumnezeu vindecă defectele din naştere" şi eşti de acord cu mesajul de bază al acestei cărți. Noi acceptăm să discutăm dacă aveți întrebări şi nelămuriri sincere, dar, dacă aveți o părere total opusă, vă va fi blocat accesul la acest grup.

Iată ce trebuie să faceți pentru a vă conecta cu grupul de pe Facebook „Cred că Dumnezeu vindecă defectele din naştere":

- Căutați grupul „Cred că Dumnezeu vindecă defectele din naştere" („I Believe God Heals Birth Defects") şi trimiteți o cerere să fiți acceptat (request to join the group).
- Trimiteți-mi un mesaj mie, Andy Hayner, pe Facebook, ca să confirmați că ați cerut să faceți parte din grup
- Eu vă voi răspunde şi vă voi cere să confirmați vârsta, sexul şi diagnosticul copilului vostru, ca să ne asigurăm că avem numai părinți şi bunici în acest grup.

Aştept cu bucurie să vă cunosc şi să vă ajut să vă conectați cu alți părinți care gândesc la fel, ca să aveți sprijinul de care aveți nevoie pentru a aduce vindecare copilului vostru drag!

ANEXA 1
Dumnezeu vindecă prin orice credincios, sau numai prin câţiva credincioşi aleşi special?

Există creştini care cred că Biblia este Cuvântul lui Dumnezeu, dar nu cred că vindecarea bolnavilor este pentru zilele noastre fiindcă ei au auzit că: „Dumnezeu a făcut minuni prin Isus şi prin apostoli ca să confirme mesajul vestit de ei. Acum noi avem Biblia completă, deci nu mai avem nevoie de semne şi minuni." De aceea ei privesc cu mare suspiciune dacă un credincios spune că a vindecat pe cineva prin puterea lui Dumnezeu, fiindcă, conform acestei păreri, este ca şi cum acel credincios ar spune că Biblia nu este completă şi ar pretinde că el are autoritatea unui apostol.

Şi eu am fost influenţat la începutul vieţii mele de creştin de ideea că Dumnezeu nu mai vindecă toţi bolnavii ca în vremea lui Isus şi a apostolilor. Totuşi, Biblia ne spune: *„Luaţi seama ca nimeni să nu vă fure cu filosofia şi cu o amăgire deşartă, după datina oamenilor, după învăţăturile începătoare ale lumii, şi nu **după Christos**."* (Coloseni 2:8) Deci, dacă privim la Christos, la viaţa şi învăţăturile Lui, nu găsim nicăieri că lucrarea de vindecare va fi numai pentru o vreme, până când va fi recunoscută lucrarea apostolilor. A spus, cumva, Isus că numai El şi apostolii Lui vor vindeca bolnavii? Este învăţătura aceasta „după Christos," sau „după datina (tradiţiile) oamenilor"?

Ce vedem când privim la Isus Christos?

1) **Isus a spus că lucrările miraculoase sunt pentru toţi credincioşii.**
„Adevărat, adevărat, vă spun, că cine crede în Mine, va face şi el lucrările pe care le fac Eu; ba încă va face altele şi mai mari decât acestea; pentru că Eu mă duc la Tatăl." (Ioan 14:12) Isus a spus că lucrările miraculoase sunt pentru „oricine," ca de exemplu „oricine crede nu va pieri, ci va avea viaţă veşnică." Isus se aşteaptă ca toţi care fac parte din grupul „oricine crede în El pentru viaţă veşnică," să facă lucrările pe care le-a făcut El, şi chiar lucrări mai mari.

2) **Isus le-a spus apostolilor că miracolele îi vor urma pe cei ce cred mesajul predicat de ei.** *„Iată semnele care vor însoţi pe cei ce vor crede: în Numele Meu vor scoate draci; vor vorbi în limbi noi; vor lua în mână*

șerpi; *dacă vor bea ceva de moarte, nu-i va vătăma; își vor pune mânile peste bolnavi, și bolnavii se vor însănătoșa."*(Marcu 16:17-18)[13] Semne și minuni cum ar fi vindecarea bolnavilor, eliberarea de demoni și ocrotirea supranaturală de rău nu îi urmau numai pe apostoli, ci și pe cei ce credeau predica apostolilor. Dacă vrei ca aceste semne să te însoțească și pe tine, pregătește-te să asculți și să crezi mesajul predicat de apostoli.

3) **Isus a trimis pe mulți care nu au fost „apostoli," să vindece bolnavii și să scoată demonii.** În Luca 10, Isus *a învățat* pe oameni *și a demonstrat* că puterea și autoritatea spirituală de a vindeca bolnavii și de a propovădui Împărăția *nu sunt* rezervate numai apostolilor. Isus a trimis șaptezeci și doi de urmași ai Lui care nu erau „apostoli." Astfel Isus ne-a învățat și ne-a demonstrat că vindecarea este valabilă pentru toți credincioșii.

4) **Isus a poruncit apostolilor să ne învețe să ascultăm de tot ce le-a poruncit El.** Dacă Isus i-a învățat pe apostoli să „vindece bolnavii, să învieze morții, să vindece leproșii și să scoată dracii" (Matei 10:8), atunci apostolii au ordin de la Isus să ne învețe și pe noi să ascultăm aceste porunci.

5) **Isus i-a pregătit pe TOȚI ucenicii Lui să devină exact ca El.** Isus a spus *„Ucenicul nu este mai pe sus de învățătorul lui; dar orice ucenic desăvârșit va fi ca învățătorul lui."* (Luca 6:40) Ești tu un ucenic al lui Isus Christos? Când Isus a fost pe pământ în trup ca să îi pregătească pe apostoli, El i-a pregătit să vindece bolnavii, să scoată demonii și să învieze morții. Acum, prin Duhul, El te pregătește pe tine să faci aceleași lucruri... și chiar mai

---

[13] Unii au încercat să respingă aceste versete din evanghelia după Marcu bazați pe faptul că cele mai vechi manuscrise pe care le avem se încheie înainte de aceste versete. Totuși, cele mai vechi manuscrise, de asemenea, se încheie înainte de mărturia celor ce L-au văzut pe Isus cel înviat. Majoritatea cercetătorilor Bibliei sunt de acord că cele mai vechi manuscrise, de fapt, *nu conțin partea finală.* Dar, partea finală, care include aceste versete, există în manuscrise foarte vechi *și a fost prezentă în toate versiunile evangheliei după Marcu care au fost vreodată incluse în Biblie.* Dacă, într-adevăr, aceste versete nu sunt în evanghelia originală, ele sunt, cel puțin, o prezentare clară a ceea ce au înțeles primii creștini că trebuie să fie mesajul evangheliei și marea trimitere a apostolilor.

mult. El nu are preferați. Dacă ești ucenic al lui Isus, ești în pregătire. Isus are un scop, o viziune pentru viața ta, și El te pregătește. El Se așteaptă ca tu să devii *exact ca El.*

6) **Credincioșii obișnuiți, care nu au fost apostoli, făceau lucrări miraculoase menționate peste tot în Noul Testament.** De exemplu, Filip a fost ales să distribuie mâncare pentru ca apostolii să se poată ocupa de lucrarea lor. (Fapte 6:5) Când Filip a călătorit spre Samaria, Dumnezeu a făcut multe minuni mărețe prin el.

„Dar când au crezut pe Filip, care propovăduia Evanghelia Împărăției lui Dumnezeu și a Numelui lui Isus Christos, au fost botezați, atât bărbați cât și femei. Chiar Simon a crezut; și după ce a fost botezat, nu se mai despărțea de Filip, și privea cu uimire minunile și semnele mari care se făceau." (Faptele Apostolilor 8:12-13)

Se pare că Dumnezeu nu a primit de la oameni mesajul care spune că El nu are voie să facă minuni prin niște lucrători laici!

Un alt exemplu este Iacov, care, în scrisoarea lui către „triburile împrăștiate" de evrei încreștinați, a menționat o mulțime de situații cu care s-a confruntat biserica atunci, inclusiv modul în care un credincios trebuia să răspundă în cazul bolilor.

„Este vreunul printre voi bolnav? Să cheme pe presbiterii (sau: bătrânii) Bisericii; și să se roage pentru el, după ce-l vor unge cu untdelemn în Numele Domnului. Rugăciunea făcută cu credință va mântui pe cel bolnav, și Domnul îl va însănătoșa; și dacă a făcut păcate, îi vor fi iertate. Mărturisiți-vă unii altora păcatele, și rugați-vă unii pentru alții, ca să fiți vindecați. Mare putere are rugăciunea fierbinte a celui neprihănit." (Iacov 5:14-16)

Iacov a dat instrucțiuni bisericii cu referire la cei ce au nevoie de vindecare fizică. El nu a spus: „Chemați pe un apostol, altfel nu aveți nici o șansă." Nu! El a spus: „Chemați pe prezbiterii bisericii." Prezbiterii nu erau apostoli, ci credincioși care știau că rugăciunea lor de credință va aduce vindecare. Chiar și acest caz, Iacov îi îndeamnă pe toți credincioșii să se roage unii pentru alții ca să fie vindecați. Prezbiterii aveau o responsabilitate specială să aibă grijă de cei din biserică. Dar Iacov spune că fiecare credincios este un lucrător care poate aduce vindecare miraculoasă celor bolnavi din bisericile de evrei împrăștiate în lume.

De asemenea, apostolul Pavel a spus foarte clar că bisericile plantate de el făceau tot timpul minuni chiar și după ce el a plecat dintre ei. De exemplu, el le-a scris Galatenilor: *„Cel ce vă dă Duhul și face minuni printre voi, le face oare prin faptele Legii sau prin auzirea credinței?"* (Galateni 3:5) De asemenea, apostolul Pavel le-a scris credincioșilor din Corint: *„Și fiecăruia i se dă arătarea Duhului spre folosul altora. De pildă, unuia îi este dat, prin Duhul, să vorbească despre înțelepciune; altuia, să vorbească despre cunoștință, datorită aceluiași Duh; altuia credința, prin același Duh; altuia, darul tămăduirilor, prin același Duh; altuia, puterea să facă minuni; altuia, proorocia; altuia, deosebirea duhurilor; altuia, felurite limbi; și altuia, tălmăcirea limbilor. Dar toate aceste lucruri le face unul și același Duh, care dă fiecăruia în parte, cum voiește."* (1 Corinteni 12:7-11) Apostolul Pavel știa cu siguranță că ei au crezut mesajul predicat de el, iar acum semne și minuni îi însoțeau pe cei ce au crezut (scoteau dracii, aveau autoritate asupra puterii vrăjmașului, aveau ocrotire supranaturală și vindecau bolnavii).

7) **Însuși Domnul Isus Christos a interzis ca acest mesaj al evangheliei să fie proclamat dacă nu este prezentă puterea Duhului Sfânt.**
După patima Lui, li S-a înfățișat viu, prin multe dovezi, arătându-li-Se deseori timp de patruzeci de zile, și vorbind cu ei despre lucrurile privitoare la Împărăția lui Dumnezeu. Pe când Se afla cu ei, le-a poruncit să nu se depărteze de Ierusalim, ci să aștepte acolo făgăduința Tatălui, „pe care," le -a zis El, „ați auzit-o de la Mine. Căci Ioan a botezat cu apă, dar voi, nu după multe zile, veți fi botezați cu Duhul Sfânt." (Faptele Apostolilor 1:3-5)

Isus nu a vrut ca mesajul evangheliei să fie predicat, nici chiar de ucenicii Lui cei mai apropiați, dacă nu este însoțit de a demonstrație a puterii Duhului Sfânt – care, bineînțeles, include (dar nu se limitează la) vindecarea bolnavilor. El nu a trimis pe nimenea să proclame evanghelia fără a-l autoriza și a-l împuternici mai întâi să vindece bolnavii.

La fel ca Domnul Isus, apostolul Pavel a înţeles că puterea lui Dumnezeu este singura fundaţie solidă pentru credinţa noastră, de aceea a spus: „*Şi învăţătura şi propovăduirea mea nu stăteau în vorbirile înduplecătoare ale înţelepciunii, ci într-o dovadă dată de Duhul şi de putere, pentru ca credinţa voastră să fie întemeiată nu pe înţelepciunea oamenilor, ci pe puterea lui Dumnezeu.*" (1 Corinteni 2:4-5) Observaţi că Pavel a spus că Dumnezeu a ales ca fundament pentru credinţa noastră dovedirea puterii Duhului Sfânt. Acesta este motivul pentru care lucrarea apostolică era dovedită prin semne şi minuni, dar semnele şi minunile nu au fost limitate numai la apostoli. Scopul evangheliei este, de fapt, să îi aducă pe oameni în contact cu Duhul Sfânt, deci demonstrarea puterii Duhului Sfânt va rămâne întotdeauna o dovadă a credinţei.

De curând am stat de vorbă, la o cafea, cu un tânăr antreprenor care mi-a spus cum a fost influenţată viaţa lui de faptul că a crescut într-o biserică unde a învăţat că Dumnezeu nu mai face lucrurile supranaturale pe care le-a făcut în Noul Testament. El a spus: „Ca toţi copiii, îmi plăcea să ascult lucrurile uimitoare pe care Dumnezeu le-a făcut în Biblie. Dar, în momentul în care începeam să îmi imaginez că Dumnezeu ar putea face lucruri ca acelea prin mine, se găsea cineva să îmi spună că acum avem Biblia şi Dumnezeu nu mai face minuni ca acelea. Deşi mi s-a spus să citesc Biblia şi să fac ce spune Biblia, multe dintre lucrurile ce le spune Biblia se referă la credinţa că Dumnezeu face lucruri supranaturale, minunate, cum ar fi vindecarea bolnavilor şi altele ca acestea. Nu mai are nici un sens să citesc Biblia dacă acele lucruri nu mai sunt valabile astăzi. De ce să citesc despre tot ce a făcut Dumnezeu dacă El nu mai are de gând să facă acele lucruri în zilele noastre?" Întrebare logică.

Deşi Domnul Isus Christos a demonstrat, prin felul în care a trăit, că El vindecă pe toţi cei ce au nevoie de vindecare, mulţi lucrători creştini spun clar că Isus nu mai vindecă prin credincioşi în zilele noastre. Dacă Isus locuieşte în noi, El Şi-a schimbat modul de viaţă? Nu este cumva necredinţa noastră care Îl împiedică să trăiască prin noi în toată plinătatea Lui?

În final, trebuie să privim ţintă la Isus Christos şi să ne decidem dacă îl vom crede pe cuvânt şi vom trăi prin credinţă, sau dacă vom lăsa ca tradiţiile, filozofiile şi experienţele noastre să determine ce credem. Ce vei face acum? Vei sta legat de tradiţiile tale şi de logica ta? Îi vei îngădui diavolului să continue netulburat să distrugă pe copiii cu defecte genetice? Sau Îl vei crede pe Isus Christos? Doar de atât este nevoie ca să poți face lucrările lui Dumnezeu! (Ioan 6:28-29)

Mulți creștini sunt convinși că Dumnezeu mai vindecă și astăzi, dar vindecă numai prin oameni care au un dar special de vindecare. Prin urmare, mulți credincioși au ajuns la concluzia greșită că ei nu au darul vindecării, deci nu se numără printre cei „norocoși".

Isus a spus că „oricine crede" umblă în puterea lui. (Ioan 14:12, Marcu 16:18) El nu a spus că „cei ce au un dar special își vor pune mâinile peste bolnavi și aceștia se vor însănătoși," ci cei ce cred, credincioșii obișnuiți! Inclusiv tu și inclusiv eu!

Atunci cum să înțelegem „darurile de vindecare" despre care vorbește Pavel în 1 Corinteni 12:9, dacă Isus a promis că nu numai cei ce au darul, ci **oricine crede** va vindeca bolnavii prin puterea Lui? Există două răspunsuri posibile.

Un mod de a înțelege faptul că, deși unii au „darul vindecării," totuși toți credincioșii pot vindeca, este să privim la acest dar ca la oricare altul, de exemplu darul de a învăța pe alții, de a fi primitor de oaspeți sau de a propovădui evanghelia. Toți credincioșii trebuie să îi învețe pe alții și să vegheze unii asupra altora. Toți credincioșii trebuie să propovăduiască evanghelia. Toți credincioșii trebuie să fie ospitalieri. Totuși, nu toți credincioșii au un dar special de a-i învăța pe alții, de a evangheliza sau de a fi ospitalieri. Toți credincioșii sunt împuterniciți să facă aceste lucruri până la un anumit nivel, dar unii creștini excelează în aceste domenii. La fel, toți creștinii sunt împuterniciți să vindece bolnavii, dar poate numai unii credincioși din Trupul lui Christos vor excela în a vindeca bolnavii sau anumite boli.

Un alt mod de a înțelege lucrurile (cu această explicație sunt de acord și eu), este că, atunci când Pavel a menționat darurile de vindecare, el nu a spus că darurile sunt ale celor ce se roagă pentru vindecare, ci darurile sunt ale celor ce primesc vindecarea. Dacă vii la biserică bolnav, și câțiva credincioși se adună în jurul tău, își pun mâinile peste tine și te vindecă - tu ai primit darul vindecării, ai primit vindecarea ca pe un dar! Darul vindecării nu are nimic de-a face cu cel ce aduce vindecarea, darul este pentru cel bolnav, el are nevoie de un dar, el are nevoie de vindecare! Duhul lui Dumnezeu se manifestă în adunare vindecând pe cei ce vin acolo bolnavi, sau cu durere, şi îi vindecă prin daruri de vindecare... aduse pentru ei de **oricine crede**! Puterea Duhului de a vindeca nu locuieşte numai în câţiva credincioşi, ci în toţi credincioşii.

Am pregătit credincioşi din lumea întreagă, de toate vârstele, de toate meseriile, mai noi sau mai vechi în credinţă. Niciodată nu am întâlnit un credincios pe care Dumnezeu nu l-a folosit să vindece bolnavii. Dumnezeu ne-a adoptat ca şi copii ai Lui şi a pus Duhul Fiului Său în noi ca El să poată trăi prin noi în dragoste şi putere! Dumnezeu va vindeca bolnavii prin orice credincios, aşa cum a promis.

ANEXA 2

Rugăciuni pentru vindecarea defectelor din naștere

DEJA VINDECAT

Isus, Îți mulțumesc pentru ceea ce Tu deja ai făcut pentru acest copil. Îți mulțumesc că prin rănile Tale, el este deja vindecat.

Acum, în Numele lui Isus, vorbesc cu defectul genetic și cu orice putere a întunericului legată de trupul acestui copil. Îți poruncesc, în Numele Atotputernic a lui Isus, bazat pe lucrarea Sa deja încheiată, și te trimit afară din trupul acestui copil. Defect, îți poruncesc să PLECI, în Numele lui Isus! Poruncesc ca orice problemă din acest trup să plece ACUM, în Numele lui Isus. Prin rănile lui Isus s-a plătit deja prețul pentru vindecarea acestui copil. Vindecarea este înfăptuită. Orice problemă din acest trup este ilegală. Pleacă acum, în Numele lui Isus. Nu ai nici un drept să rămâi aici. Orice problemă o declar lipsită de putere, în Numele Domnului Isus.

Poruncesc ca defectul să plece, 100%. Poruncesc SCHIMBARE în acest trup, în Numele lui Isus. Poruncesc ca fiecare cromozom să asculte de Cuvântul lui Dumnezeu și să se supună Cuvântului. Leg fiecare celulă cu defect și o scot afară din acest trup, în Numele lui Isus Christos. Orice leg pe pământ este legat în cer. Defect, PLEACĂ!

LIBERTATE PENTRU CEI DIN CAPTIVITATE

Îți mulțumesc Isus. Îți mulțumesc, Duhule Sfânt. Eliberez Împărăția lui Dumnezeu în acest copil. Declar că viața se revarsă spre acest copil acum și împlinește voia Tatălui și aduce slavă lui Isus ACUM. Declar eliberare de defect pentru orice atom din trupul acestui copil, în Numele Domnului Isus.

Declar peste viața acestui copil că orice armă făurită împotriva lui va fi fără putere. Declar că scopul pentru care acest copil a fost creat va fi împlinit, în Numele lui Isus. Domnul trimite îngerii Lui să ocrotească pe acest copil și să îl păzească în toate căile lui. Îți mulțumesc, Doamne Isuse, că Tu nu ai suferit în zadar pentru libertatea mentală și fizică a acestui copil. Poruncesc ca el să aibă un creier nou (dacă e nevoie de un creier nou). Poruncesc cromozomi perfecți, în Numele lui Isus. Poruncesc ca fiecare funcție din corp să lucreze perfect, conform voii lui Dumnezeu, în Numele lui Isus. Voia Tatălui să se facă în fiecare celulă din acest corp. Poruncesc perfecțiune, în Numele lui Isus Christos.

VIE ÎMPĂRĂȚIA TA

Este scris în Matei 6:10, „Vie Împărăția Ta. Facă-Se voia Ta, precum în Cer, așa și pe pământ." În cer nu este defect, nu sunt probleme genetice, nu este retardare mentală, nu este sindromul down, nici sindromul hurler, nici autism, nici un fel de boală sau infirmitate, și nici un defect genetic.

Orice prezență demonică legată de imperfecțiunile acestui copil, îți poruncesc să asculți fiecare cuvânt pe care îl spun acum. Fiecare părticică din corpul acestui copil, își poruncesc să asculți voia Tatălui și să te supui Cuvântului lui Dumnezeu. Eu sunt reprezentantul Cerului în numele acestui copil, aici și acum. Voia Tatălui se face acum, pe pământ, cum este și în cer, cu privire la acest copil.

Declar că orice plan al celui rău făurit împotriva acestui copil nu va izbândi, în Numele lui Isus. Condamn orice limbă care acuză pe acest copil sau pe părinții lui. Aceasta este moștenirea celor ce slujesc pe Domnul și răzbunarea acestui copil este de la Domnul. (Isaia 54:17)

Dumnezeu vindecă defectele din naștere—Primele roade

ESTE SCRIS

Este scris: „Isus Christos a răscumpărat pe această fetiță din blestemul legii, făcându-Se blestem pentru ea." (Galateni 3:13)

Este scris: „Isus a anulat lista de acuzații adusă împotriva acestei fetițe și a părinților ei și a nimicit această listă pironind-o pe cruce." (Coloseni 2:14)

Este scris: „Prin rănile lui Isus, fetița aceasta a fost vindecată." (1 Petru 2:24)

Vindecarea acestei fetițe a fost cumpărată și prețul a fost plătit cu 2000 de ani în urmă când Isus a fost legat de un stâlp și biciuit. Isus a luat asupra Lui și a îndepărtat de la noi orice fel de probleme fizice, boli, infirmități, sindroame și defecte din naștere, de aceea fetița aceasta nu trebuie să poarte aceste probleme. Poruncesc ca întreg trupul acestei fetițe să asculte de Cuvântul lui Dumnezeu. Fiecare organ, fiecare țesut, fiecare funcție și sistem din acest corp, fiecare os, fiecare cromozom, fiecare enzimă, fiecare celulă din creier, fiecare părticică din trupul acestei fetițe, îți poruncesc, în Numele lui Isus, să fii perfectă. Prin rănile lui Isus fetița aceasta a fost vindecată și eu poruncesc ca trupul ei să asculte de vocea Cuvântului lui Dumnezeu. Fii complet vindecată. Fii frumoasă. Fii perfectă, în Numele Mântuitorului Isus.

Este scris: „Dacă am credință și nu mă îndoiesc, voi spune acestui munte de defecte să plece și să fie aruncat în mare, și așa se va face." (Matei 21:21)

În Numele lui Isus, cu încredere deplină în Cuvântul lui Dumnezeu, poruncesc ca defectul și problemele din trupul fetiței acesteia să plece și să nu se mai întoarcă niciodată.

Este scris: „Dacă suntem copii, suntem și moștenitori, moștenitori ai lui Dumnezeu și împreună moștenitori cu Christos." (Romani 8:17)

Este scris: „El m-a înviat împreună cu Christos și m-a așezat împreună cu El în locurile Cerești." (Efeseni 2:6)

Este scris: Isus este „cu mult mai presus de orice domnie, și autoritate, și putere, și conducere, și mai presus de orice nume care este dat în veacul acesta și în veacul viitor, și Dumnezeu a pus toate lucrurile sub picioarele Lui și El conduce toate lucrurile și este capul bisericii, care este Trupul Lui." (Efeseni 1:21-23)

Orice putere a întunericului, tu eşti sub stăpânirea mea, sub picioarele mele, în Numele lui Isus. Pleacă de la fetiţa aceasta. Orice diagnostic care s-a dat acestei fetiţe, pleacă în Numele Domnului Isus. Isus este Domn.

Este scris: „Cuvântul Tău, Doamne, dăinuieşte pe veci în ceruri." (Psalmul 119:89)

Creatorul Cerului şi al pământului şi a tot ce se află în cer şi pe pământ, a vorbit. Cuvintele Lui nu se pot întoarce fără rod, ci vor îndeplini lucrul pentru care au fost trimise. El a învins boala, şi defectul şi infirmitatea la locul unde L-a dat pe Isus să fie biciuit. El mi-a dat mie autoritatea Lui şi Numele Lui să înving boala din această fetiţă. Fii complet vindecată, fii întreagă în Numele lui Isus.

Este scris: „Legea Duhului de Viaţă în Isus Christos a eliberat pe fetiţa aceasta de legea păcatului şi a morţii." (Romani 8:2)

VIAŢĂ DIN BELŞUG

Este scris: „Hoţul vine numai să fure, să omoare şi să distrugă, dar Eu am venit ca voi să aveţi Viaţă, şi să aveţi Viaţă din belşug." (Ioan 10:10)

Declar Viaţă din belşug, viaţa pe care Domnul Isus a venit să o aducă acestei fetiţe. Declar Viaţă peste ea, peste trupul, sufletul şi duhul ei. Îmi pun mâinile peste ea şi, aceeaşi putere care L-a înviat pe Isus Christos din morţi, se revarsă prin mâinile mele în această fetiţă. (Marcu 16:18)

Duhule Sfânt, prin credinţă, eliberez Viaţa Ta în copilul acesta, ca să împlinească voia Tatălui - voia Lui este vindecarea. Trup - fii vindecat, în Numele lui Isus. Prin rănile lui Isus eşti Vindecat!

Îţi mulţumesc, Isus! Îţi mulţumesc, Isus! Îţi mulţumesc, Isus, că îmi vindeci copilul.

Ziua comemorării locului de biciuire

CÂND? Această comemorare va avea loc pe data de 17 noiembrie, în fiecare an, de acum și până la venirea Mântuitorului nostru.

CE? Ziua comemorării locului de biciuire este o sărbătoare pentru creștinii din întreaga lume în onoarea a ceea ce a făcut Mântuitorul Isus Christos ca să elibereze pe cei diagnosticați cu defecte genetice. Ca și credincioși, noi declarăm înaintea lumii că Dumnezeul nostru și Cuvintele Lui cu privire la vindecarea fizică sunt adevărate și pentru cei cu defecte din naștere, și că Dumnezeul nostru este vrednic de încredere și merită să avem credință în El.

CUM? Toți credincioșii sunt invitați să sărbătorească ziua comemorării locului de biciuire pentru a face de cunoscut lucrarea încheiată și minunată a lui Isus pentru vindecarea de defecte genetice.

Ne vom îmbrăca cu haine de culoare roșie în onoarea prețului scump plătit de Regele Isus.

Ne vom folosi de această oportunitate ca să îi încurajăm pe credincioși să aibă credință și să pornească la acțiune. Vom răspândi cuvântul în mediile sociale, în biserică, în grupuri de rugăciune sau de studiu biblic etc. Vom avea materiale promoționale pe care le punem la dispoziția tuturor ca să ne ajute să mărturisim cu ușurință.[14]

Cel mai onorabil lucru pe care îl puteți face ca să comemorați și să recunoașteți ce a făcut Isus la locul de biciuire, este să faceți o diferență în viața celor care doresc să fie vindecați complet de defect genetic. În această zi, vom afirma cu tărie că persoanele născute cu defect au dreptul să se bucure din plin de toate privilegiile umane și libertățile fundamentale garantate nouă tuturor de Isus. Credincioșii își vor face partea lor - vor înțelege cine sunt ei în

---

[14] Veți găsi aceste materiale pe pagina web: FullSpeedImpact.com, pe adresa de Facebook: Full Speed Impact, sau pe paginile Twitter.

Christos, vor înțelege puterea Duhului Sfânt și credința în Isus Christos, ca să îi ajute pe acești copii și adulți cu defecte genetice să participe în toate privințele la dezvoltarea și la activitățile societății, la fel ca ceilalți din jurul lor. Credincioșii nu vor avea doar un timp de aducere aminte a adevărului și libertăților ce le avem în Christos, ci ei îi vor întări pe cei ce se roagă pentru vindecare completă, vor sta în credință alături de ei, își vor pune mâinile peste ei și vor declara ca voia lui Dumnezeu și a lui Isus să se facă în acești oameni, pe pământ precum este și în Cer.

În această zi, fiecare credincios va face ceva deosebit care va schimba destinele și va împlini voia Dumnezeului nostru. Fiecare credincios va sărbători ziua care a avut loc în urmă cu 2000 de ani și va rămâne pentru totdeauna în istorie, ziua în care Isus S-a lăsat să fie biciuit și umilit, legat de un stâlp și lovit, ca să îndepărteze defectele din naștere, iar copiii și adulții să fie liberi. În ziua comemorării locului de biciuire, credincioșii nu vor spune doar o rugăciune, ci ei vor face o promisiune să fie alături de acești copii și de familiile lor pe calea vindecării, până când fiecare cromozom în aceste trupuri se vor alinia la Cuvântul și Lucrarea lui Isus!

DE CE? Ziua comemorării locului de biciuire este un apel de trezire pentru Trupul lui Christos și o înștiințare că suferințele lui Isus Christos ne-au dat nouă puterea și autoritatea să eliberăm captivii de orice boală și defect genetic.

Ziua comemorării locului de biciuire a fost aleasă pe data de 17 noiembrie în onoarea lui Erika Blake, care s-a născut în această zi. Ea este fetița lui Dawn și Curry Blake - directori generali ai organizației John J. Lake Ministries. Erika a avut un defect din naștere și situația aceasta i-a provocat pe părinții ei să caute adevărul și să cunoască mesajul Bibliei cu privire la vindecarea divină. Datorită căutării lor, mulți au cunoscut libertatea adusă de Isus și au fost vindecați.

Credincioșii vor continua să declare viață până când orice persoană care vrea să fie liberă de defect din naștere este vindecată 100%. Credincioșii vor știi că veriga care lipsește pentru vindecarea cromozomilor se găsește în Trupul lui Christos, Biserica. Trupul lui Christos este plin de puterea învierii - putere adusă de Dumnezeu pentru noi, pe pământ.

Recomandări resurse

Pe lângă scrierile autorilor acestei cărţi, vă recomandăm cu convingere resursele menţionate mai jos. Aceste resurse sunt necesare celor ce doresc să facă parte din grupul de rugăciune Echipa Avalanşa.

- **Manualul şi Ghidul de pregătire a tehnicianului de vindecare divină (The Divine Healing Technician Training & Training Manual) de Curry Blake**

  Acesta este cel mai cuprinzător manual de pregătire care vă echipează pentru a vindeca bolnavii. Conţine pregătire online cu mesaje video. Mulţi dintre noi am citit şi ascultat aceste mesaje de mai multe ori. Ghidul se găseşte la magazinul online de la John J. Lake Ministries (JGLM.org).

- **Un Om Nou (The New Man) de Curry Blake**

  Descoperă cine eşti în Christos şi cum să îţi înnoieşti mintea ca să trăieşti acest adevăr. Mesajele video se pot găsi online şi sunt gratuite. Nu este nevoie să cumperi ghidul de pregătire, cumpără în schimb un carneţel ca să scrii notiţe.

Alte resurse recomandate, dar NU obligatorii, care au fost de mare folos celor din Echipa Avalanşa:

- **Seminarul Înnoirea Minţii (The Mind Renewal Seminar) de Curry Blake**

  O carte de pregătire, în detaliu, foarte puternică, despre cum să ne înnoim mintea la Cuvântul lui Dumnezeu.

- **healingforchromosomes.com**

  Resurse online care conţin învăţături biblice şi mărturii care vă vor încuraja să vă ridicaţi şi să luptaţi pentru eliberarea completă a copilului vostru de orice defect.

Resurse de Andy Hayner

Veți găsi resurse de Andy Hayner, mai multe decât cele menționate mai jos, pe website-ul organizației lui, **FullSpeedImpact.com.**

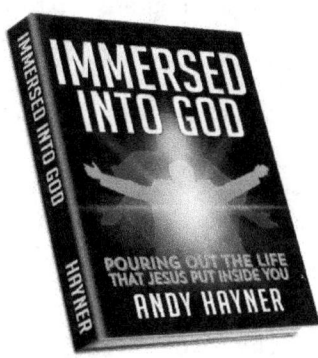

Cartea *Absorbit în Dumnezeu* vă va echipa să experimentați identitatea voastră în Christos și să umblați în puterea Lui, ca să aveți un impact asupra lumii din jur! Este o carte plină de exemple, învățături biblice și îndrumări practice. Veți învăța să experimentați puterea lui Dumnezeu în viața voastră și să eliberați puterea Lui în viața altora vindecând bolnavii, făcând evanghelizare profetică și trăind ca ucenici ai lui Isus care umblă în puterea Lui supranaturală. Mesajul acestei cărți vă va schimba viața.

„Este o carte uimitoare... Atât de multă informație condensată în această carte încât, fără îndoială, va deveni o carte de referință în anii care vin, pentru a fi folosită de persoane individuale, de grupuri de evanghelizare și de biserici. Creștini noi în credință, dar și lideri experimentați, vor găsi răspunsuri biblice și exemple practice care să îi ajute să elibereze Duhul lui Dumnezeu ca să se reverse prin ei la un nivel și mai înalt decât până acum."

Timothy Jorgensen, autor al cărții Manual de Viață Spirituală

Manual interactiv de pregătire pentru cartea **Absorbit în Dumnezeu.** Este un instrument de ajutor pentru a studia cartea *Absorbit de Dumnezeu* în grupuri mici, în echipe, sau în ucenicizarea personală. Veți **învăța singuri,** *prin studii biblice interactive și inductive și prin exerciții practice de activare.* Acestea sunt resurse perfecte pentru a pregăti ucenici supranaturali ai lui Isus Christos!

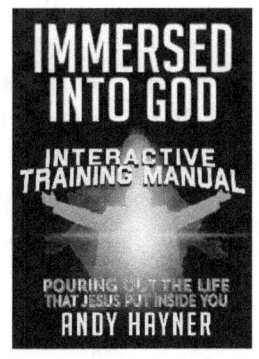

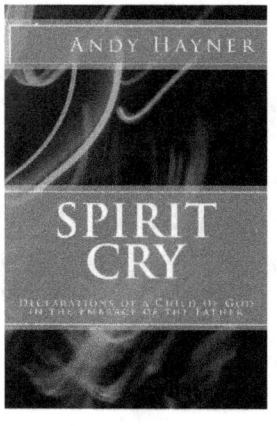

Strigătul Duhului, de Andy Hayner, este un instrument devoţional puternic care va accelera înnoirea minţii voastre şi vă va revoluţiona experienţa personală cu Dumnezeu. Cartea aceasta aduce profunzime, lumină şi putere în părtăşia voastră personală cu Dumnezeu. Veţi începe să învăţaţi să folosiţi Scripturile ca să vorbiţi cu Tatăl ca un Fiu şi să Îl auziţi pe Tatăl cum vorbeşte cu voi ca şi cu un Fiu. Dacă sunteţi gata să învăţaţi cum să folosiţi Cuvântul lui Dumnezeu ca să vă întâlniţi cu Duhul lui Dumnezeu, luaţi această carte şi pregătiţi-vă să dezlănţuiţi Strigătul Duhului!

La adresa **FullSpeedImpact.com** veţi găsi pachete video şi audio cu **conferinţele la care a predat Andy Hayner**, inclusiv:

➤ **Absorbit în Dumnezeu – mesaje video**

21 de videoclipuri care suplimentează *Manualul Interactiv de Pregătire* pentru cartea *Absorbit în Dumnezeu.*

➤ **Vindecă bolnavii şi umblă în putere**

17 mesaje video care vă pregătesc să vindecaţi bolnavii şi să umblaţi în autoritatea dată vouă în Isus Christos.

➤ **Vindecarea completă**

4 mesaje video care prezintă evanghelia pentru vindecarea trupul şi a sufletului prin lucrarea încheiată a lui Isus Christos.

➤ **Toate lucrurile noi**

6 mesaje video care vă vor ajuta să descoperiţi cine sunteţi în Isus Christos ca să puteţi umbla ca nişte fii ai lui Dumnezeu, biruitori, nu doar ca nişte „păcătoşi mântuiţi prin har." Nu mai duceţi poverile! Umblaţi în putere!

➤ **Şi multe altele!**

Despre autori

Andy Hayner este un vorbitor dinamic şi un lucrător dedicat care pregăteşte ucenici pentru lucrare. Pasiunea lui este să mobilizeze credincioşii din lumea întreagă să umble în plinătatea lui Isus Christos. Este cunoscut pentru darul pe care îl are de a aduce o revelaţie profundă a uniunii credinciosului cu Isus Christos într-un mod simplu şi clar care fac cunoscute adâncimile dragostei şi a puterii lui Dumnezeu. Oriunde călătoreşte Andy, bolnavii se vindecă, cei pierduţi sunt mântuiţi, şi sfinţii sunt echipaţi să umble ca şi Isus. El are o pasiune să creeze ucenici, pasiune care s-a dezvoltat în cei peste douăzeci de ani de slujire ca misionar, pastor şi plantator de biserici, precum şi director regional pentru organizaţia John J. Lake Ministries, cea mai veche organizaţie de vindecare şi cu cel mai mare succes până astăzi. El este fondatorul organizaţiei Full Speed Impact Ministries. Are un masterat în divinitate la Universitatea Internaţională Columbia, Şcoala de misiune. Andy rămâne un misionar în inima lui. El locuieşte în Wisconsin împreună cu soţia lui şi cei trei copii ai lor. Puteţi adresa întrebările cu privire la lucrarea lui la adresa FullSpeedAndy@gmail.com.

Margaret Weishuhn este fondatoarea unei lucrări internaţionale numită Echipa Avalanşa (Team Avalanche) care mobilizează Biserica să vindece defecte din naştere în Numele lui Isus. Ea este, de asemenea, şi lidera unei Life Team - o echipă de vindecare din cadrul organizaţiei John J. Lake Ministries, care este formată din părinţi ce aduc vindecare copiilor lor diagnosticaţi cu defecte genetice. Margaret este una dintre nenumăratele mame din lume care, împreună cu mulţi alţi părinţi, stă pe promisiunile lui Dumnezeu pentru vindecarea copiilor lor diagnosticaţi cu defect din naştere. Ea este lidera unei echipe internaţionale de părinţi care au decis să Îl creadă pe Dumnezeu pe cuvânt, în ciuda opiniei generale cu privire la defectele genetice. Acesta este începutul unei adevărate treziri spirituale de vindecarea la nivel internaţional. Margaret este o voce în marea de părinţi, ale cărei cuvinte scrise şi vorbite vor mărturisi despre un Dumnezeu bun şi credincios al cărui nume este Iehova Rafa, „Domnul care vindecă." Ea împreună cu soţul ei sunt căsătoriţi de aproape douăzeci şi cinci de ani şi au cinci copii.